レジデントノート別冊

救急・ERノート❶

もう怖くない
めまいの診かた、帰し方

致死的疾患の見逃しを防ぎ、一歩進んだ
診断と治療を行うために

箕輪良行／編

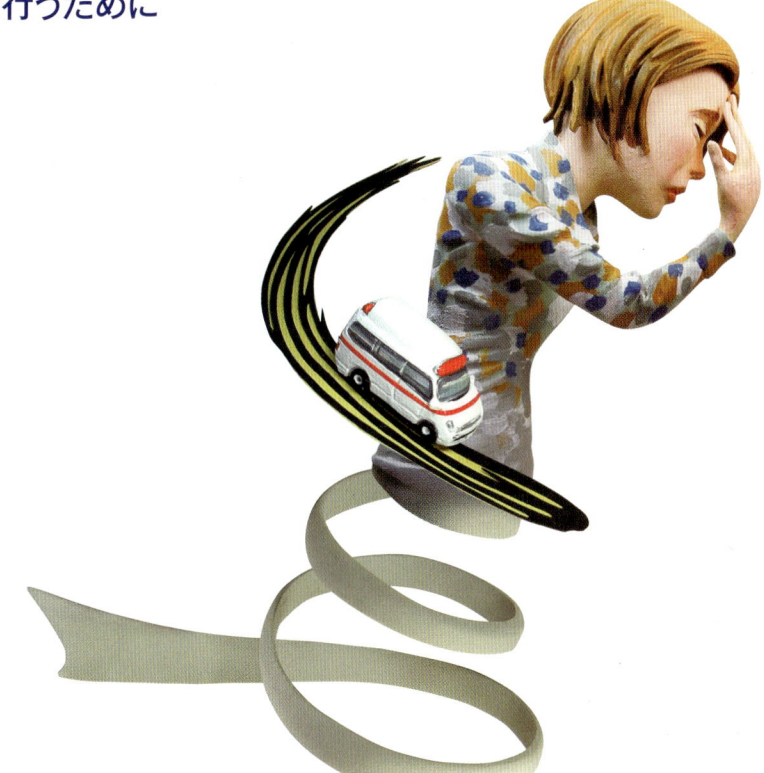

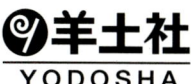
羊土社
YODOSHA

謹告

　本書に記載されている診断法・治療法に関しては，発行時点における最新の情報に基づき，正確を期するよう，著者ならびに出版社はそれぞれ最善の努力を払っております．しかし，医学，医療の進歩により，記載された内容が正確かつ完全ではなくなる場合もございます．

　したがって，実際の診断法・治療法で，熟知していない，あるいは汎用されていない新薬をはじめとする医薬品の使用，検査の実施および判読にあたっては，まず医薬品添付文書や機器および試薬の説明書で確認され，また診療技術に関しては十分考慮されたうえで，常に細心の注意を払われるようお願いいたします．

　本書記載の診断法・治療法・医薬品・検査法・疾患への適応などが，その後の医学研究ならびに医療の進歩により本書発行後に変更された場合，その診断法・治療法・医薬品・検査法・疾患への適応などによる不測の事故に対して，著者ならびに出版社はその責を負いかねますのでご了承ください．

序

　めまいはありふれた症候の1つであるが，訴えの曖昧さやとらえにくさから初学者や見慣れていない医者には苦手意識がつきまとってしまう．どうして苦手なのかを私が大づかみに分けて

　① 患者のめまい感を正しく分類できない
　② 良性発作性頭位めまい症（BPPV）を適切に診療できない
　③ 致死的疾患との遭遇が少なからずある
　④ 根拠と効果の疑わしい治療法が行われていて混乱する

という点にあるのではないかと考えて研修医向け雑誌の特集にしたことがある〔「レジデントノート」2008年6月号特集「めまい診療を根底から見直そう！」（編集／箕輪良行）〕．幸いにその企画は，「めまい」に苦手意識をもっている若手医師が非常に多かったせいか，予想を遥かに超えた多くの読者（主に初期研修医）から反響をお寄せいただいた．

　一般にジェネラリストであれば，発熱，胸痛，腹痛，頭痛といった主要な症候のすべてに関してそれぞれ30分程度で説明できるぐらいの臨床力があるのが望ましい．と考えながらも自省するとはなはだ心もとないな，と気づいたのはちょうど医者になって10数年目だった．ありふれた症候は自ら経験する機会もありテキスト，マニュアルに眼を通すことも多く学んでいたが，どうも「めまい」が死角になっていてあやふやだ，と気づいた．救命センターの部長を拝命した医者19年目の船橋市立医療センターでのことだった．北米の家庭医訓練を修了して帰国，茅ヶ崎徳洲会総合病院にいらした木村眞司先生（現 松前町立松前病院院長）がそのころ，BPPVへのEpley法の日常診療での有用性を紹介して普及を始めていた．さっそく救急車でやってきた患者を対象に試してみたのが，「めまい」修練のきっかけとなった．

　自分自身の苦手意識を振り返りながら，上記の4つを確信した．患者の訴えを適切な医学用語として認識する過程は診断の入口，semantic sentenceの定着そのものであり，ジェネラリストの臨床能力そのものである．めまいはこの過程が結構むずかしく，訴えを分類したうえで，典型的な「回転性めまい」と把握して鑑別診断していく流れに入っていければしめたものである．ともすればこの病歴聴取の過程をすっ飛ばして，脳卒中，特に小脳病変の危険をおそれて「とにかく頭部CTだ」と盲目的に走ってしまうのがよくあるパターンである．2〜5％にすぎない中枢病変にすぐにとびつかないで，よくあるありふれた病気へのアプローチを試みること，さらにそれがうまくいく成功体験がないとますます「めまい」は苦手となってしまう．ここでBPPVが登場してくる．この病気がジェネラリストの知識として広がらなかったのは，教科書的に有名なメニエール病が医学生の講義などでよく扱われてきたヒストリーに比べて，おそらくBPPVは学問的な蓄積や専門医の関心の低さも手伝っていたこと，さらには耳石置換法のような治

療法への興味が低かったことも関係していたのだろう．実際に治療に成功すると本疾患が身近に感じられてくる．

　BPPVのように科学的な根拠も相当にそろっている疾患がめまいにもあって，ジェネラリストでも手が届くように感じること，そしてそれ以外にも根拠の示された治療法が用意されてくると，「めまいは耳鼻科」と短絡することなく，心筋梗塞や糖尿病といった内科の病気と同じように扱えるようになるのではないか．10年以上も前にかかわり始めためまいと私のお付き合いはとうとう，関連する領域で専門家がみてジェネラリストでも手にとどく一定の深さまで扱ってみようということに至った．苦手意識を生む背景に正面から立ち向かい，「めまい」の臨床的アプローチを根底から見直すことをめざすだけでなく，さらに一歩進んで，基本的知識のみならず，若手医師から上級医へとキャリアアップするために必要となる現場での考え方や実践法までも扱いたい．本書のねらいは，専門家からみたらまだまだ不十分だろうが，上記のような苦手意識を克服して，最後には科学的な根拠のある診療，未解決の課題の存在にまで至れば，症候からの診療を身上とするジェネラリストにまた1つ得意技が増えるようになることである．このねらいが実現でき，めまい苦手意識を少しでも和らげることになることを願っている．

2011年4月

聖マリアンナ医科大学救急医学
箕輪良行

レジデントノート別冊
救急・ERノート ❶

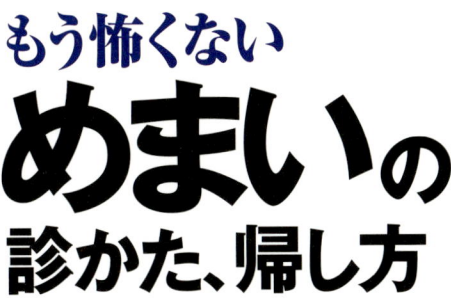

もう怖くない めまいの診かた、帰し方

致死的疾患の見逃しを防ぎ、一歩進んだ
診断と治療を行うために

箕輪良行／編

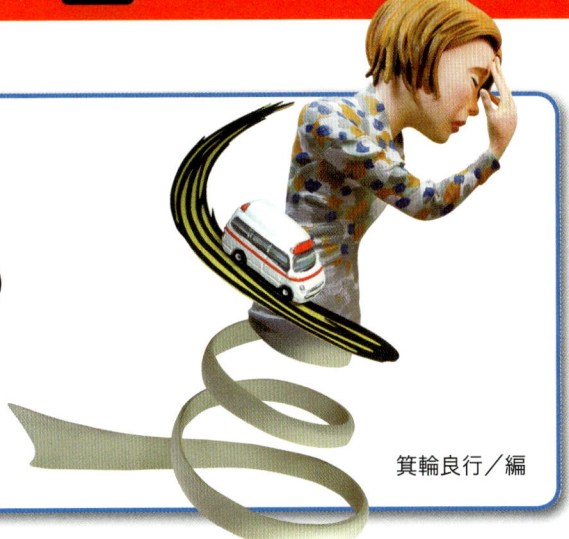

序 ────────────────── 箕輪良行 ……… 3

第1章　Basic　救急での対応の基本

1 総論：救急外来・ERでみるめまいへのアプローチ
6割をクリアするために ───────── 箕輪良行 ……… 14

❶緊急度の高い傷病者を優先して扱うアプローチ　❷救急外来・ERにおけるめまいの典型的なアプローチ　❸回転性めまいへのアプローチ　❹ありふれた疾患としてのBPPV　❺自分たちで耳石置換法を試みる　❻脳血管障害による中枢性めまいの鑑別診断　❼めまい患者の入院適応基準

Tips & Pitfalls ① Dix-Hallpikeテストの注意点　**Tips & Pitfalls ②** 小脳梗塞に注意

2 危険なめまいを見逃さないぞ ───────── 城倉　健 ……… 25

❶めまい診療の現状　❷危険なめまい（特に脳卒中）の頻度　❸中枢性めまいと末梢性めまいの鑑別　❹実際のめまい診療の流れ　❺例外の存在（末梢前庭障害との鑑別が困難な中枢性めまい）　❻脳卒中以外の原因による中枢性めまい

問題解決型ケーススタディ CASE①
見逃さないで済んだ脳血管障害ケース ───── 前田重信 ……… 36

3 よくあるめまい，特にBPPVを診療する
────────────────── 舩越　拓，生坂政臣 ……… 40

❶疫学および病態　❷病歴：誘因，持続時間，性状が大切　❸身体診察（眼振検査）　❹治療

4 めまい診療においてのdisposition（入院・帰宅）
決定時に振り返るべきこと ──────── 岩田充永 ……… 47

❶振り返りポイント①　患者の言う「めまい」とはどんな症状だった？　❷振り返りポイント②　めまいの原因として頭・耳以外は考慮した？　❸振り返りポイント③　回転性めまい

救急・ERノート 1

イコール耳性めまいと早合点していないか？ **4**振り返りポイント④ 真剣に神経学的所見は探したか？ **5**振り返りポイント⑤ 頭部CTやMRIを過信しすぎていないか？ **6**振り返りポイント⑥ 安易にBPPVとゴミ箱診断していないか？ **7**振り返りポイント⑦ 患者は歩けるか？経口摂取ができるか？患者や家族の希望に配慮したか？ **8**入院を考慮するべきめまい

問題解決型ケーススタディ CASE ②
入院のトリアージで迷うケース（オーバートリアージ） ──────井上哲也 ……… 52

5 めまいの病歴聴取におけるピットフォール ────福武敏夫 ……… 59
1めまいは前庭（小脳）系由来とは限らない！ **2**末梢性めまいか脳卒中（小脳・脳幹梗塞）か？ **3**4つの代表的な良性（非悪性）めまい疾患の特徴を知る **4**小脳梗塞の特徴は？ **5**発症誘因を見逃さない **6**非回転性めまいでは常に全身疾患とその治療薬の影響を考慮する **7**浮動性めまいの最多の原因は緊張型頭痛・肩こりである
Tips & Pitfalls **1** 発症誘因を訊き出すコツ

問題解決型ケーススタディ CASE ③
めまいの不整脈ケース ──────大和眞史 ……… 70

6 めまいの身体診察法（総ざらい） ──────内藤理恵 ……… 78
1体平衡検査 **2**眼振検査 **3**自律神経機能検査
Tips & Pitfalls **1** 眼振所見がわかりにくい場合

7 めまいの画像診断
CT/MRIの適応をはっきりさせる ────神田 大，渡辺英寿 ……… 86
1頭部CTの適応について **2**頭部MRIの適応について **3**MRI, MRAを施行する前に考えるべきこと

問題解決型ケーススタディ CASE ④
めまい，どういうときにMRIを撮る？ ──────小林かおり，廣瀬保夫 ……… 92

問題解決型ケーススタディ CASE ⑤
CT適応のオーバートリアージ どこまで許される？ ──────本多英喜 ……… 96

8 薬物療法のEBM
メイロン®，メリスロン®，セファドール®，セルシン® ほか──田中 拓 ……… 103
1めまいの薬物療法 **2**文献的には **3**日本で頻用される治療薬
Tips & Pitfalls **1** まずは特異的な治療から

contents

9 ガイドラインに則っためまい関連の脳血管疾患治療
　　　　　　　　　　　　　　　　　　　　　　　　　　北澤公男 …… 109
1 小脳梗塞　2 小脳出血　3 椎骨動脈解離
Tips & Pitfalls 1 血栓溶解療法，抗凝固療法，抗血小板療法の選択

第2章　Advance　主な原因疾患への対応と一歩進んだ診療のために

1 小脳脳幹病変のめまいの特徴
病歴と身体診察から画像所見を予測する　　　　　　　中森知毅 …… 118
1 主訴から　2 めまい患者の病歴を聴取するうえで重要なポイント　3 身体診察手順および検査手順　4 受診時にすでにめまいが消失している場合　5 症例紹介

One More Experience ①
方向交代性眼振と中枢病変　　　　　　　　　　　　　山中敏彰 …… 129
1 方向交代性眼振って何？　2 自発性の方向交代性眼振　3 注視性の方向交代性眼振（注視方向性眼振，左右側方注視眼振）　4 頭位・頭位変換性の方向交代性眼振

2 日本めまい平衡医学会「めまいの診断基準」（1982年）の概説
　　　　　　　　　　　　　　　　　　　　　　　　　小松崎篤 …… 138
1 本基準の成り立ち　2 各疾患についての概説

3 眼振の病態生理
　　　　　　　　　　　　　　　　　　　　　　　　　肥塚　泉 …… 145
1 眼振とは　2 良性発作性頭位めまい症（BPPV）　3 診断に必要な眼振の生理学　4 前庭神経炎　5 メニエール病

4 BPPV
後半規管 / 外側半規管型の病態生理と病歴，眼振所見の特徴
　　　　　　　　　　　　　　　　　大塚康司，鈴木　衞，小川恭生 …… 151
1 BPPVの病態　2 BPPVの臨床学的特徴と責任部位　3 半規管の生理機能　4 病歴聴取　5 眼振所見による患側の決定　6 鑑別診断
Tips & Pitfalls 1 くり返すめまい　Tips & Pitfalls 2 頸椎異常，椎骨脳底動脈循環不全との鑑別　Tips & Pitfalls 3 小脳疾患との鑑別

One More Experience ②
EpleyかSemontかLempertか（耳石置換法）―方法と適応
　　　　　　　　　　　　　　　　　　　　　　　　鴫原俊太郎 …… 158
1 耳石置換法　2 Epley法　3 Semont法（liberatory maneuver）　4 Lempert法

救急・ERノート ❶

5 メニエール病の病因，診断，治療の実際
救急外来からはじめるべき事柄 ―――――― 山根英雄 …… 167
1 メニエール病の原因　2 メニエール病の症状　3 メニエール病の補助診断　4 治療

6 前庭神経炎の診断，病態，治療の実際
救急外来からのアプローチ ―――――― 加藤裕司 …… 174
1 診断　2 病態　3 症候　4 治療

One More Experience ③
長く続く方向固定性眼振は末梢性か？ ―――――― 今井貴夫 …… 181
1 長く続く方向固定性水平性眼振　2 長く続く方向固定性垂直性眼振

One More Experience ④
救急で悪性発作性頭位めまいを見落とさないために
日常診療からの発信 ―――――― 田渕　哲，寺本和弘，山中　伸 …… 187
1 発作性頭位めまい　2 悪性発作性頭位めまいの診断に役立つ特徴的症候　3 症例呈示　4 MPPVの症状に対する考察〜小脳下虫部 症候〜

7 めまい理解に必要な正常解剖生理学
非耳鼻科医のために ―――――― 大江洋史 …… 193
1 平衡機能系神経ネットワーク　2 末梢性・脊髄性の体性感覚系とのネットワーク
Tips & Pitfalls 1 回転性めまいと浮動性めまい

第3章 Expertise　めまいをもっとよく知ろう！

1 「心因性めまい」の鑑別疾患 ―――――― 中尾睦宏 …… 206
1 心因性を疑う第一歩　2 心身症の理解　3 心因性めまいの訴え方　4 心因性めまいと精神疾患
Tips & Pitfalls 1 病歴聴取の注意点　Tips & Pitfalls 2 隠れうつ病

Pros & Cons 〜救急医を悩ます問題〜 ①
耳石置換法，Epley法が効かない場合はBPPVではないのか？ ―――――― 小宮山純 …… 213
1 BPPVとCPPVの鑑別　2 BPPVに対する耳石置換法の治療効果　3 BPPV難治例の頻度

contents

Pros & Cons ～救急医を悩ます問題～②
自律神経機能異常はめまい発症に強くかかわっているか？
―――武田憲昭 …… 218

1 めまい患者の全身的な自律神経機能異常　**2** めまい患者の交感神経機能の左右差　**3** めまい患者の椎骨動脈血流の左右差　**4** めまいの発症機序としての交感神経機能・椎骨動脈血流仮説　**5** めまいの発症に自律神経機能異常が関与しているめまい患者の治療

2 椎骨脳底動脈循環不全（VBI）と TIAとしてのめまい
―――荒川千晶，高木　誠 …… 223

1 VBIと末梢性めまいとの鑑別　**2** VBIの診断に至るまでの検査の組み立て　**3** VBIに対し救急診療で行うことのできる対処

Pros & Cons ～救急医を悩ます問題～③
前庭性てんかんとは何か？
―――寺本　純 …… 230

1 位置づけに関する基礎知識　**2** 前庭性てんかんと臨床診断するめまいとは　**3** 自験例の検討　**4** 鑑別診断

3 片頭痛性めまいはどの程度存在するか？
―――根来　清 …… 237

1 一次性頭痛とめまい　**2** 片頭痛性めまい（migrainous vertigo）　**3** 片頭痛性めまいの発現機序　**4** 片頭痛性めまいの治療　**5** 片頭痛性めまいの頻度

4 小児のめまいをみるヒント
―――坂田英明 …… 244

1 小児のめまい，その特徴　**2** 小児のめまい疾患　**3** 時期別での小児のめまい，平衡障害　**4** 小児の急性期におけるめまい　**5** 小児のめまい・平衡機能検査　**6** 治療について　**7** 平衡機能のリハビリテーション
Tips & Pitfalls 1 先天性眼振への対応　**Tips & Pitfalls 2** 小児良性発作性めまいの診断

Pros & Cons ～救急医を悩ます問題～④
CVDリスクファクターで中枢性か末梢性か予見できるか？
―――福田多介彦，山中敏彰 …… 254

1 ERでのめまい疾患とCVDの関連　**2** CVDリスクファクターとめまい　**3** メタボリックシンドロームとめまい　**4** CVDリスクファクターから中枢性か末梢性かを予見できるか？

索引 …………………………………………………………………………………… 259

第1章	問題解決型ケーススタディ	では …… 思考過程と対処法を時系列で解説！
第2章	One More Experience	では … 上級医のコツや裏技も伝授！
第3章	Pros & Cons	では …………… 正解のはっきりしない問題もとりあげ，現時点のベストプラクティスを提示！

Color Atlas

第1章 Basic 7

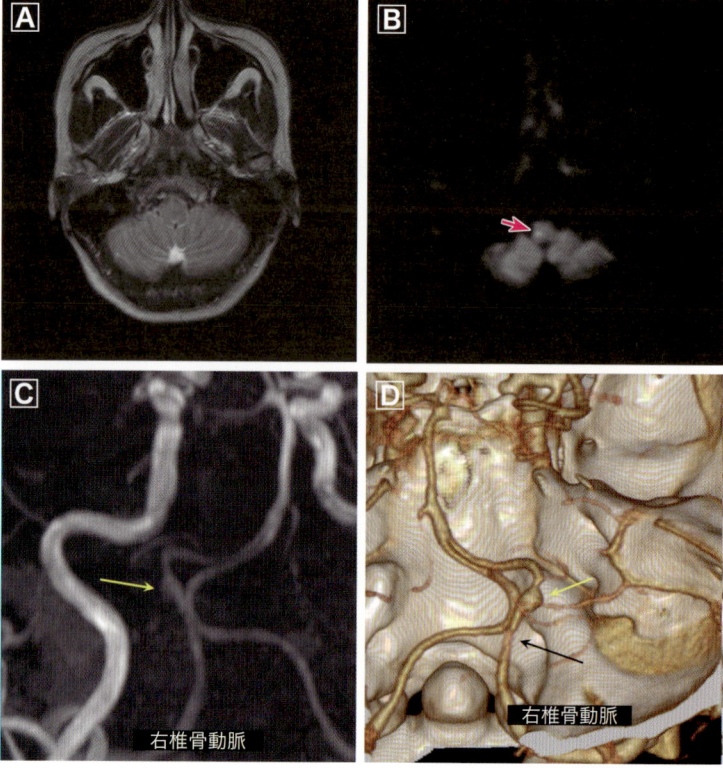

図2　解離性椎骨動脈瘤（p.90参照）

第2章 Advance 7

脊髄小脳変性症
（オリーブ橋小脳萎縮症）

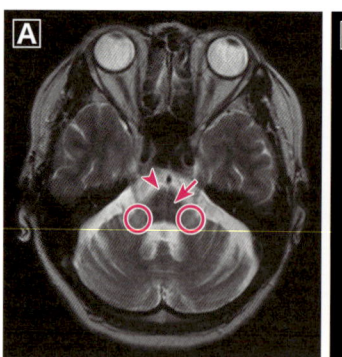
MRI-T2強調画像

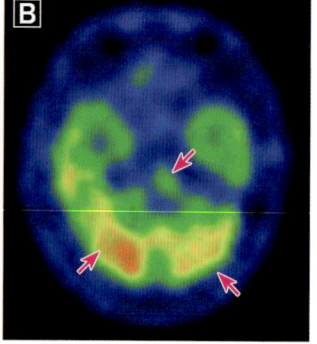
99mTc-HMPAO SPECT

左小脳出血

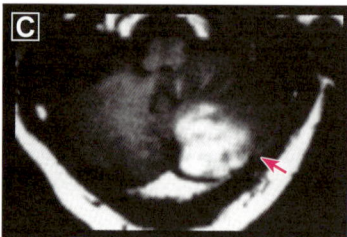
MRI-T1強調画像

図4　vestibulo-ocular systemとvestibulo-cerebellar systemの障害例
（p.197参照）

略語一覧

5-HT	:	5-hydroxytryptamine（serotonin）（セロトニン）
AC	:	anterior canal（前半規管）
ADCマップ	:	apparent diffusion coefficient map（拡散係数画像）
AICA	:	anterior inferior cerebellar artery（前下小脳動脈）
AVA	:	anterior vestibular artery（前前庭動脈）
BPAS	:	basi-parallel anatomic scanning
BPPV	:	benign paroxysmal positional vertigo〔良性発作性頭位めまい（症）〕
CBF	:	cerebral blood flow（脳血流量）
CGRP	:	calcitonin gene-related peptide（カルシトニン遺伝子関連ペプチド）
CPPV	:	central paroxysmal positional vertigo〔中枢性発作性頭位めまい（症）〕
CVD	:	cerebrovascular disorder（脳血管障害）
DRN	:	dorsal raphe nucleus（背側縫線核）
DWI	:	diffusion (weighted) image（拡散強調画像）
EEG	:	electroencephalogram（脳波）
FRAS4	:	free radical analytical system（活性酸素・フリーラジカル自動分析装置）
GBST	:	galvanic body sway test（電気性身体動揺検査）
HC	:	horizontal canal（水平半規管）
LC	:	locus coeruleus（青斑核）
LCCA	:	late cerebellar cortical atrophy（晩発性小脳皮質萎縮症）
LTeg	:	lateral tegmental noradrenergic neurons（外側被蓋野ノルアドレナリン作動性ニューロン）
MLF	:	medial longitudinal fasciculus（内側縦束）
MPPV	:	malignant paroxysmal positional vertigo（悪性発作性頭位めまい）
MRA	:	magnetic resonance angiography
MS	:	multiple sclerosis（多発性硬化症）
NE	:	norepinephrine（ノルエピネフリン）
NKA	:	neurokinin A（ニューロキニンA）
OD	:	orthostatic dysregulation（起立性調節障害）
OKP	:	optokinetic pattern（視運動性眼振検査）
OPCA	:	olivo-ponto-cerebellar atrophy（オリーブ橋小脳萎縮症）
PAG	:	periaqueductal gray（中脳水道周囲灰白質）
PC	:	posterior canal（後半規管）
PICA	:	posterior inferior cerebellar artery（後下小脳動脈）
PIVC	:	parieto-insular vestibular cortex（頭頂-島前庭皮質）
PPRF	:	paramedian pontine reticular formation（傍正中橋網様体）
RMag	:	nucleus raphe magnus（大縫線核）
SIRS	:	systemic inflammatory response syndrome（全身性炎症反応症候群）
SP	:	substance P（サブスタンスP）
TIA	:	transient ischemic attack（一過性脳虚血発作）
VBI	:	vertebrobasilar insufficiency（椎骨脳底動脈循環不全）
VIP	:	ventral intraparietal cortex（腹側頭頂領間野）
VN	:	vestibular nerve（前庭神経）
VOR	:	vestibulo-ocular reflex（前庭-動眼反射）
VPI	:	ventral posterior inferior nucleus（後下腹側核）
VPL	:	ventral posterior lateral nucleus（後外側腹側核）
VPM	:	ventral posterior medial nucleus（後内側腹側核）
VVR	:	vasovagal reflex（血管迷走神経反射）

執筆者一覧

❖ 編集

箕輪良行	聖マリアンナ医科大学 救急医学

❖ 執筆（掲載順）

箕輪良行	聖マリアンナ医科大学 救急医学
城倉　健	平塚共済病院 神経内科，脳卒中センター
前田重信	福井県立病院 救命救急センター
舩越　拓	千葉大学医学部附属病院 総合診療部
生坂政臣	千葉大学医学部附属病院 総合診療部
岩田充永	名古屋掖済会病院 救命救急センター
井上哲也	船橋市立医療センター 救命救急センター
福武敏夫	亀田メディカルセンター 神経内科
大和眞史	諏訪赤十字病院 救急総合診療科，循環器科
内藤理恵	東京都立神経病院 神経耳科
神田　大	東京臨海病院 脳神経外科
渡辺英寿	自治医科大学 脳神経外科
小林かおり	新潟市民病院 救命救急・循環器病・脳卒中センター
廣瀬保夫	新潟市民病院 救命救急・循環器病・脳卒中センター
本多英喜	横須賀市立うわまち病院 救急総合診療部
田中　拓	聖マリアンナ医科大学 救急医学
北澤公男	伊那中央病院 地域救急医療センター
中森知毅	横浜労災病院 救急センター
山中敏彰	奈良県立医科大学 耳鼻咽喉・頭頸部外科学講座
小松崎篤	東京医科歯科大学 名誉教授
肥塚　泉	聖マリアンナ医科大学 耳鼻咽喉科
大塚康司	東京医科大学 耳鼻咽喉科
鈴木　衞	東京医科大学 耳鼻咽喉科
小川恭生	東京医科大学 耳鼻咽喉科
鴫原俊太郎	日本大学 耳鼻咽喉・頭頸部外科分野
山根英雄	大阪市立大学医学部附属病院 耳鼻咽喉科
加藤裕司	埼玉医科大学国際医療センター 神経内科・脳卒中内科
今井貴夫	大阪大学大学院 医学系研究科 耳鼻咽喉科・頭頸部外科学
田渕　哲	田渕クリニック
寺本和弘	田渕クリニック
山中　伸	市立堺病院 耳鼻咽喉科
大江洋史	千里中央病院 神経内科
中尾睦宏	帝京大学医学部 衛生学公衆衛生学・心療内科
小宮山純	聖マリアンナ医科大学 総合診療内科
武田憲昭	徳島大学医学部 耳鼻咽喉科
荒川千晶	東京都済生会中央病院 神経内科
高木　誠	東京都済生会中央病院 神経内科
寺本　純	寺本神経内科クリニック
根来　清	ねごろ神経内科クリニック
坂田英明	目白大学クリニック 耳鼻咽喉科
福田多介彦	済生会中和病院 耳鼻咽喉科

第1章

Basic
救急での対応の基本

第1章 Basic 救急での対応の基本

1 総論：救急外来・ERでみる めまいへのアプローチ
6割をクリアするために

箕輪良行

Point

- 危険なめまい，特に脳卒中など中枢神経由来は全体の2～5％に過ぎないのでCTに飛びつかない！
- めまいの病歴を分類して定型的なアプローチにもち込む．特に回転性めまいは確立されたアプローチがある
- ありふれた疾患である良性発作性頭位めまい症はジェネラリストでも，診断，治療ができるので進んで挑戦しよう
- どうしても診断できない，歩いて帰宅できない，疑念が残るようなめまい患者は観察目的で入院か，翌日再診を必ず指示する

■はじめに

　めまいは救急でみる比較的多い主訴の1つで，臨床研修で経験すべき症状35個の1つ，日本救急医学会専門医認定委員会 編「救急診療指針 改訂第3版」中の22症候の1つ，そして「日本医師会生涯教育カリキュラム〈2009〉」で具体的に対応すべき57症候の1つと位置づけられている．あらゆる種類の患者が訪れる聖マリアンナ医科大学・夜間急患センターでは，全救急患者の約10％を占める耳鼻咽喉科患者のなかで4％を占める（全救急患者の0.4％）．また船橋市（人口56万人）の2002年1年間における救急車約2万2千件のうちめまい患者の搬送―施設収容数は460人2.1％であった（そのほかにメニエール病が70人）[1]．一方，北米（コネチカット州）で72歳以上住民において過去2カ月以内に，1カ月以上に及ぶめまいがみられた人は24％にのぼるという地域レベルの報告もある．

　本稿は研修医，救急外来を担当する救急医・各科医師，総合診療医が救急場面でめまい患者に遭遇したときの診療アプローチを，「最低でも6割の及第点を越えて向き合えるように，最初に緊急度の高い危険なものを除外して，次にありふれた疾患である良性発作性頭位めまい症を念頭におきつつ，達成感のある診療を行う」という流れとして紹介することを目的とする．

1 緊急度の高い傷病者を優先して扱うアプローチ

症例 1

よくあるケースですが…

65歳の女性が自宅でぐるぐる回るめまい感があり吐いたために家族が救急車を呼んだ．収容した二次病院で救急当番の内科医が診察した．血圧は170/98 mmHg，脈70/分，呼吸22/分で体温36.2℃，意識JCSの1であった．既往歴では高血圧，脂質異常症

このようなとき，ERではナースがトリアージ[2]を行うとともに，担当医が優先度の高い傷病者を適切に診療することをまず最初に行う．バイタルサインが悪い患者や座位をとれないほどつらくて救急車で仰臥位になってやってきた患者のような場合，心臓や脳血管障害の鑑別が急がれる．神経学的な粗大所見をざっくっと把握してからアルゴリズムを進める．第1章2-図5 (p.33) のような流れにまとめるとわかりやすい[3]．

2 救急外来・ERにおけるめまいの典型的なアプローチ

事前確率という観点からは，吐き気，嘔吐が著明で自発眼振があれば頻度が高いので前庭神経炎などの前庭神経障害をまず疑い，高齢者で自発眼振がなければ小脳出血などの脳血管障害を疑うということになる．

一方，めまい感というのは主観的な訴えで，現病歴からは**「回転性」「動揺，浮動性」「眼前暗黒性」**に分ける．具体的にはめまいの患者を診察する場合，本当に「ぐるぐる回る」のか，「ふわふわ浮いている」感じか，「気が遠くなる」感じかを探る．患者が「回転性」と表現しないことも多くて，「周囲の景色が流れる」と訴えることもある．回転性と確認できたら，身体を左右いずれを下にして寝ると症状が悪化するかを聞く．一般に病側を下にすると回転性のめまい感は悪くなる．

回転性では内耳，小脳・脳幹を疑い，**動揺性**の平衡障害では視覚，脊髄路，神経筋，前庭，小脳・脳幹を考える．**浮動感**ではパニック障害，過換気症候群，高血圧，神経筋疾患，疲労，寝不足，低血糖，Parkinson症候群，低K血症，頸椎症，視力低下など何でもありうる．**眼前暗黒感**の前失神では心血管性失神（ストンと落ちる，胸痛，動悸の先行，仰臥位，労作時），心臓性（不整脈，器質性），大動脈解離，肺塞栓，起立性失神（前駆症状で目の前が暗くなる，出血・貧血・脱水），血管迷走神経反射（vasovagal reflex：VVR）を念頭におかなくてはならない．

回転性めまいを疑うときには患者が「回転性じゃない」と言っても安易に回転性めまいを除外しない．具体的に質問して，「朝ベッドで寝返りをしたときに，首を曲げたとき発症したか」「耳鳴，聴力低下を伴っていないか（強く内耳性を疑う）」を聞く．前庭神経炎を疑う風邪の先行はないか，あれば病側から対側に頭が向けられているような感じを伴っていて聴力障害がある場合は迷路炎を疑う．小脳梗塞では9割に神経学的異常所見があるが，認められない残り

1割の患者は臨床的に前庭神経炎と非常に似ている．またまめまいの性質からめまいの発症時に何をしていたかが大事な情報となることもある．

病歴聴取上，めまいの持続時間が鑑別診断に重要であり，一般的に数十秒程度ならBPPV（benign paroxysmal positional vertigo：良性発作性頭位めまい症），数分ならVBI（vertebrobasilar insufficiency：椎骨脳底動脈循環不全）・TIA（transient ischemic attack：一過性脳虚血発作），数時間ならメニエールや片頭痛，数日であれば前庭神経炎，蝸牛炎といったことを目安に確かめる[4]．

3 回転性めまいへのアプローチ

❶ 末梢性か中枢性か？

典型的な回転性めまいであれば臨床的に末梢性か中枢性か鑑別するのが正統なアプローチである．

末梢性では一般的に患者の訴える症状が派手で持続時間は分単位から週単位と幅がある．耳鳴り，難聴が伴うこともある．中枢神経症状はない．眼振は病側から健側に向かう一方向性で，水平性，回旋成分が多く，潜時がある．誘発による慣れの現象があり，凝視による抑制もある．随伴の眼球運動異常はなく，その他の異常所見として聴力低下を観察する．前庭神経炎，BPPV，メニエール病，薬物副作用（アミノ配糖体など），外傷を鑑別する．

後者の中枢性ではめまいが長時間継続する場合が多く，耳鳴り，難聴はない．中枢神経症状がある．眼振は一方向と限らず，垂直性，回旋性，混合性，両方向性といろいろであり，潜時も慣れの現象もない．凝視による抑制もない．随伴する眼球運動異常として追従運動の異常，その他の異常所見としてⅧ以外の脳神経所見を観察する．脳血管疾患（脳幹，小脳梗塞など），聴神経腫瘍などの脳腫瘍，脱髄疾患を鑑別しなくてはならない．

印象的な言い方をすれば，頻度が高い内耳性を末梢性で疑い，稀で怖い中枢性を鑑別することである．

❷ 眼振検査

実際の検査で，**注視眼振検査**時に注意すべき点は，前髪が眼にかかるときは上へかき上げて両目が観察できるようにすること，また左手を患者の額に当てたりして頭が眼と一緒に動くのを避けることである．右手の人差し指やペン先を指標として患者の50 cm離れた位置で左右上下30°の角度で両目で注視してもらう．このときに眼振の有無や方向を調べる．左右45°以上外側に指標を動かすと正常人でも極位眼振がみられることに注意する．所見は眼振の方向一定であって，回旋性の場合は延髄病変，注視する方向で眼振の方向が変わるときは中枢性病変，左右眼の共同運動がなく眼球運動制限がある（片眼だけ内転や外転できない）場合は中枢病変を意味する．各種の画像が見られる情報サイトも参照（http://www.dizziness-and-balance.com/index.html）．

頭位眼振検査は臥位でFrenzel眼鏡をつけてゆっくりと正面頭位，左右下頭位，懸垂正面頭位，懸垂左右下頭位へ頭位を動かして各頭位での眼振を観察するものである〔第1章6-図5

(p.82) 参照〕．このときの自発眼振の特徴として，末梢性では眼振の形式が水平・回旋混合性のことが多く，水平性の場合，眼振の方向は定方向性で，注視すると眼振は消える．障害部位は内耳前庭，前庭神経である．中枢性病変では眼振の形式は純垂直性，水平性，回旋性で眼振の方向が変わりうる．注視しても眼振は大抵，消えない．障害部位は中枢神経（小脳・脳幹）である．方向交代性眼振（多方向性眼振）は小脳梗塞の徴候であり，神経学的所見がない1割にあたる小脳梗塞では56％に本眼振がみられるという[5]．

頭位変換眼振検査（Stenger法）はFrenzel眼鏡を装着して懸垂頭位から座位，座位から懸垂頭位へと急速に頭位を変換して検査するもので特に座位から懸垂頭位への場合をDix-Hallpikeテストと称する．両側後半規管が刺激されて，BPPVなどの頭位めまいでめまい感が誘発されやすい．ただし患者は瞬間的に閉眼してしまうことがあるので検査中は開眼したままでいてもらうように説明して行うと，眼振所見がとりやすい．

症例 1 （つづき①）

ともかく神経学的診察と制吐剤！
回転性のめまい感と確認でき，身体診察で注視眼振が右向き，指鼻試験で左がやや拙劣であった．耳鳴り，難聴はなく，眼球運動は正常で，それ以外の運動，知覚神経に異常を認めなかった．施行した頭部CTは著変なく，内耳性めまいと判断．低分子デキストラン，アデホス®，ビタミンB12，プリンペラン®を投与したところ吐き気が消失したので家族がつれて帰宅した

4 ありふれた疾患としてのBPPV

救急では3Cすなわちcritical, common, curableをピットフォールとして留意する．上記 1, 2 で緊急性のあるもの（critical）を大きく除外して，次に正統な診断手順をふみ，そしてよくあるもの（common）から想定することになる．診療環境により疾患の事前確率は異なるが，例えば救急車で来るぐらいで座位をとれないほどつらい，仰臥位でやってきた患者では，吐き気，嘔吐が著明で自発眼振があれば頻度からは前庭神経炎（急性期では症状が激しい）をまず疑う．もし同じような容態の高齢者で自発眼振がなければ小脳出血などの脳血管障害を疑う．一方，救急外来に歩いてきて自立歩行が可能なめまいであれば，原因疾患はBPPVがもっとも多い（図1）．日常臨床ではcurableであるBPPVを正しく診断できるだけでめまい患者の半数近くを正確に診断できる．北米のERでは片頭痛性めまいも多くみられるといわれている．

BPPVは人口10万対64人と報告され，めまいの25％（北米，1996）を占めるという．BPPVを疑う典型的な病歴は「朝寝床からの起床時，早朝の活動時にめまいをきたし，午後に軽快する．めまいは数秒から1分程度で頭位を変えたとき，寝返り，振り向いたとき，急に立ち上がるときに起こる．2〜3週間で自然緩解しくり返し再発する」．吐き気はあるが，耳鳴り，難聴などの蝸牛症状，非発作時の平衡障害がない．数秒から1分程度の頭位変換めまいはBPPVを

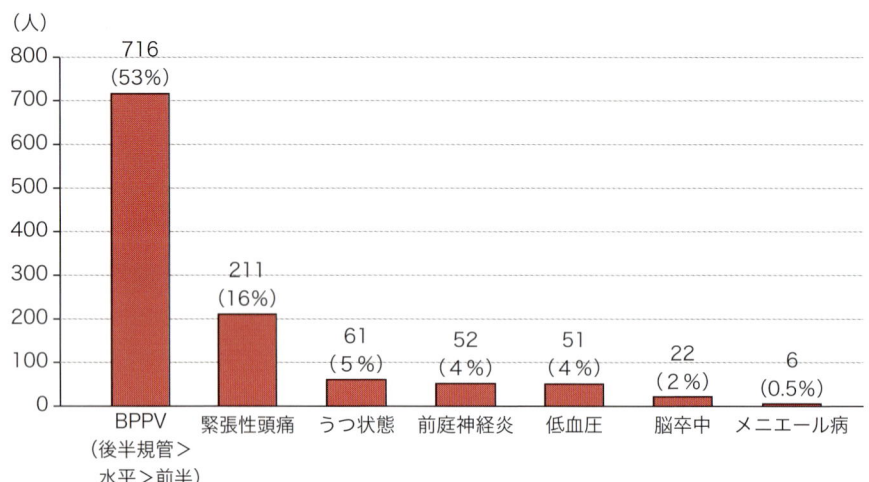

図1　2002〜2004年のめまい単独（他の症状所見なし）で受診した患者の内訳
文献3より作成

疑い，寝返り，振り向いたとき，急に立ち上がったときなどに起こるめまいはBPPVを示唆．風邪症状が前駆して，頭位の変化で悪化しても持続性のめまいは前庭神経炎に多い．BPPV診断の病歴上のポイントとして「寝返りで誘発される」とそうでない場合に比べてオッズ比16，「1回の持続時間が2分以内」オッズ比3.7，「確かな回転性めまい」オッズ比8.5で診断の事後確率が上がる[6]．

　BPPVでも約半分を占める後半規管型BPPVの特徴と典型的眼振は頭位・頭位変換によって誘発される回転性めまいで，短い持続時間（通常1分以内），数秒程度の潜時，慣れの現象があり，仰臥位と座位とで眼振の方向が反対になる．耳鳴り，難聴を伴わない．例えば左後半規管型の眼振では（図2），回旋成分（時計方向）の強い上眼瞼向き眼振がみられる．メカニズムは右側の下直筋が収縮して眼球は下方に偏位して（緩除相），その後急速に上方に動く（急速相）．左側の上斜筋が収縮して眼球は時計方向に回旋して（緩除相），その後急速に反時計方向に動く（急速相）．そして後半規管が刺激を受けているあいだ眼球は正中眼位に復帰するプロセスをくり返す[7]．

MEMO ❶　半規管結石症とクプラ結石症

　BPPVは大きく2種類に分類され，半規管結石症（canalithiasis）とクプラ結石症（cupulolithiasis）がある．いずれにしても長く1分以上続けば，まずBPPVの可能性は少ないと考える．前者は半規管のリンパ液の中に漂う結石が原因となり，結石が流れて止まるまでめまいが出現して典型的には潜時2秒でめまいが数十秒である．後者はクプラに付着する結石が原因となり，体位変換ですぐにめまいが出現し，めまいは比較的長く持続性（2分以上）のこともある．多いBPPVは耳石の

（次々ページに続く）

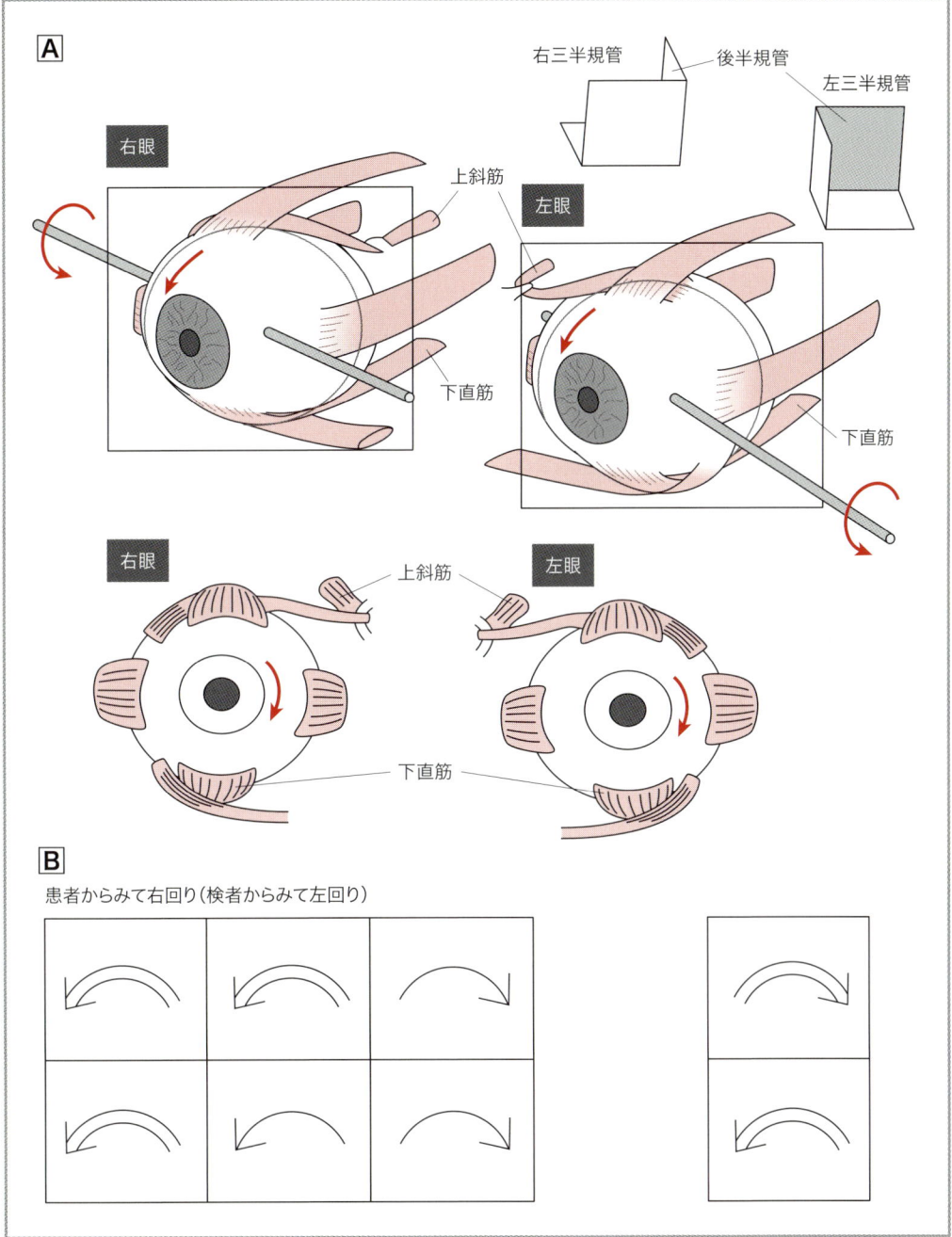

図2 後半規管型の眼振のメカニズム
左後半規管型眼振のメカニズム（A）と眼振所見の記載（B）．文献7より引用

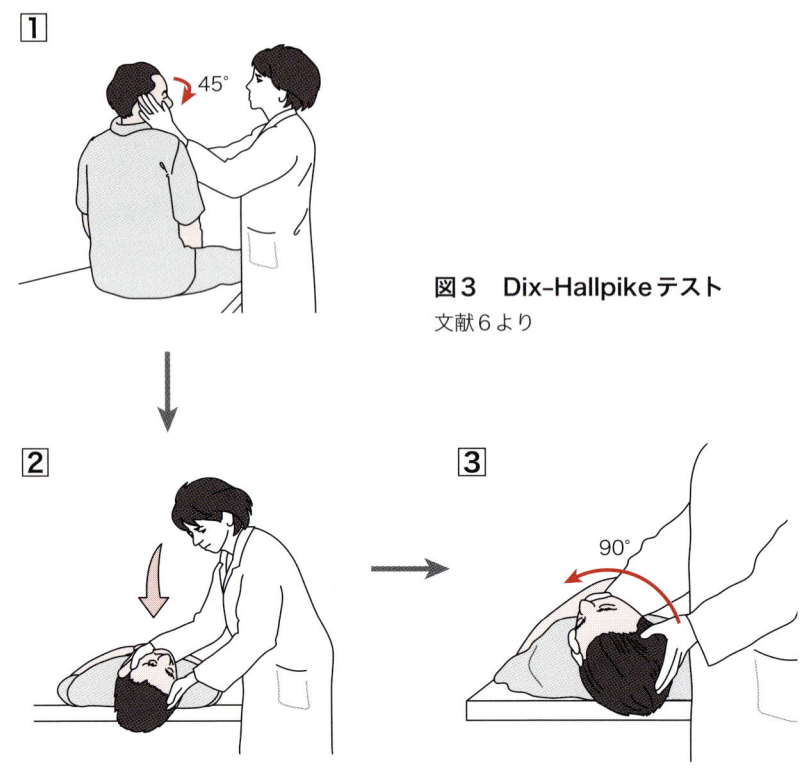

図3 Dix-Hallpikeテスト
文献6より

> 加齢変化による半規管結石症で，卵形嚢に生じた耳石残渣が三半規管内に移行して，頭位変換によって三半規管の内部を移動するときに生ずる一過性の回転性めまい感覚である．三半規管は3種あるが，就寝時に耳石が流入しやすい後半規管型が大部分（60％）で患側下でめまいを誘発するのが特徴的である．次に外側（水平）半規管型は30％（20％半規管，10％クプラ）で仰臥位で頭を左右に振ると誘発される．稀なのは前半規管型である．この剥離した耳石はどこからくるのかというと卵形嚢のDark cellである．

　BPPV診察で大切なのは頭位変換による眼振・めまい症状の誘発をみるDix-Hallpikeテストである．本法は後半規管型に有効である．図3のように頭位変換を行う．

Tips & Pitfalls 1

Dix-Hallpikeテストの注意点

　実施上の留意点は，体位変換は素早く（約2秒），最初に頭を45°傾けておくこと，可能な限り患者の後ろに立ってまぶたを開けると眼振が見やすくなること，黒目だけだと回旋成分を見逃すので眼球全体に注目することである．眼振がみられない場合には注視抑制を除去するために，薄暗が

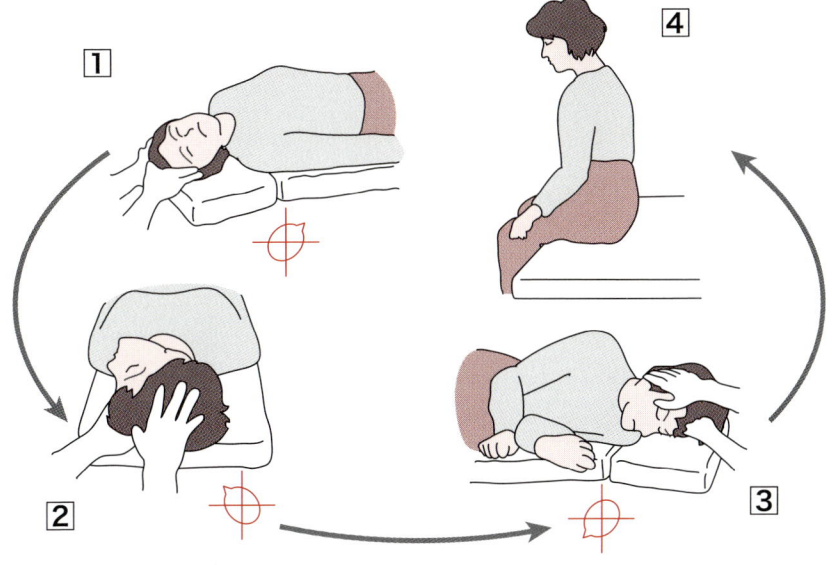

図4　Epley法の実際

りあるいはFrenzel眼鏡を装用する．Dix-Hallpikeテストの誘発割合は50〜70％．後半規管型では懸垂頭位での回旋性眼振が多く，潜時がみられるので懸垂位を5〜10秒保持する．BPPVでは慣れの現象があり2回目以降には眼振を誘発できないことがあるが，診断の参考となる．本法で眼振が観察された場合，眼振の方向を病側とみなす．

5 自分たちで耳石置換法を試みる

　Dix-Hallpikeテストで上記のように患側を決定してその場でただちにEpley法に移行して治療する（図4）．耳石置換法（canalith repositioning maneuver）の1つであるEpley法は外来でも臨床医であれば簡単に実施できて有用な治療法である．手技上のポイントは各ステップはめまいが治まるまでか，めまいを生じない場合は15〜60秒程度ゆっくりと行うことである．
　船橋市立医療センター救命救急センターにおける筆者らの経験では19例中8例42％で直後にめまい感が消失した[8]．その後，経験数を増やした25例の小規模な救急外来での観察では比較的重症にみえる患者でもEpley法は誰にも簡単に実施でき，2時間観察で86％が有効であった．
　文献上の有効性に関して，本法実施の1週間後に有症状のものは2/37で症状消失率が95％であった．一方，同じ耳石置換法であるSemontでは1週間後の有症状が14/33で症状消失率は58％，症状消失相対危険率が1で，Epley法は症状消失相対危険率が1.64であった．脱落者を含めて各群でより差が出ないシナリオで評価すると，Epley法は1週間後有症状が7/42，症状消失率83％に対して，Semontは14/37，症状消失率62％で治療必要数（NNT）＝1/ARR

(寄与危険の差) = 1/0.21 = 4.7 であった．したがって本法の有効性に関して1週間後の症状消失をアウトカムにすると，NNTは4.7人でほぼ5人に治療して1人治せると予測できた[8]．北米で行われたRCTでエビデンスレベルの高い報告があり，NNT = 2.2という報告もある．

6 脳血管障害による中枢性めまいの鑑別診断

めまいで救急センターを受診した361人の転帰を検討した，中森知毅らの報告（私信）によれば，めまいを主訴に入院した患者は59人（11.6％）で，この入院した患者のうち脳血管障害は17人（29％）であった（受診者の4.7％）．外来受診時に脳血管障害を疑ったものは22人でこのうち最終診断で正診のものは17人であった．

❶ 鑑別診断の進め方

診察時に正常でも，複視や構音障害があったり短時間でも頭位と関係なくめまいが起これば椎骨脳底動脈循環不全（VBI）など脳血管障害を疑う．身体診察でまず起立性低血圧の有無，自発眼振，注視眼振，小脳試験，聴力を簡単にみる．回転性めまいは末梢性が多いのでCTで異常がなく患者が座位をとれれば，対症的治療で様子をみて帰宅させる．翌日にも症状が軽快せず持続したり，吐き気や嘔吐があり，頭痛が出現するような場合には再診するよう本人，家族に十分に説明しておく．CTやMRを施行して中枢性の原因を鑑別する．

❷ 身体診察

身体診察のポイントでは，まず可能な限り起立性低血圧の検査（収縮期血圧の20～30 mmHg以上低下）を行う[9]．次に系統的な神経学的診察は必須である．脳神経，特に脳幹領域を念頭において診察する．

1）構音障害の評価

構音障害の評価では「パタカ」をみるが，
パ行，バ行，マ行は口唇の動きをつかさどるⅦ顔面神経
サ行，タ行，ダ行，ナ行，ラ行は舌の動きをつかさどるⅫ舌下神経
カ行は軟口蓋の動きをつかさどるⅩ迷走神経
にかかわる．

2）小脳試験

小脳（指鼻試験，膝踵試験，Romberg試験）では，例えばRomberg試験の両脚起立検査では，開眼したまま両足を揃えて30秒間立ち次に閉眼して身体動揺を観察して，開眼，閉眼ともに動揺，転倒ある場合を異常として，開眼に比して閉眼で動揺が増悪＝Rom陽性（両側末梢前庭障害，深部知覚障害），開眼で動揺が明らか＝Rom陰性（中枢前庭障害）とする．他の検査で異常がないのにRom陽性は心因性と考える．

Mann test（マン検査）は両足を前後に一直線上に置いて一側のつま先を他側の踵につけて起立し正面を見てもらうものだが，開眼で30秒観察したあと同じ姿勢で閉眼してもらう〔第1章6－図2（p.79）参照〕．身体の動揺，転倒を30秒以上観察する．さらに前後に置く足を換え

て同じように検査する．開眼または閉眼30秒以内に転倒する場合を異常とする．同一方向への転倒は一側の前庭障害を示唆する．

　足踏み検査は平坦な床上で両手を水平に挙げた状態で閉眼し，足踏みをして，足踏みした後の身体の動揺の程度や身体偏きの角度を測定する．足踏みしやすいように靴を脱がせる．膝，腰の病気があると影響を受けやすい．100歩足踏み後に回転角度0〜44°は正常，45〜90°移行帯，＞91°を異常とする．偏きは一側末梢障害を示唆し，著しい動揺は両側末梢障害や深部知覚障害あるいは心因性を疑う．必要に応じて聴力検査を実施する．

Tips & Pitfalls 2

小脳梗塞に注意

　脳血管障害のなかでも見逃してはならないのは小脳梗塞である．小脳梗塞の典型的特徴は，①突然のめまいや失調症状で発症して吐き気や嘔吐，頭痛は必ずしも伴わない．②病側の反対向きの共同偏視や動眼神経麻痺をみる．③介助なしで座位でいることができず（神経学的所見がない1割の小脳梗塞では71％で介助なしで歩けないという[5]）仰臥位で診察することになる．④多くは歩いて帰宅できない．⑤回転性めまいが体位変換によってくり返し誘発される．⑥血管支配が豊富な小脳では梗塞自体が小脳出血に比して頻度は少ない．⑦小脳梗塞の大部分は後下小脳動脈（PICA）の閉塞による，ということになる．末梢性めまいとも中枢性とも鑑別しにくい．一方，非典型的な小脳梗塞症例では，めまいと嘔吐を主訴とすることは多いが，小脳失調の神経所見を欠く症例が約25％みられる[10]．左右の高さがいずれか高く見えるような，垂直方向の視野の歪みが認められて，水平方向では歪みがない自覚所見があり原因不明の回転性めまいでは小脳梗塞である感度が100％といわれている[5]．小脳失調所見がないと小脳梗塞と初期診断することは困難なことがある．しかしCTで24時間以内にフォローすれば診断可能であり，また，小脳失調所見がない小脳梗塞では，有意に動脈硬化のリスクファクターを有していて，かつ初診時の血圧が高かった．したがって動脈硬化リスクファクターがあって来院時高血圧である場合にはCTをくり返すのがよい．

❸ 治療

　実際に脳梗塞と診断された場合には，脳血管障害治療で強いエビデンスのある脳卒中ユニット（SCU）における集中治療，アスピリンおよび血栓溶解療法が推奨される．小脳梗塞でも発症14日以内ならばアスピリン300 mg/日投与，脱水や水分過剰を避けてバランスよく水分管理し，血栓溶解療法〔アルテプラーゼ（tPA）などの使用，特に適応は症状出現から3時間以内，顕著な神経症状である場合で，禁忌は出血，CTで早期虚血徴候があるものなどである〕を行う．予後は報告によると小脳失調所見がない小脳梗塞では80％の患者が独歩退院する良好な成績となっている．

症例 1 （つづき②）

長く続くめまい感はこわい

その晩，食事もとれないまま，ずうっと翌朝まで休んでいたが，翌朝もめまい感が消失しないために，当院に家族がつれてきた．耳鼻科にかかるつもりで待合室で待とうとしたが座っていられないため救急外来に運ばれた．当番の脳外科医が診察することになったが，症状の持続が長いことに疑問を感じてMRを施行したところ，右小脳半球と脳幹に梗塞巣が発見された

7 めまい患者の入院適応基準

外来で急性期脳血管障害と診断された症例はただちに入院するが，それ以外でも次に掲げる場合には入院を検討する．①歩けないめまいの患者，②歩けても，中枢性のめまいが疑われるめまいの患者，③典型的な，後半規管型のBPPVとはいえない眼振を伴うめまいの患者，④眼振はなくとも，めまい，悪心が強い，あるいは平衡機能障害を認める患者．

入院でなく帰宅となった場合には，患者の転帰と再診を予定することが多い．実際に回転性めまいでは末梢性のものが多いためにCTでも異常がなくて患者が座位をとれるようであれば，対症的な治療を実施しながら様子をみて帰宅させることが多い．翌日になっても症状が軽快せず持続したり，吐き気や嘔吐があったり，頭痛が出現するような場合には医療機関を再診するように本人，家族に十分に説明しておくことが肝要である．再診を受ける医師は，翌日CTをくり返すかあるいはMRを施行することによって，中枢性めまいを見落とさずに鑑別することができる．

文献・参考図書

1) 船橋市医師会救急医療対策委員会：「船橋救急医療白書2002」，船橋市医師会，2004
2) 藤野智子：トリアージナースとプロトコール．JNNスペシャル，81：84-89，2008
3) 城倉 健：めまい診療を難しいと感じるのは効率的なアプローチ法を知らないからだ．レジデントノート，10：367-382，2008
4) 林 寛之：回してみせよホトトギス Vertigo. ERアップデートin沖縄，スナッジラボ，090706
5) Nelson, J. A.：Do not rely on a head computed tomography to exclude serious causes of vertigo. Avoiding common errors in the emergency department（Mattu, A., et al., eds.），Lippincott Williams，2010
6) 野田和敬，生坂正臣：最も多いBPPVから診断・除外できるようになろう．レジデントノート，10：376-382，2008
7) 肥塚 泉：診断に必要な眼振の生理学．JOHNS，22：147-150，2006
8) 棚橋徳成，木下良子 ほか：良性発作性頭位めまい症を疑う患者への理学療法の有用性検討．日PC誌，27：201-206，2000
9) 山本眞理子，野口善令 ほか：良性発作性頭位めまい症に対するEpley法の有用性について．EBMジャーナル，26：404-406，2002
10) 鹿間幸弘 ほか：日内会誌，93（Suppl）：195，2003
11) 内藤理恵：めまいの鑑別に必要な身体診察をマスターする．レジデントノート，10：392-400，2008

第1章 Basic 救急での対応の基本

危険なめまいを見逃さないぞ

城倉　健

Point

- めまいのみを訴えて受診した患者は末梢前庭障害（良性発作性頭位めまい症や前庭神経炎など）であることが多く，中枢の障害（脳卒中）である可能性はわずか1〜3％に過ぎない
- めまい患者が来院した場合には，まず脳幹と小脳上部の障害（脳卒中）のチェックのために，めまい以外の神経症候を探す
- 次いで末梢前庭障害（良性発作性頭位めまい症や前庭神経炎）をチェックするために，頭位・頭位変換眼振の有無を調べる
- 末梢前庭障害を除外できたら，最後に小脳下部の障害（脳卒中）をチェックするために，起立・歩行障害の有無を調べる

■はじめに

　めまいはわかりにくいうえに診察すると嘔吐する．このため救急外来の多くの医師が，めまいに対して科学的なアプローチを試みることを最初から放棄し，対症療法や画像検査でお茶を濁している．本稿では，こうしためまいを科学的根拠に基づいて効率的に診断していくための実際的なアプローチ法を概説する．

1 めまい診療の現状

　めまいで受診する患者はきわめて多い．めまいを専門に扱う総合病院の耳鼻咽喉科や神経内科では，受診する患者の約10％をめまい患者が占めるといわれている．市中一般病院の内科や救急部でも，毎日数人はめまい患者が受診し，あるいは搬送されてくる．こうしためまい患者に対し，救急外来に携わる医師は正しい知識に基づいた理論的な診療を行うことができているであろうか？

　めまいは単一ではなく，さまざまな種類の症状を包括したわかりにくい訴えである．しかも

診察を受けに来たはずの患者自身は，嘔気・嘔吐がつらいために，「お願いだからそっとしておいてくれ」と，診察を拒む．一方，多くの場合めまいは自然に，あるいは中枢の代償機構により短時間で改善傾向を示す．つまりめまいは，ただでさえよくわからないうえに診察もろくにさせてもらえず，そうこうしているうちに自然と良くなってしまうのである．

こうした理由から多くの施設ではめまい患者に対し，きちんとした診察とそれに基づいたアセスメントをせず，漫然と補液やエビデンスに欠ける対症薬〔炭酸水素ナトリウム（メイロン®）など〕を投与し，脳のCTを撮ったりしながら数時間時間を稼ぎ，症状が（おそらく自然に）軽快したら帰宅していただく，という診療を続けている．このような診療で問題が生じないのは，「脳卒中などの危険なめまいの頻度は実はきわめて少ない」という事実と，「無意味な画像検査をやたらと行ってもそれほど問題視されない」という特殊事情のおかげであろう．

2 危険なめまい（特に脳卒中）の頻度

めまい患者を診療する場合には，まず原疾患の頻度を把握しておく必要がある．稀なめまいまで考えると，めまいの鑑別診断はそれこそ星の数ほどある．嘔気・嘔吐のために苦しんでいる患者に対し，それらをいちいち確認しながら診察を進めることは事実上不可能である．嘔吐しているめまい患者になるべく負担をかけずに効率的に診療を進めていくためには，先に頻度の高い疾患から除外していく効率的な診察法が必要となる．

身体の平衡は，前庭器（内耳）由来の前庭感覚，視覚，深部感覚からの情報により保たれている．これらの情報の一部が不適切になり，情報間のミスマッチが生じたり，情報の統合がうまくいかなくなったりすると，適切に外界空間を認知できなくなり，めまいが生じる．したがって理論的には前庭感覚，視覚，深部感覚，およびそれらを統合する中枢のいずれの障害も同様にめまいの原因になり得る．ところが実際には，めまいの原因は，前庭感覚の障害（末梢性めまい）が圧倒的に多い．当院の最近の2年間のデータでも，めまいのみを主訴に来院した患者1,332名の半数以上は末梢前庭障害であり，なかでも良性発作性頭位めまい症（BPPV）が53.8％を占めた[1]．一方脳卒中（中枢性めまい）の割合は，めまい患者のわずか1.7％に過ぎなかった[1]．欧米における統計データでも当院でのデータと類似した結果が示されている[2]．「めまい患者の2～3割は脳卒中が原因であった」とか，「高齢者のめまいの半数以上が中枢性であった」というような統計データも存在するが，こうしたデータは，誰がみても最初から脳卒中を疑う所見（例えば片麻痺）がある例が含まれていたり，めまいを中枢性と診断する根拠がない（例えば偶然見つかった陳旧性脳梗塞）例が中枢性めまいに分類されていたりするため，実際のめまい診療で遭遇する患者の内訳を正確に表しているとはいい難い．

めまいの原因の大部分を占める末梢前庭障害のなかで，特に多い疾患は良性発作性頭位めまい症（BPPV）である．BPPVはめまいで受診する患者全体の20～50％を占める[1]．報告によりばらつきがあるのはBPPV自体の性質によるところが大きい．BPPVは短期間で自然改善することが多いため，市中一般病院では頻度が多く，他施設からの紹介例が多くなる大学病院などでは頻度が少なくなる．脳卒中によるめまいがわずか1～3％を占めるに過ぎない[1,2]ことを考慮すると，誰がみても明らかに脳卒中を疑うような神経症候，例えば片麻痺や構音障害，

眼球運動障害などがなかった場合には，むしろ末梢性のめまい，それも特にBPPVを念頭においた診察をした方が患者負担も減り，診療の効率も上がる．

3 中枢性めまいと末梢性めまいの鑑別

　　めまいの性状を回転性（周囲あるいは自分が回るような感じ）か浮動性（ふらふらするような揺れているような感じ）かに分け，回転性を末梢性，浮動性を中枢性とみなすと，誤りを犯す危険性が高くなる．脳卒中に伴うめまいは多くの場合，急性発症するため，激しい回転性のめまいを訴えることが少なくない．またBPPVであっても持続的な浮遊感を訴えて来院する患者は，数多く経験する．さらに，たとえめまいの性状が典型的であったとしても，嘔気・嘔吐に苦しみ，不安感や恐怖感も伴うめまいの急性期に，冷静に自分の症状を把握し，医師に説明できる患者は少ない．

　　では実際には中枢性めまいと末梢性めまいを，どのように区別したらよいのだろうか？　具体的な方法を述べる前に，まず中枢性めまいと末梢性めまいのもっとも基本となる違いを押さえておく必要がある．

　　まず第1は，中枢には平衡維持に関与する神経機構（図1A）とともに，眼球運動や構音（呂律），四肢の運動や感覚の神経機構が存在するが，末梢前庭には，近接して聴覚の受容器がある以外は，他の神経機構が存在しない，という点である．よって**中枢性のめまいは，めまい以外の神経症候も伴っているのに対し，末梢性のめまいは，めまい以外の神経症候を伴わない**（図1B）．多くの場合，中枢性めまいは片麻痺や構音障害などのわかりやすい神経症候を伴うため，こんな当たり前のことを念頭におくだけで，中枢性めまいの大半がスクリーニングできてしまう．

　　次いで第2は，平衡維持には前庭感覚以外の感覚，つまり視覚と深部感覚も関与している，という点である．このため**末梢性の障害により前庭感覚のみが障害された場合には，視覚や深部感覚を駆使して何とか平衡を維持**することができる．一方，**中枢性の障害では，前庭感覚や視覚，深部感覚を統合する場が障害されるため，補正が効きづらく，いくら頑張っても平衡を維持できない**（図1C）．

❶中枢性のめまい（脳卒中によるめまい）の特徴

　　中枢性めまいのもっとも基本的な特徴である「めまい以外の神経症候を伴う」という点を，病巣部位別にもう少し具体的に説明してみる．めまいが症状の前景に立つ中枢神経系の障害部位，つまり脳卒中が生じる部位は，ほとんどの場合，脳幹または小脳である．

　　脳幹には，身体の平衡をつかさどる中枢経路と，眼球運動や四肢の運動・感覚の経路が，一部を共有しながら一塊になって存在している．したがって脳幹の障害の場合，障害範囲が小さくても運動障害や感覚障害，眼球運動障害などの多彩な神経症候をきたし，めまいはこうした症候の一部分症状として出現する場合が多い．つまり**脳幹障害（脳幹梗塞，脳幹出血）によるめまい患者には，ほとんどの場合，手足や顔面の動き難さやしびれ感があったり，呂律が回らなかったり，ものが二重に見えたりする症状が伴っている**．患者自身でこうした症状を訴えな

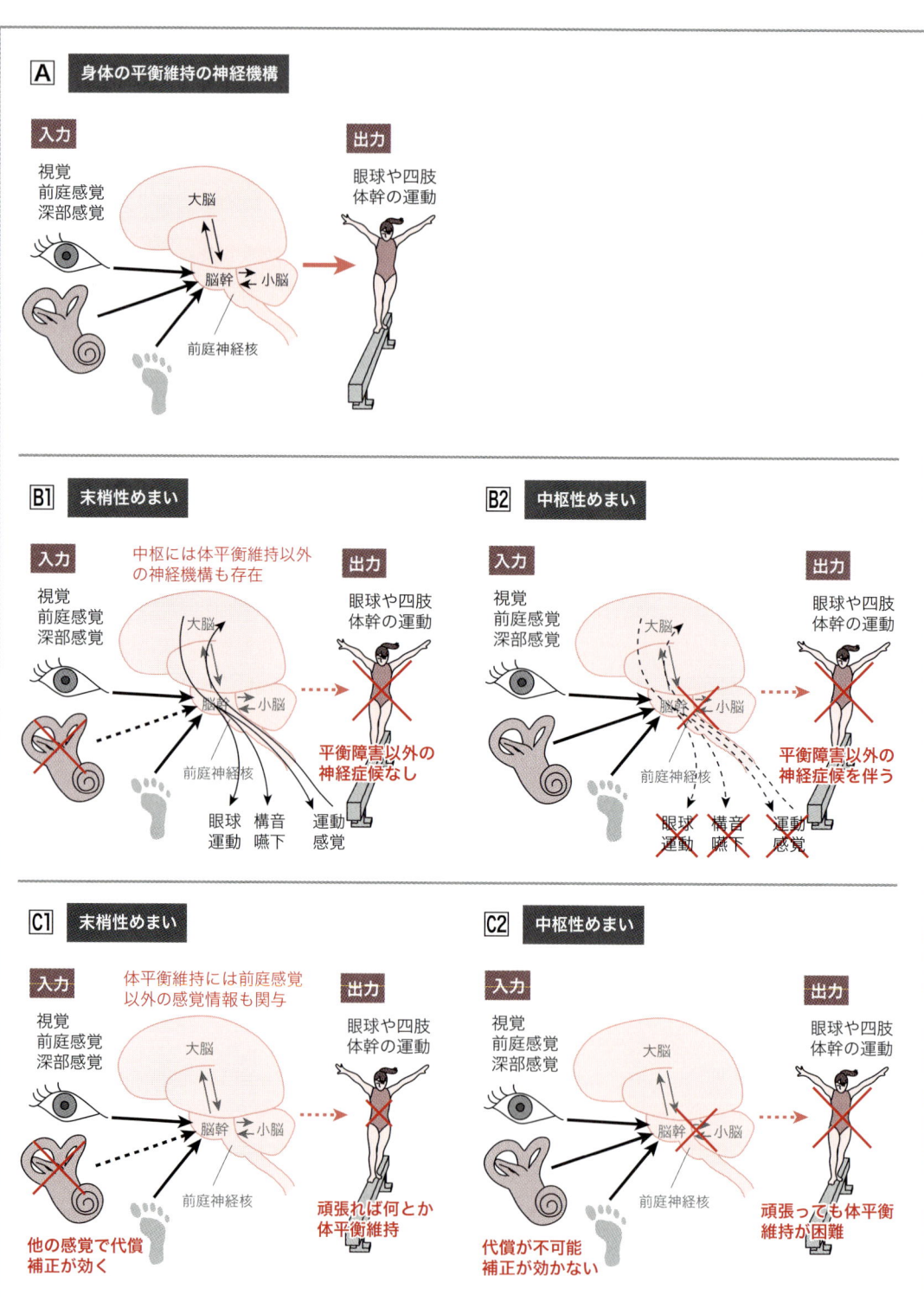

図1 中枢性めまいと末梢性めまい
身体の平衡維持の仕組みのシェーマ（A），および末梢性めまいと中枢性めまいのもっとも基本となる違い（B，C）

くても，指の追視，「パタカ」のくり返し（構音障害のチェック），Barré徴候の確認，程度の簡単な診察でスクリーニングできてしまう．

一方，小脳の出血や梗塞の場合には脳幹障害と異なり，麻痺や感覚障害はきたさない．それでも**小脳上部の障害では構音障害や四肢の小脳性運動失調が明らかな場合が多く**，脳幹障害の場合と同様に簡単な診察，例えば「パタカ」のくり返しや反復拮抗運動（diadochokinesis）などで容易に診断がつく．問題は構音障害や四肢の運動失調をきたすことがない小脳下部の障害の場合である．こうした場合は**小脳虫部の障害による起立歩行障害が唯一の鑑別点**となる．小脳障害でよくいわれている注視方向性眼振は，臨床上頻度が多い下部小脳障害では明らかでないことが多く，鑑別の役には立たない．また，教科書には中枢性のめまいで出現し得るさまざまな眼振の記載があるが，患者の協力が得られない場合にはよくわからないことが多い．

めまい患者のめまい以外の神経症候のスクリーニング

① 患者の訴え：手や足，顔面の動きにくさやしびれ感
　　　　　　　呂律が回らない（構音障害）
　　　　　　　ものが二重に見える（複視）
② 神経所見　：視標（指）の追視
　　　　　　　構音障害のチェック（「パタカ」のくり返し）
　　　　　　　Barré徴候の確認
　　　　　　　反復拮抗運動（diadochokinesis）の確認
　　　　　　　起立・歩行障害の有無（末梢性めまいのスクリーニング後にチェック）

---

❷ 末梢性のめまいの特徴

先にも述べたがめまいの大部分は末梢性であり，そのなかでもBPPVがもっとも多い．特に市中一般病院ではBPPVがめまい患者の半数近くを占める．言い方を変えれば，BPPVを正しく診断できるだけで，めまい患者の半数近くを正確に診断できることになる．

BPPVは，もともと卵形嚢に存在する耳石の一部がはがれて，半規管に迷入したことが原因と考えると理解しやすい．もっとも多い疾患なのですべてのめまい患者に対し，まず考えなくてはならない疾患である．BPPVはいくつかのタイプがあるが，通常遭遇するのは後半規管型と水平（外側）半規管型である．これまで後半規管型が多いと考えられてきたが，実際には水平半規管型も後半規管型と同じくらい多い[1]．

後半規管型BPPVは，座位から障害側（右または左）を下にした懸垂頭位への変換で障害側に向かう回旋性眼振を認めることで簡単に診断がつく（図2）．また，水平半規管型BPPVでは，患者を仰臥位にして右下，左下頭位にすると，右下頭位と左下頭位で方向が逆転する水平性眼振（方向交代性眼振）がみられる（図3）．眼振の方向が下向き（地面方向）だった場合には半規管内を耳石が浮遊している半規管結石症であり，上向き（天井方向）だった場合にはクプラに耳石が付着したクプラ結石症と考えられる．以前は方向交代性上向性眼振の場合，小脳障害の可能性が指摘されていたが，実際には圧倒的にBPPVが多い．

BPPV以外の末梢性めまい，つまり前庭神経炎のような一側の末梢前庭障害では，頭位によ

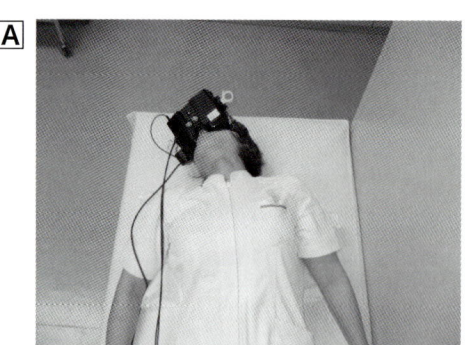 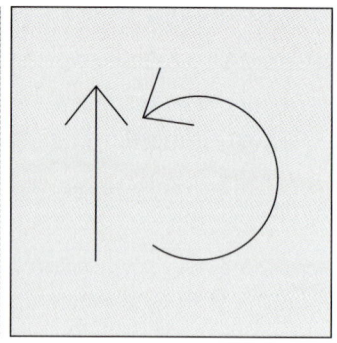
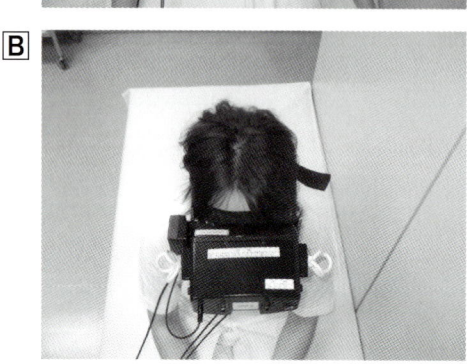 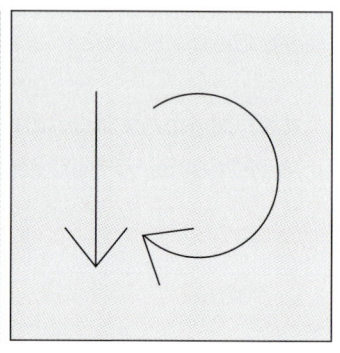

図2 後半規管型良性発作性頭位めまい症
右後半規管型の場合，座位から右を下にした懸垂頭位への変換で（Dix-Hallpike試験），右に向かう回旋性眼振（回旋垂直混合性眼振）を認める（A）．眼振の持続は短時間（数十秒間）で，眼振消失後に座位に戻すと逆向きの回旋性眼振が出現する（B）．左後半規管型はこの逆である

らない一方向性の水平性眼振（方向固定性水平性眼振）が特徴である（図4）．眼振に回旋成分が混じることも多いが，主体は水平性眼振であるため，水平成分の把握のみで十分である．当然ながら中枢神経障害を示唆する他の神経症候は伴わない．

以上をまとめると，末梢性のめまいの特徴は，「めまい以外の神経症候を伴わず，かつ，懸垂頭位での回旋性眼振，または右下および左下頭位で方向交代性眼振，または頭位によらない方向固定性水平性眼振がみられる」ということになる．

末梢性めまいの特徴

めまい以外の神経症候を伴わず，かつ，以下の眼振のいずれかを呈する．
① 懸垂頭位での回旋垂直混合性眼振
② 左下頭位および右下頭位での方向交代性水平性眼振
③ 頭位によらない方向固定性水平性眼振

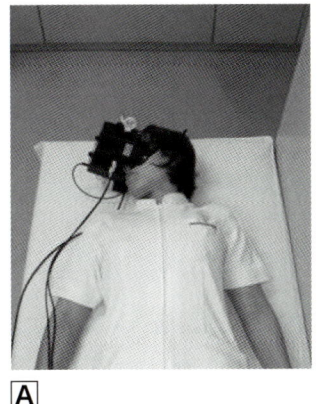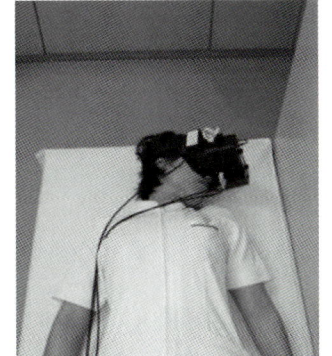

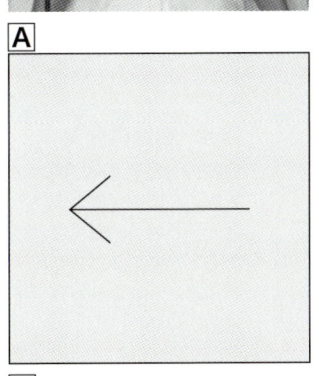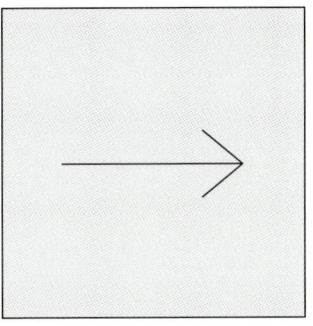

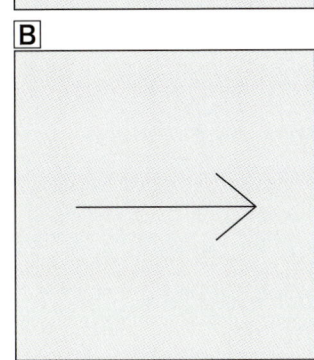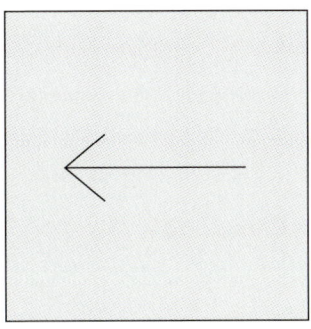

図3 水平半規管型良性発作性頭位めまい症

半規管結石症では，方向交代性下向性（向地性）眼振を認める（A）．通常眼振は患側下頭位の方が目立つ．クプラ結石症の場合には，眼振が上向性（向天性）となる（B）．クプラ結石症では眼振は健側下頭位の方が強いことが多い

4 実際のめまい診療の流れ

　以上のことを念頭において診療にあたれば，ほとんどの場合めまいの診断に迷ったり脳卒中を見逃したりするようなことはない[1, 3]．患者が急性発症のめまいを主訴に来院した場合，明らかな麻痺や感覚障害，構音障害，眼球運動障害，四肢の運動失調などがあればただちに中枢疾患（脳卒中）を疑う（図5）．この段階で脳幹と小脳上部の脳卒中はほとんどスクリーニングできてしまう．専門的な診断技術は必要なく，p.29に記載した「患者の訴え」と「神経所見」のチェックを手早く行えばよい．

　問題は強いめまいを訴えているにもかかわらず，めまい以外の神経症候がないか，あるいは診察し得た範囲ではよくわからなかったときである．このような場合には，他の稀な中枢疾患

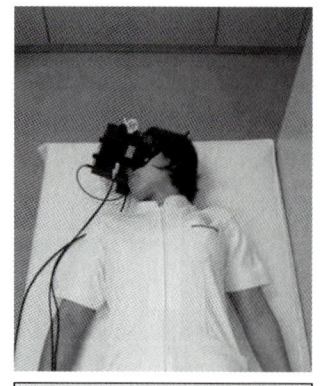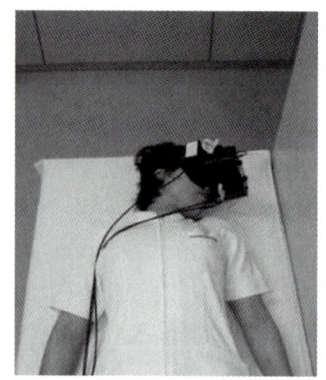

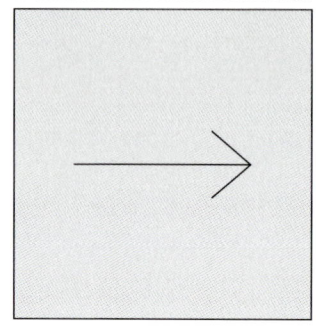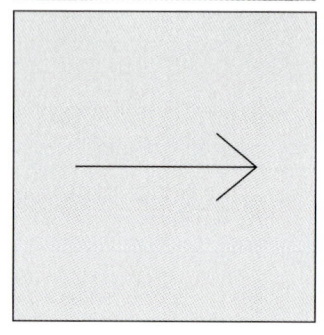

図4 前庭神経炎
右前庭神経炎の場合には，頭位によらない左向き（健側向き）水平性眼振がみられる．厳密には回旋成分もあるが，眼振の主体は水平成分であるため，もっとも目立つ水平成分に注目すれば十分である

の鑑別にいたずらに時間を費やし，患者にも大きな負担をかけるのはあまり得策ではない．次になすべきことは，まず頻度の圧倒的に多い末梢前庭障害のチェックである．

　末梢性のめまいの特徴である「めまい以外の神経症候を伴わず，かつ，懸垂頭位での回旋性眼振，または右下および左下頭位で方向交代性眼振，または頭位によらない方向固定性水平性眼振がみられる」の前半部分は，最初の段階でスクリーニングされているため，ここでは後半の「懸垂頭位での回旋性眼振」や，「右下および左下頭位で方向交代性眼振」，「頭位によらない方向固定性水平性眼振」を，頭位・頭位変換眼振検査でチェックすることになる（図5）．末梢前庭系の異常によるこうした眼振は，通常きわめて顕著に認められるため，見落とすことはほとんどない．前庭系の異常であることが判明すれば，逆に脳卒中による中枢性のめまいの可能性は低くなる．

　めまいが強いにもかかわらず，頭位眼振・頭位変換眼振検査で特徴的な眼振がみられない場合には，最後に念のため，小脳下部障害由来のめまいの可能性を調べる．小脳下部障害の検索のためには起立・歩行障害を調べるのがポイントであるため，患者をゆっくり立たせたり歩かせたりしてみる（図5）．片足起立が可能であれば脳卒中の可能性はきわめて低い．BPPVや前庭神経炎でも，高齢者などではときに起立や歩行が障害される場合があるが，通常そのような場合には激しい眼振を伴う（しかも特徴的な眼振を伴うBPPVや前庭神経炎は，フローチャートに従えば，起立・歩行障害を調べる前に診断がついているはず）．一方，眼振が目立たないにもかかわらず平衡障害が強く，起立，歩行ができない場合には，小脳下部の脳卒中である可能性が高い．

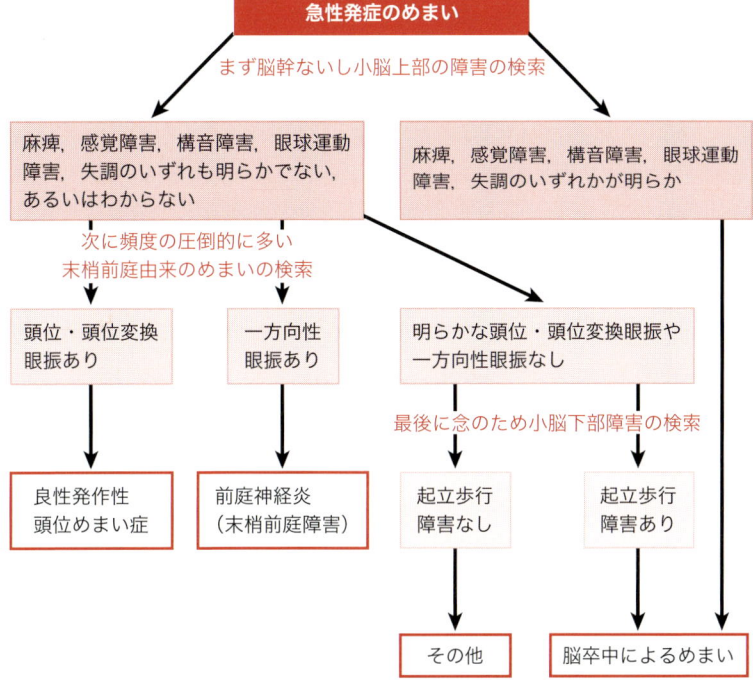

図5　実際のめまい診療の流れ
きわめて稀に例外が存在するが（本文参照），日常のめまい診療の基本となるフローチャートとして，実際の臨床の場での有用性は高い．文献1および3より，一部改変

5 例外の存在（末梢前庭障害との鑑別が困難な中枢性めまい）

　前述のフローチャート（図5）に基づいた診療を行えば日常のめまい診療に困ることはほとんどない．ただし，きわめて稀ながら，末梢性めまいとの鑑別が困難な中枢性めまいが存在する．こうした例外が「なぜ鑑別困難なのか」を，3パターンに分けて概説する．

❶あまりにも軽症であるため，めまい以外の神経症候がわかりにくい

　まず最初のパターンは，症状があまりにも軽いため，めまい以外の神経症候がわかりにくい場合である．例えば，前下小脳動脈（anterior inferior cerebellar artery：AICA）領域の梗塞では，顔面神経核や橋下部外側，小脳脚，下部小脳外側が障害されるために，通常めまいとともに病側の聴覚障害，顔面神経麻痺，小脳性運動失調をきたす．しかしながら梗塞範囲がきわめて小さい場合には，聴覚障害や顔面神経麻痺を呈さず，小脳性運動失調もわかりにくい場合がある．AICA末梢の前前庭動脈の虚血により健側へ向かう方向固定性水平性眼振を生じるため，小脳性運動失調に気づかないと前庭神経炎と区別ができない．同様に，後下小脳動脈（posterior inferior cerebellar artery：PICA）領域のきわめて小さな梗塞や出血でも，特徴的な起立・歩行障害がわかりにくい場合がある．こうした「あまりにも軽症であるが故にわかり

にくい」パターンは，何もめまいに限ったことではなく，すべての神経症候において生じ得ることであり，高齢者などにおいては特異的な解決法はない．

❷障害が中枢前庭システム（小脳から前庭神経核への神経経路）に限局したため，他の運動や感覚の中枢神経システムにほとんど影響しなかった

2番目のパターンは，障害が中枢前庭システムに限局し，他の運動や感覚の中枢経路に影響しなかった場合である．具体的には，小脳虫部近傍の微小病変により，前庭反射の制御のみが障害されたパターンである．小脳虫部〔特にnodulus（小節）〕の障害により耳石器系前庭動眼反射の脱抑制が生じ，末梢前庭障害類似の方向固定性水平性眼振（pseudo-vestibular neuritis[4]）や方向交代性上向性眼振（central paroxysmal positional vertigo[5]）を呈する．前者は前庭神経炎と，また後者はBPPVとの鑑別が困難であるが，「脱抑制」という間接的な前庭障害のせいか，末梢前庭が直接障害される前庭神経炎やBPPVと比較し，眼振の程度が弱い．ただし，中枢性めまいの「補正が効かず代償されにくい」という特徴は有しているため，**眼振が弱い割に転倒傾向が強い**．いずれの場合も健側下頭位で悪化することが多いため，**眼振が強い頭位（右下または左下頭位）で眼振の向きが上向き（天井向き）のときには注意**を要する．

❸症状が一過性ですぐに改善したため，わかりにくい（一過性脳虚血発作）

3番目のパターンは，一過性脳虚血発作（TIA）で，症状がすぐに改善するためにわかりにくい場合である．椎骨脳底動脈循環不全症がこれに該当する．椎骨脳底動脈循環不全症では，数分の持続の突発性めまいをくり返す．椎骨動脈の動脈原性塞栓が原因である場合が多いが，MRIなどで梗塞が実際に確認できるまでは確定診断が困難である．来院時にはめまいは改善している場合が多いが，p.29に記載した「めまい患者のめまい以外の神経症候のスクリーニング」に該当する症状（手足や顔面の動き難さやしびれ感，呂律が回らない/言葉が出ない，ものが二重に見える）を伴ったかどうか聞いてみたり，シンシナティ脳卒中病院前スケール（顔のゆがみ，上肢の麻痺，構音障害）に該当する項目があったかどうか聞いてみたりするのが，ある程度診断の参考になろう．

❹例外への心構え

こうした例外の特異的な鑑別法は存在せず，専門的に診察しても末梢性めまいとの鑑別ができないことが多い．したがって最初から，「鑑別不能な例外がきわめて稀に存在する」ことを念頭においたうえで，前述のフローチャートに沿って，目の前の患者に対し効率的（かつ短時間）にアセスメントを進める方が，鑑別不能な例外の可能性に悩んでいたずらに時間を費やすよりもはるかに現実的である．

前述のフローチャートに従えば，大多数の患者に対し，画像検査は必須ではない．ただし，逆にすでにBPPVや前庭神経炎といった末梢性めまいの診断がついている患者に対しても，眼振の程度が軽いにもかかわらずバランスの補正が困難で転倒傾向が強い場合や，経過が予想と異なった場合には，画像検査をためらう必要はない．

6 脳卒中以外の原因による中枢性めまい

　脳卒中以外の疾患でも，脳幹や小脳に病変が生じた場合には中枢性めまいが生じることがある．ただしこうした場合にも，診るべきポイントは脳卒中の場合と何ら変わりはない（図5）．

　脊髄小脳変性症や重篤な熱中症の後遺症では，小脳障害に起因するめまいが生じる．病変は限局せず，広範に小脳を障害するため，小脳由来の神経症候が明らかであり，末梢性めまいとの鑑別は容易である．

　多発性硬化症（multiple sclerosis：MS）では脳幹や小脳に病変をきたす．MSによる核間性眼筋麻痺は有名であり，欧米では核間性眼筋麻痺は（特に両側性の場合には）多発性硬化症を示唆する所見とされている．ちなみに本邦ではこれと異なり，一側性，両側性とも脳梗塞が原因であることの方が多い．めまいの鑑別としての診るべきポイントは，脳卒中の場合と全く変わりはない．

　Wernicke脳症や神経Behçet病なども脳幹に病変が好発する．ただし脳卒中の場合と同様に脳幹病変ではめまい以外の神経症候を伴う場合が多く，この点で末梢性病変と鑑別が可能である．脳幹の腫瘍の場合には，病変がしばしば緩徐に神経線維に沿って広がる場合があり，脳卒中の場合と比較して脳幹由来の特異的神経症候が目立たないことがあるが，急性めまいを主訴に来院することは稀である．

■おわりに

　本稿は，「救急外来に運ばれてきためまい患者に対し，とりあえず科学的根拠（診察）に基づいたアセスメントができるようになる」ように記載したつもりである．本稿により，今まで敬遠されてきためまい診療が見直されることを期待したい．

文献・参考図書

1) 城倉　健：脳卒中とめまい．日本医師会雑誌，134(8)：1485-1490, 2005
2) Kerber, K. A., et al.：Stroke among patients with dizziness, vertigo, and imbalance in the emergency department: a population-based study. Stroke, 37(10)：2484-2487, 2006
3) 城倉　健：めまい診療を難しいと感じるのは効率的なアプローチ法を知らないからだ．レジデントノート，10(3)：367-375, 2008
4) Lee, H., et al.：Cerebral infarction presenting isolated vertigo: frequency and vascular topographical patterns. Neurology, 67：1178-1183, 2006
5) Johkura, K.：Central paroxysmal positional vertigo: isolated dizziness caused by small cerebellar hemorrhage. Stroke, 38(6)：e26-e27, 2008

関連項目

第1章　問題解決型ケーススタディCase①
見逃さないで済んだ脳血管障害ケース
▶ p.36

問題解決型ケーススタディ CASE 1

見逃さないで済んだ脳血管障害ケース

前田重信

関連項目 第1章 Basic 2. 危険なめまいを見逃さないぞ ▶ P.25

　めまいは救急外来で頻繁に見かける症状の1つである．北米ERでの報告では主訴の第3位というものもみられる．しかし，ほとんどのめまいは致死的な中枢性めまいではなく，筆者の研究では，その大部分は気圧変化が患者発生を大きく左右しているという印象を受ける．気圧変化により鼓膜を境に内耳と外耳の圧格差が発生に絡んでいると予想される．つまり耳管の開通がよくない症例に多発し，耳管閉塞側が患側ということが予想される．外来数の多い施設ではめまい患者が集中することをよく経験されていると思うがまさに気候の変化を受けていると感じるところである．そのなかに致死的な中枢性のめまい患者が混じっていることがあるため注意を要する．そのような症例を呈示する．

症例　あなどれない めまい

症例：82歳男性
主訴：はじめてのめまい
既往：高血圧で降圧薬内服中（コンプライアンスはよくなさそうである）
来院時血圧 195/115 mmHg，脈拍60回（いつもは血圧は収縮期140程度だという）
院内でトリアージトレーニングコースを受講したナースは突然発症の高齢で初回のめまいであることからドクターに早めに診るよう依頼してきた．

経過1　初期研修医の対応

担当初期研修医は本日も朝からめまい患者が多く受診していることから，十分に診察所見をとらず，めまいの症状が強いことからルート確保，電解質を含めた採血，頭部CTで出血を否定したのち，失神の所見を除外したうえで末梢性めまいと判断し，上級医にジアゼパムの点滴静注で治療したいとコンサルトしてきた．

↪ ここまでの診察のポイント
- 本日は朝から何人もめまい患者が受診してきている
- 高血圧が存在したことから小脳出血などの脳出血を頭部CTで除外できた
- めまい以外の所見は診ていない
- 末梢性めまいに対しジアゼパムで治療してきた

　コンサルトされた上級医はまず年齢と，今回が初回かどうかを尋ねた．また，バイタルをチェックし，めまい以外の所見をとった．

経過2　上級医診察の結果

詳しい病歴を聞いたところ，「朝トイレに起きて，トイレから戻るときに急にめまいが出現．立っていることができず横になる．また嘔吐もくり返し，一向に寝ていてもよくならないため家族に抱えられてなんとか歩いて受診した．家で水を飲んだところむせて咳をくり返した」とのこと．

朝寝床から起き上がったときにめまいが発生し，しばらく寝ているとおさまり，また顔を動かすとめまいが起こるタイプの頭位変換性のめまいではないことが判明した．

トイレから戻る歩行中に**突然**めまい，吐き気が出現しその後続いていることがわかった．

また，所見をとると右の口角が少し下がり，水を飲むとこぼれやすく，嚥下するとむせることも聞き出した．

↪ 上級医診察のポイント
- 高齢者の初発のめまい
- 高血圧の存在
- めまい以外の軽微な，見逃しやすい所見（右口角が下がる，むせる）

　以上から，顔面神経，内耳神経を含めた脳幹の障害・梗塞の可能性がありMRIを施行した．

経過3　MRIの結果

MRIでは梗塞を同定できた．

診断：脳幹梗塞

↪ この症例で脳幹梗塞を見逃さないで済んだポイント
●上級医師の診断へのアプローチ
- 高齢初発のめまい → 脳血管性障害による中枢性のめまいの可能性
- 脳梗塞歴や高血圧歴，糖尿病，冠動脈症候群，タバコなど脳血管障害のリスクの聴取
- 降圧薬内服しているがコンプライアンス悪い，抗凝固薬内服していない

- めまい以外の症状所見あり
- 頭部CTでは出血なし
  → 新鮮梗塞の可能性

●**高齢者の初発のめまいは要注意**

ある報告では60歳以上の初発のめまい患者のうち，めまいの原因の1割は脳血管障害によると報告されている（図）．

今回のような中枢性のめまいは脳幹梗塞以外にも脳幹，小脳を含む出血，小脳梗塞，また特殊なものとして椎骨脳底動脈を巻き込む解離性動脈瘤や椎骨動脈解離などでも発生しうるためそれらの疾患を念頭におくべきである．

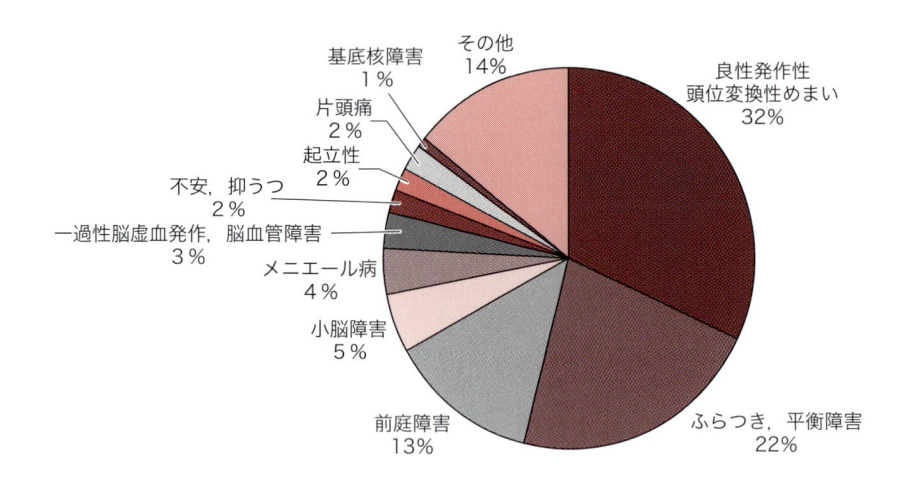

図　めまいの原因
著者のめまいバランス障害センターを60歳以上で初回受診しためまいの原因．前庭障害は一側性および両側性の障害を示す．小脳障害は変性疾患，脳卒中，癌を示す．基底核障害はParkinson症候群あるいは進行性核上性麻痺を示す．文献1より引用

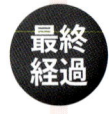

最終経過　その後の経過

めまいにジアゼパムは使用せず脳幹梗塞の診断で神経内科に加療目的でコンサルトした．神経内科による脳梗塞の加療を開始したが，その後さらに症状は進行した．しかしその後は症状は安定し，呼吸抑制，意識障害にまでは至らなかった．

➡もしジアゼパムを使っていたら？

ジアゼパムは確かに末梢性めまいに効果があり三半規管をより麻痺させて寝かせてしまうことから症状は軽減する．しかし，ジアゼパムには呼吸抑制が存在し年齢や呼吸状態など考慮しないと，低酸素を招きかねない．ある北米の救急の教科書にはめまい患者に対するジアゼパムの使用を忠告しているものも存在する[2]．

もし使用するのなら，呼吸抑制を起こしにくい若い年齢などに最低SpO_2をモニター

しながら使用すべきである．

今回の症例のようにめまいの原因が脳梗塞である場合ジアゼパムを使用すれば呼吸抑制による低酸素血症が起こり，脳梗塞を助長しかねないことを肝に銘ずるべきである．

めまい以外の症状にも着目すべき！

教訓

- 何人かのめまい患者が受診するとバイアスが生じる
- 高齢者の初発のめまいには特に注意
- 突然発症は血管系を考慮
- めまい＋αを見つけ出せ（αは軽微で見過ごしやすいぞ！）
- めまいにジアゼパムは命取りのこともあり

文献・参考図書

1）Tusa, R. J. : Dizziness. Med Clin N Am, 87 : 609-641, 2003
　↑めまいの原因をことこまかに紹介している．

2）Tintinalli, J. et al. : Tintinalli's Emergency Medicine : A Comprehensive Study Guide, 7th Edition, McGraw-Hill Professional, 2010

第1章 Basic 救急での対応の基本

よくあるめまい，特にBPPVを診療する

舩越 拓，生坂政臣

Point

- めまい診療ではまず誘因と1回の持続時間を聴取する
- BPPVの病歴は「持続時間」「寝返りによる増悪」「回転性」が重要である
- Dix-Hallpikeテストで眼振を正確に評価できるようになる
- 耳石置換法（特にEpley法）を適切に施行できるようにする

■ はじめに

　めまいを訴えて救急外来を受診する患者は全体の4％程度を占めるとされ，救急外来において比較的頻度の高い愁訴の1つである．しかしながら，めまいの原因は多岐にわたり脳血管障害などの生命予後を左右する重症疾患が含まれていることや，嘔吐などの随伴症状が激しく患者の訴えも強いことなどからめまい診療を苦手とする研修医は多い．

　一方で**めまい患者の75％は病歴と身体診察だけで診断できる**といわれており[1]，めまいの診断を正確に行うためには丁寧な病歴聴取と正確な身体診察が鍵となる．めまい患者のなかでも良性発作性頭位めまい症（以下，benign paroxysmal positional vertigo：BPPV）は有病率が高く煩雑な検査を必要とせずに診断できるため，それを正確に診断・除外することがめまい診療において重要となる．本稿ではBPPVの診断に特に重要な病歴のポイントと，身体診察（主に眼振所見），治療に関して述べる．

1 疫学および病態

　BPPVは，特に高齢者において最もよくみられるめまいの原因で，70歳までに全高齢者の30％が経験するといわれており，一般外来では最も頻度の高い原因疾患である．また，全年代において女性が男性よりも罹患率が高い．救急外来においては頻度がやや落ちるとされているが，めまいの原因のなかで頻度が高い疾患の1つであることに変わりない．原因としては耳石残渣が半規管内に移行すること（半規管結石症）と，クプラに耳石が付着すること（クプラ結

表　病歴聴取によるめまい疾患の鑑別

	短時間，間欠的	
誘因	寝返り 振り向く	BPPV
	起立時	起立性低血圧（消化管出血）
	なし	パニック障害 椎骨脳底動脈循環不全症 Adams-Stokes症候群

難聴，耳鳴などを認めるときはメニエール病，聴神経腫瘍なども考える

石症）が考えられているが多くは半規管結石症である．罹患する半規管の頻度は**後半規管型が90％程度**を占め，その他10％は外側（水平）半規管型といわれ，前半規管型は稀とされる[2]．特発性が多くを占めるが，頭部外傷，前庭神経炎，およびメニエール病などが原因となることもある．

2 病歴：誘因，持続時間，性状が大切

　ここではまずBPPVの診断に重要な病歴聴取項目を半構造化質問※（provocation：誘因，quality：性状，related symptom：関連症状，severity：重症度，temporal factors：時間的要素）に沿って述べる．

※半構造化質問：一定の質問に従って面接を進めながら，面接者が質問の表現や内容などを変えることのできる面接法．構造と若干の自由度を併せもつことで一定の方向性を維持しながら患者の解答に応じて情報を得ることが可能になるという利点がある．

❶誘因

　多くのめまいは体動で悪化するが，一概に体動といってもさまざまな要素を含んでいる．BPPVは寝返りや振り向きのほか，上を見上げたときや前かがみになったとき，ベッドに寝るときといったさまざまな**頭位変換を伴う動作が誘因**となる（表）．特に「右向きに寝返るとめまいが悪くなる」，「右向きに振り向くとめまいが悪くなる」などの一定方向の頭位変換で増悪することが特徴である．ベッドから起き上がるときも増悪することもあるが，このときは血圧の変動を惹起する体位変換の要素を伴うため，pre-syncope（起立性低血圧や血管迷走神経反射）の誘因ともなる．高齢者のめまいで，歩行時のふらつきが主症状であるときは視力低下や末梢神経障害，前庭機能低下などが組み合わさった複合型感覚障害を想起する．逆に増悪因子が全くなく，安静臥位でめまいが起きたと訴えた場合は不整脈の可能性が示唆される．

❷性状

　患者が「周囲がぐるぐる回る感じ」と訴えた場合は回転性めまいであることが考えられ，原

因は内耳疾患によることが多い．ただし，回転性めまいの10％程度は中枢性めまいのこともあるとされ注意が必要である[3]．その他，「血の気が引くような感じ」「目の前が暗くなる感じ」ではpre-syncopeを疑い，「まっすぐ歩けない」「ふわふわした感じ」では平衡感覚障害を想起する．また，医療者側の「めまい」という言葉の定義も人によって曖昧なことが多く，丁寧な病歴聴取から正確な性状を聴取し，適切な医学用語に置き換えることが重要である．

❸関連症状

BPPVは蝸牛症状を生じないため，耳鳴・難聴を伴うときにはメニエール病を疑う．頭痛や神経症状を伴った場合は脳血管障害が疑われるため，内耳神経の血管支配と近接する脳神経の症状である複視・顔面のしびれ・嚥下障害・構音障害などには特に注意する．その他，動悸や失神を伴うときは不整脈を疑う．

❹重症度

悪心や嘔吐を伴い，目を開けていられないほどの激しい症状は末梢性めまいの場合が多いとされるが，症状の強さだけでは中枢性めまいと区別することは難しい．

❺時間的要素

BPPVの特徴は**1回の発作が数分以内でおさまる**ことである．このときめまいの後の悪心を含めて「数十分持続する」と答えたり，数日間の増悪緩解を含めて「数日間持続する」と答えたりすることもあるので，1回のめまいの持続時間を正確に聴取するようにする．その他，早朝が悪く，午後に改善するという日内変動があることも手がかりとなる（**matutinal vertigo**）[4]．BPPVの予後は良好で数週間で自然軽快するが，再発することも少なくない．

以上の病歴のうち，野田ら[5]は，「寝返りで誘発される」「持続時間が2分以内の」「回転性めまい」という3つの病歴が有用であり，これらのBPPVに対するオッズ比は，それぞれ16，3.7，8.5であったと報告している．すなわち，3つの情報にすべて該当するときにはBPPVである可能性がきわめて高くなる．時間の制約が厳しい救急外来では半構造化質問で網羅的に情報を集める余裕がないので，これらの質問の後すぐに身体診察に移ることを考慮してもよい．

3 身体診察（眼振検査）

ここでは主に眼振について解説する．眼振検査はBPPVにおいて最も重要であり，BPPVを正確に診断することで危険な中枢性疾患などの除外を行えることを考えると，救急外来では必須の診察手技であるといえる．

基本的に，末梢性の眼振は注視抑制がかかるため，固視をさせずに観察することを心掛ける．逆に注視抑制がかからず，固視しても明らかな眼振は中枢性を疑う．また，垂直性眼振は中枢性めまいを強く疑う所見である．

病歴聴取でBPPVの可能性が高いと考えられたら，頭位変換眼振の観察を行う．BPPVの大

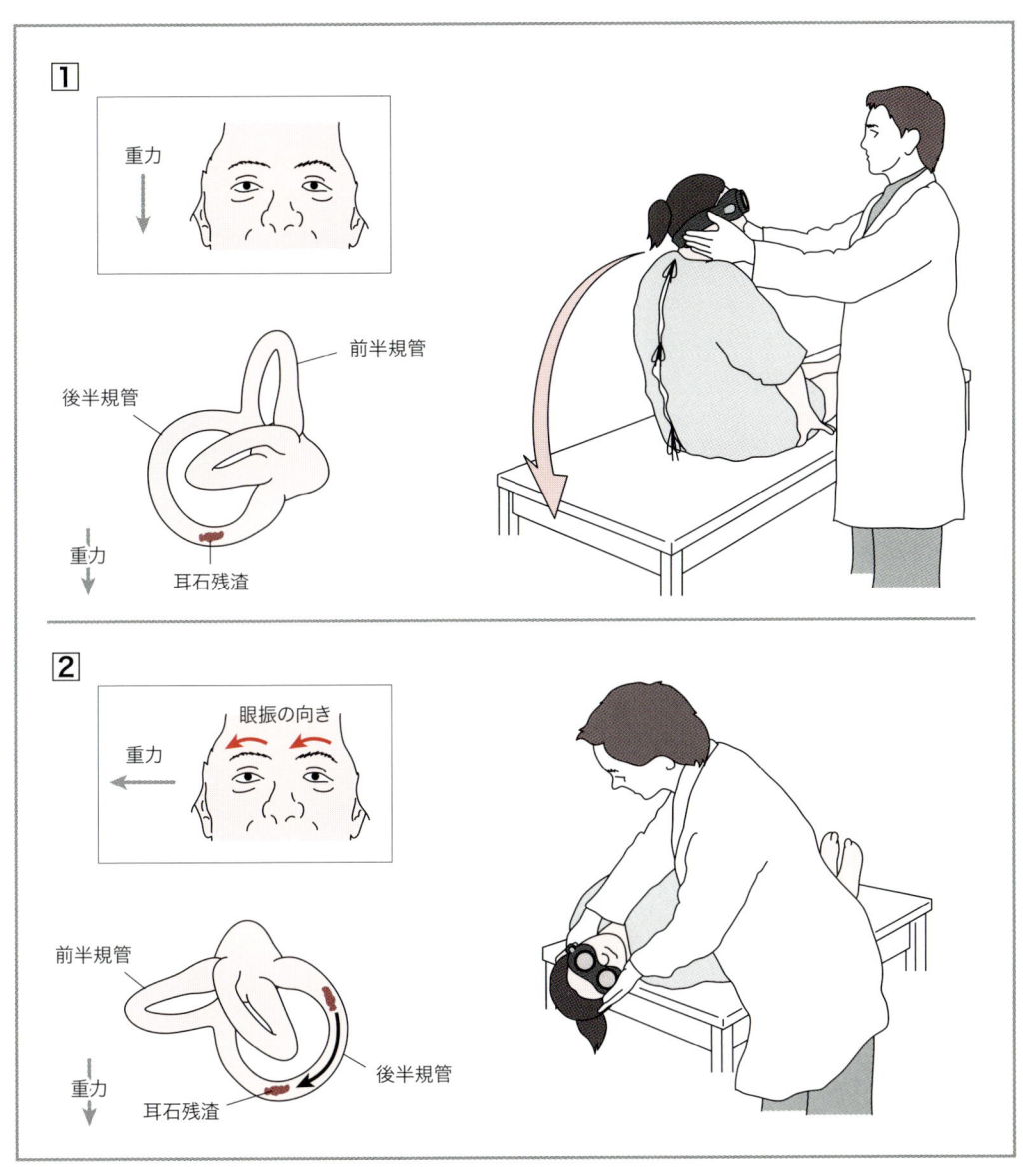

図1　頭位変換眼振テスト（Dix-Hallpikeテスト）
右後半規管型BPPVの場合．頭部損傷の疑いには禁忌．文献6より

　部分を占める後半規管型のBPPVに対して有用なのがDix-Hallpikeテストである．Frenzel眼鏡を着用して開眼のまま，座位から右向きまたは左向き懸垂頭位（水平面から45°側方・下方へ頭部を垂れ下げた状態）にするときの眼振を観察する（図1）．そのとき，短い潜時をおいて，純回旋性または混合性の眼振が出現する．後半規管型のBPPVであれば，患側耳が地面に近くなる懸垂頭位で，地面方向（向地性）の眼振・めまいが出現する．その特徴として短時間（20～40秒間）で消失し（**減衰**），頭位変換をくり返すと，**慣れの現象**により眼振とめまいが

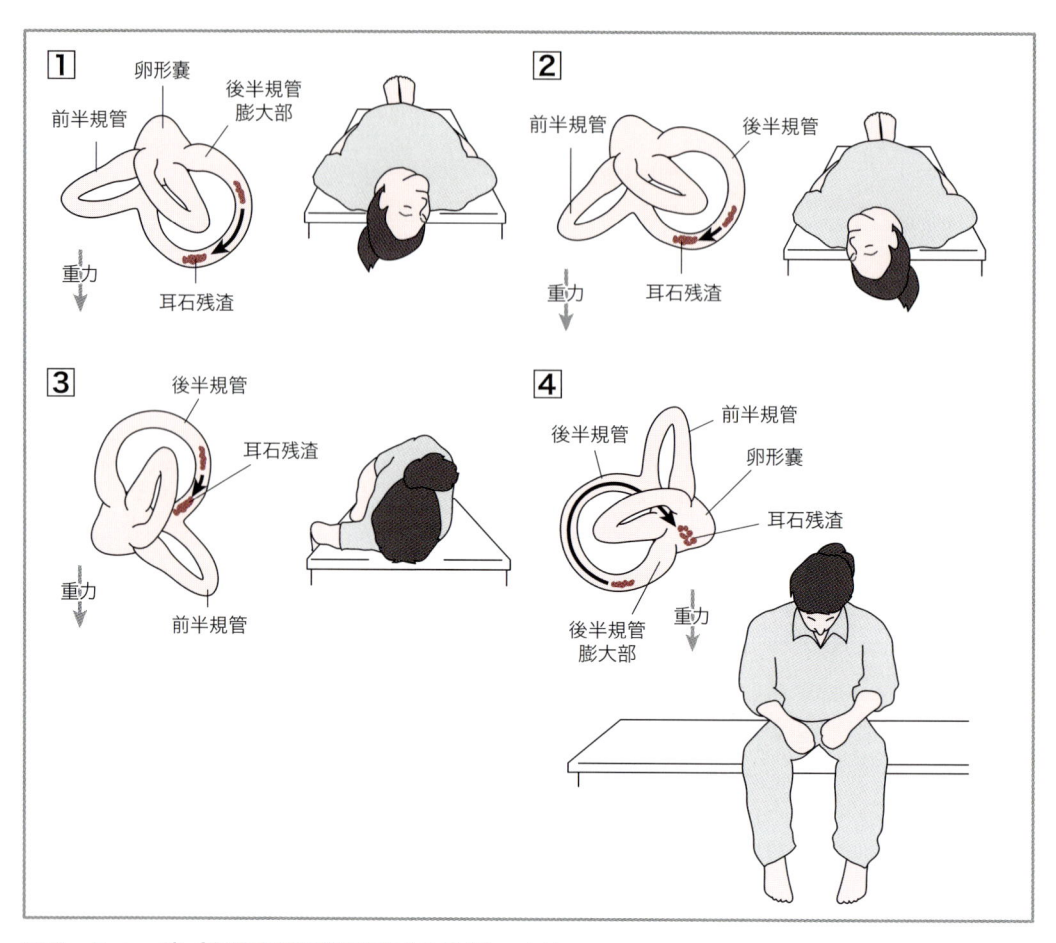

図2　Epley法（右後半規管型BPPVの場合）　文献6より

次第に出現しなくなることがあげられる．**潜時**は多くの患者で5秒から20秒程度とされるが，1分程度となった患者も報告されており，懸垂頭位は少し長めに保持する．BPPVでは懸垂頭位から座位に戻したときに反対方向の眼振が観察されるので忘れずに確認する．なお，中枢性疾患でも頭位変換によって眼振やめまいが出現することがあるため，眼振が出現したとしても前述のBPPVの特徴を有しているかをしっかり確認し，非典型的な場合は安易にBPPVと診断することは避けるべきである．一般外来において，BPPVに対するDix-Hallpikeテストの陽性的中率は約80％，陰性的中率は約50％と報告されている．眼振を認めなくてもBPPVを否定する根拠にはなりにくいが，眼振を認めれば高い確率でBPPVであるといえる．

外側（水平）半規管型のBPPVで半規管結石症は，臥位頭位変換時の水平性下向き（向地性）眼振を認めるが，外側半規管型BPPVの30％程度はクプラ結石症といわれており，このときは水平上向き（空向き）眼振が観察される．半規管結石症でもクプラ結石症でも患側向きの眼振が強く出るとされるが，どちらが患側かの判断は難しい．また，方向交代性の水平性眼振は中枢性めまいにおいても出現するので，診断に関しては常に中枢性めまいを念頭におくべきである．

図3　Lempert法
（右外側半規管型BPPVの場合）

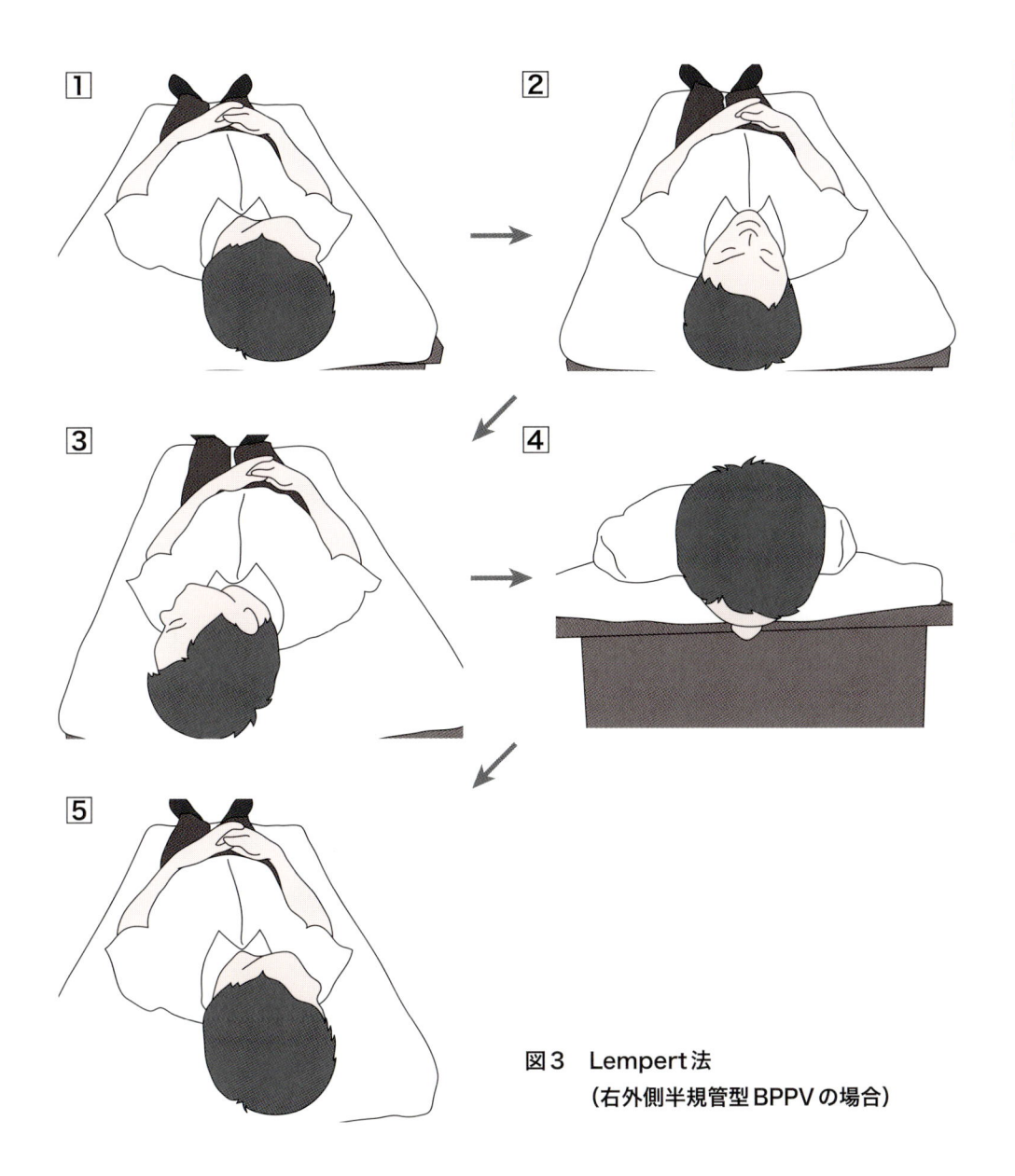

4 治療

　BPPVの治療は特別な薬物などを必要とせず，下記に示すような**簡便な耳石置換法で寛解へ導くことができる**．しかしながら，BPPVの治療は救急外来において適切に行われていないとの報告もあり，救急外来に従事する医師は耳石置換法に精通する必要がある．

❶ Epley法

　Dix-Hallpikeテストにて眼振を認め，後半規管型のBPPVと診断したときは，そのまま耳石

置換法であるEpley法につなげるようにする．前述したように後半規管型のBPPVは，BPPVのなかで最も頻度が高いため用いる機会も多く，Epley法は簡便なうえ，number needed to treat (NNT)が2とする報告もあるほど有効性の高い手技であるのでぜひ習得したい[7]．具体的な手順を図2に示す．右が患側の場合，まず座位から患側の耳が地面に近くなるように頸部を45°回旋させた懸垂頭位をとる．その後，90°頸部を回旋させ顔が対側に向くようにする．そこから，左側臥位になるように体幹を90°回転させる．この体位変換に伴い，顔は地面を向いた状態となる．そして，そのままベッドの縁に足を下ろすようにして座位に戻り，顎を引いてやや下を向く．

❷ Lempert法

半規管結石型の外側半規管型BPPVに対する耳石置換法としてはLempert法（barbecue maneubver）がある．頭位検査で患側を同定し，患側に90°頸部を回旋させた状態から頭部を健側方向に90°ずつ回し，めまいが治まるまで続ける治療法である（図3）．

上記のそれぞれの手技の各過程は耳石の移動を目的としているため，めまいを誘発することがあるが，治療の意義を前もって伝え，保持時間をめまいがおさまるまでか，めまいを生じない場合でも15～60秒と十分とるように心がける．

■ まとめ

BPPVは救急外来でも頻度の高いめまいの原因である．誘因，持続時間，性状などからBPPVを疑い，Dix-Hallpikeテストで眼振を確認することにより正確な診断が可能となる．

文献・参考図書

1）Hoffman, R. M., et al. : Evaluating dizziness. Am J Med, 107 : 468-478, 1999
　↑めまい患者へのアプローチがまとめられたreview.

2）Parnes, L. S. : Diagnosis and management of benign paroxysmal positional vertigo（BPPV）. CMAJ, 169 : 681-693, 2003
　↑BPPVの診断から治療までが詳細に記載されている.

3）Paparella, M. M., et al. : Dizziness. Prim Care, 17 (2) : 299-308, 1990
　↑めまいについて簡単にまとめた総説.

4）Froehling, D. A., et al. : The rational clinical examination. Does this dizzy patient have a serious form of vertigo? JAMA, 271 (5) : 385-388, 1994
　↑危険なめまいの鑑別をまとめている.

5）野田和敬 ほか：めまい診断に有効な問診項目の検討．総合診療医学，12(1) : 78, 2007
　↑BPPVの診断に有用な問診項目を検討した研究.

6）Furman, J. M. & Cass, S. P. : Benign Paroxysmal Positional Vertigo. N Engl J Med, 341 (21) : 1590-1596, 1999

7）White, J., et al. : Canalith repositioning for benign paroxysmal positional vertigo. Otol neurotol, 26(4) : 704-710, 2005
　↑Epley法に代表される耳石再置換術に関するメタアナリシス.

8）Kerber, K. A. : Vertigo and dizziness in the emergency department. Emerg Med Clin North Am, 27(1) : 39-50, 2008
　↑救急外来で遭遇するめまいについて簡単にまとめられた文献．onlineで手に入るので目を通しやすい.

9）Bhattacharyya, N., et al. : Clinical practice guideline: Benign paroxysmal positional vertigo. Otolaryngology-Head and Neck surgery, 139 : S47-S81, 2008
　↑アメリカ耳鼻科学会のBPPVガイドライン.

第1章 Basic　救急での対応の基本

めまい診療においてのdisposition（入院・帰宅）決定時に振り返るべきこと

岩田充永

Point

- めまい症例におけるdispositionの決定は自らのめまい診療を振り返る作業である
- 必ず7つのポイントを振り返ろう
- 危険なめまい（頸から下の原因と中枢性めまい）は絶対に見落としてはならない
- dispositionの決定には本人・家族の希望も配慮すること

■ はじめに

　救急外来でめまいの患者を診察し最後に，入院させるか帰宅とするかの転帰（disposition）や何科の医師にコンサルトをするかを考えることは，救急外来での自分の診療内容を振り返ることにほかならない．入院という決定をしたのであるならばその理由を，帰宅としたのであればその理由を簡潔に要約して診療録に記載しておく必要がある．

　忙しい救急外来で，「めまいの患者だったら頭部CT撮って，異常がなければ多分BPPV（良性発作性頭位めまい症）だよ…」というキケンな診療はしていないだろうか？過去の調査でも確かに「めまい」を訴える患者の多くは緊急性の高い危険な疾患が原因ではないことが多いのだが，救急外来を受診した場合は危険な原因の頻度が高くなることが報告されている[1]．

　dispositionを決定するときは自分の診療を振り返って大失敗を回避する最後のチャンスである．本稿ではdispositionの決定の際に振り返るべきポイントについて簡単に解説したい．

1　振り返りポイント①　患者の言う「めまい」とはどんな症状だった？

　患者の訴える「めまい」という症状に対して詳細な病歴を聴いただろうか？

　「めまい」という訴えは非常に広い範囲の症状を表しているため（英語では広い範囲の「めまい」をdizzinessと表記する），患者の訴える「めまい」とはどのようなものであるかを正しく理解するためには病歴聴取が必須である．主訴を正しく把握していないと，鑑別診断も誤った

表1　めまいの分類

① 回転性めまい vertigo（ぐるぐる回る）
② 前失神 presyncope（目の前が真っ暗になって気を失いそうな感じ）
③ 平衡障害 disequilibrium（歩行時に不安定）
④ 浮動性めまい light-headedness（ふわふわする感じ）

表2　頸から下の危険なめまいの原因

presyncope
・心原性失神（不整脈，弁膜症，閉塞性肥大型心筋症，大動脈解離など） 　→心音，心電図をチェックしよう ・急性出血（消化管出血や子宮外妊娠） 　→体位によるバイタルサインの変化をチェックしよう

disequilibrium
・急性感染症による発熱 　→バイタルサイン，SIRSの症状をチェックしよう ・高度の脱水 　→舌がしっかり湿潤しているか，腋窩の乾燥，体位によるバイタルサインの変化をチェックしよう

SIRS：systemic inflammatory response syndrome（全身性炎症反応症候群）

方向に進んでしまい軌道修正が難しくなる．めまいで受診した患者は気分が悪くて，症状を正確に表現できない場合も多いが，可能な限り詳細な病歴聴取から患者の訴える「めまい」が表1のどれを表現しているのかを判断する姿勢を忘れてはならない．

2 振り返りポイント②　めまいの原因として頭・耳以外は考慮した？

めまいイコール頭か耳の病気と早合点していないだろうか？　前述の「めまい」のうち，特にpresyncope（目の前が真っ暗になって気を失いそうな感じ）やdisequilibrium（歩行時に不安定）といった症状の場合は，首から下（つまり頭や耳以外）に重篤な原因がある場合がある（表2）．必ずこれらの疾患の可能性を検討しよう．

3 振り返りポイント③　回転性めまいイコール耳性めまいと早合点していないか？

vertigo（ぐるぐる回るめまい）の場合，安易に耳性めまいと判断していないだろうか？　確かに，頻度としては耳性めまいが多いのだが，**脳血管障害による中枢性めまいでも回転性めまいを訴えることがある**（虚血によって一側の前庭神経核の機能低下が生じた場合）．

回転性めまいだからといって安心するのではなく，後述のように積極的な神経診察で中枢性めまいを検索しよう．

4 振り返りポイント④　真剣に神経学的所見は探したか？

脳血管障害でめまいだけが症状であることは非常に稀である[2]．しかし，中枢性めまいに合併する神経所見は非常に軽い症状である場合が多いので，スクリーニングのような神経診察ではなく，積極的に所見を探しにいく診察姿勢が求められる．

脳幹梗塞を疑う神経所見としては，**複視，構音障害，脳神経症状（特にⅤ，Ⅶ，Ⅷ脳神経）**所見を，小脳梗塞を疑う神経所見としては半球症状（**指鼻試験や踵膝試験**）と虫部症状（**歩行失調，継ぎ足歩行ができないなど**）を検索しよう．

5 振り返りポイント⑤　頭部CTやMRIを過信しすぎていないか？

日本では頭部CTへのアクセスは非常に良いので，めまい診療で頭部CTを行うべきかどうかで迷うことは少ないかもしれない．しかし，**頭部CTで脳幹梗塞や小脳梗塞を診断することは非常に難しい**という事実を認識しておくべきである．では，MRIまで実施すれば中枢性めまいは確実に診断できるのだろうか？

残念ながら答えはNoだ．

急性脳梗塞の検出に優れているMRIの拡散強調画像でも，発症3時間以内では感度は73％程度であるという報告がある[3]．つまり，脳卒中を疑い頭部CTを実施して脳出血ではないことが判明したとする．そこで「発症間もない脳梗塞かな？」と思ってMRIを実施したとしても，発症3時間以内ではなんと27％は偽陰性（本当は脳梗塞であるのにMRIで所見が認められない）になってしまう．中枢性めまいの原因となる脳幹部梗塞は偽陰性率がさらに高い（他の部位と比べてオッズ比7.3倍！！）というから要注意だ．

また，椎骨脳底動脈解離などで脳梗塞まで至っていないような場合はCTや通常のMRI拡散強調画像では異常をきたさない．

やはり中枢性めまいを見落とさないためには，画像検査を過信することなく，**リスクファクター（高血圧，高齢者，動脈硬化，心房細動，糖尿病など）を重要視する．神経所見を少しでも見つけたのであれば中枢性めまいと考えて治療を開始する**という姿勢が求められる．

6 振り返りポイント⑥　安易にBPPVとゴミ箱診断していないか？

頭位変換によって誘発される回転性めまいは耳性めまいの可能性が非常に高くなるが[4]，耳性めまいを何でもBPPVとゴミ箱診断していないだろうか？ BPPVと診断するためには下記の4つの徴候（表3）があることが大原則である．

表3　BPPVに特徴的な4つの徴候

① 頭位変換時のみ症状が誘発される
② 回転性めまいの持続時間は1分以内
③ 頭位を変換してからめまい出現までに数秒の間がある
④ めまいに慣れてくる

表4　入院を考慮するべきめまい

・重篤な疾患（心疾患，急性出血，脳血管障害など）によるめまい
・末梢性めまいでも救急外来での治療，安静で症状が改善しない場合
・末梢性めまいでも高齢者，独居，家族・本人の不安が強い場合
・高齢者で初発のめまい

聴力低下を伴う場合はメニエール病や特発性難聴（めまいをきたすことは稀だが）を，数時間持続する回転性めまいで嘔吐が激しい場合は前庭神経炎を考慮する必要がある．

7 振り返りポイント⑦　患者は歩けるか？　経口摂取ができるか？　患者や家族の希望に配慮したか？

　救急外来では「歩けない患者，経口摂取ができない患者を安易に帰宅させるな」という格言がある．これは，めまいの患者で診断がはっきりしない場合には特によく当てはまるルールである．前述のように救急外来における診療では危険なめまいを100％除外することはできない現実も勘案すると，入院・帰宅のdispositionの決定には患者および家族の希望もある程度配慮することが勧められる．

8 入院を考慮するべきめまい

　上記のような7つの視点から，筆者らは表4のようなめまいが入院適応であると考えている．ストレスや抑うつなどに起因する心因性めまいも頻度が高いものであるが，これは身体疾患が除外されてはじめて診断できるものである．経験が少ない研修医や神経診察に不安をもつ医師は，救急外来という検査も診療時間も限られたなかでの診断で安易に精神科受診を勧めてしまうことは厳に慎むべきと考える．

文献・参考図書

1) Newman-Toker, D. E., et al. : Spectrum of dizziness visits to US emergency departments: cross-sectional analysis from a nationally representative sample. Mayo Clin Proc, 83（7）: 765-775, 2008

2) Kerber, K. A., et al. : Stroke among patients with dizziness, vertigo, and imbalance in the emergency department: a population-based study. Stroke, 37 : 2484-2487, 2006

3) Chalela, J. A., et al. : Magnetic resonance imaging and computed tomography in emergency assessment of patients with suspected acute stroke: a prospective comparison. Lancet, 369 : 293-298, 2007

4) Froehling, D. A., et al. : Does this dizzy patient have a serious form of vertigo? JAMA, 271（5）: 385-388, 1994

> **関連項目**
> 第1章 問題解決型ケーススタディ Case ②
> **入院のトリアージで迷うケース（オーバートリアージ）▶ p.52**

問題解決型ケーススタディ CASE 2

入院のトリアージで迷うケース（オーバートリアージ）

井上哲也

関連項目 第1章 Basic 4. めまい診療においてのdisposition（入院・帰宅）決定的に振り返るべきこと ▶ P.47

　「めまい」という主訴はdizzinessにあたり，そのなかには回転性めまい（vertigo），前失神（pre-syncope），歩行時の動揺・ふらつき（disequilibrium）があって，さらにvertigoには末梢性めまいと，中枢神経性めまいがあり，中枢神経性めまいは脳神経症状（脳幹病変）や小脳症状を伴っていてこれを見落とさないようにしなくてはいけない，と救急の教科書になら当たり前のように書かれている．しかしながら，言うは易し行うは難しとはまさにこのことで，末梢性めまいでも，眼を開けているのもつらいと訴えている患者から脳神経所見，四肢失調，ましてや歩行失調の所見を正確にとることの難しさは，しばしば経験するところである．

　一方，BPPVの患者において，例えばEpley法などで症状を改善できれば，患者も医者もどちらもハッピーになるため，それら治療手技についての知識をもつことの重要性を痛感することもまた経験する．しかし，**めまいのマネージメントで本当に重要なことは耳石を元に戻すことではない．重要かつ避けるべきは，中枢性のめまいを末梢性と診断してERから帰宅させてしまうことである．**一方で，原因が末梢性であったとしても，歩けない患者を無理に帰そうとするのはもはや医療ではない．本稿は，あるめまいの患者の診療を時間の経過とともに追い，めまいにおける入院判断の難しさを再確認しようとするものである．

症例　主訴・既往歴

患　者：62歳男性
主　訴：嘔気・嘔吐，ふらつき
既往歴：脂質代謝異常症，高血圧，喫煙歴30本/日×24年

↳ 主訴からまず何を考えるか？

　やや乱暴だが，主訴から始めよう．さて何を思い浮かべるか？
　嘔気・嘔吐から「消化器疾患」，ふらつきから「全身性の疾患」「中枢神経疾患」等々．当然ながらまだよくわからない．
　ではこの患者が，「吐き気がして何度も吐いてしまいました．そのせいか，頭がふら

ふらしてしかたがないんです．吐くものもなくなって，もう何にも出ません．脱水にでもなってふらつくんでしょうか」と訴えてきたらどうだろう．

「悪酔い」，「急性胃炎」．確かに「消化器疾患」のストーリーとしては今のところ矛盾はないかもしれない．しかし，現病歴としては不十分であることはいうまでもない．history takingの技術をこの場で勉強しようというつもりはないが，もう少し詳細に病歴をとる必要がある．では患者に聞いていこう．

経過1 消化器疾患を念頭におき，迷路に入り込みそうになるが…

研修医：「何か悪いものでも食べたとか，吐き気について思い当たる誘因はありませんか？」
患　者：「全くないです．アルコールも一切飲んでいません．家族と同じものを食べたのに…」
研修医：「食事してからどのくらいで症状が出ましたか？」
患　者：「夕食は20時ごろ食べて，深夜にトイレに行こうと寝返りをうったときに突然吐き気が起こったんです．え？胸やお腹ですか？痛みや圧される感じはありません．下痢もありません」

病歴をとりながら腹部を視診して，圧痛も確かめてみたが，手術痕はなく鼠径部も腫れておらず，平坦軟で圧痛はない．右季肋部に圧痛もない．これはどうも消化器疾患とは様相が違ってきた．また，この嘔気嘔吐は，食事と関係なく，突然発症したようだ．腹部所見にも乏しい．

研修医：「急性胃腸炎は下痢がないので否定的だと思います．また，手術痕もなく腹部膨満やヘルニアもないので，腸閉塞も考えにくいと思います．手間もかかりませんから，サッと腹部エコーだけでも観て，胆石その他，否定しておきますよ」

↳ 次に何に注目するか？

すばらしい研修医である．腹部エコーでも異常はみられず，とりあえずここまでで消化器疾患は否定的だとしておこう．では患者の訴えの何に注目しよう？「ふらつき」「突然発症」．ではこの「ふらつき」に対してもう少し詳しく患者に聞いてみよう．

経過2 ふらつきについての病歴聴取

研修医：「ふらつくとおっしゃいましたが，どのような感じですか？」
患　者：「ですからフラフラふらついて，つらいんです」
研修医：「そのふらつきですが，天井がぐるぐる回るようですか？それとも足元がふらふら浮かんでいる感じですか？それともうまく歩けない感じですか？」
患　者：「先生の言っている意味がよくわかりませんが，自分でもどうなっているのかよくわかりません．回っているようでもあるし，浮かんでいるようでもあるし」

↳ dizzinessの可能性の浮上

もしかして消化器疾患ではなくdizzinessか？ そうかもしれない．めまい患者は自分の症状を正確に表現できないことが多い[1]．したがって訴えだけからはvertigoなのかpre-syncopeなのかdisequilibriumか判断できないこともある．そこでここでもとりあえず，突然発症の嘔気嘔吐を伴ったdizzinessととらえて診断を進めよう．

経過3　dizzinessを念頭においた病歴聴取

研修医：「そのふらつきですが，意識がなくなりそうになるとか，どこかにスーッと落ちていくような感覚ですか？」

患　者：「違います．まわりが回っているのか，自分が回っているのかよくわからないのですが，ふらつくというよりグラグラするような感じです．ああ吐き気がする」

↳ pre-syncopeの除外と，vertigoへの絞り込み

先程のエコーでも腹腔内に出血はなさそうだし，タール便もない．心電図も異常ないし，症状の前後での動悸もなく，先日の健康診断でも心臓に異常は指摘されなかったそうである．ひとまずpre-syncopeは除外してよさそうだ．さらによく聞くと周囲あるいは自分がぐるぐる回っているとのこと．これはvertigoと考えて診断を進めよう．だとすると，嘔気嘔吐は前庭神経から迷走神経核への刺激によって出たもので，消化器に異常があるわけではないと推定できる[1, 2]．

経過4　vertigoの確認と頭位変換による誘発試験

研修医：「そのふらつきはいわゆる回転性のめまいだと思います．頭を動かすと症状が出ませんか？」

患　者：「はい，その通りです．今朝も寝返りをうったときに起こりました．でも今もフラフラする」

研修医：「では座った状態から急に横にして症状が出るか確かめます．首を伸ばす格好になりますが，首の怪我や病気はありませんか？ 症状が出ると少しつらいですが，がんばってくださいね」

以上のような展開で頭位変換をすることにした．Dix-Hallpike試験では右側で症状が再現され，また臥位から座位にすると同じようにめまいが出現するとのことだった．そしてそのめまいは30秒ほどで少し楽になるとのことであった．ただし，なんとなく続いているようにも感じるとのこと．眼振ははっきりとわからない．めまいの誘発はつらいから，もうやめてほしいとのことだった．

➜ とりあえずここまでで考えられること

めまいとして考えると，眼振は確認できないが，頭位変換性として矛盾はない．そうであれば，吐き気止めを投与して，Epley法で治療してみるか．

経過5 Epley法を試行してみる

しかし，残念なことにEpley法では症状は改善されず，「先生，もうつらいのでじっとさせてください」とのこと．ダメか．
研修医：「治療を試みましたが，うまくいきませんでした．少し休みましょう．ただ，ベッドの上でしびれや麻痺のテストをさせてください」
患　者：「わかりました」

➜ 重要なのは中枢性病変を見逃さないこと

回転性めまいの診療でもっとも怖いのは中枢性病変を見逃すことだ．この患者は危険因子（高血圧，脂質代謝異常症，喫煙歴）ももっている．だとすると脳幹か小脳の卒中のサインはないだろうか．**脳幹の病変だとすると何らかの脳神経症状が出るだろう**（小さい梗塞でも前庭神経核近くの三叉神経症状が出る．ただし，onion peel patternで口唇のまわりの痺れが典型的[3]）．

経過6 脳神経症状，小脳症状の試験

脳神経では異常を認めなかった．では小脳はどうか．指鼻試験，回内回外試験，膝かかと試験も異常なく，四肢に麻痺はない．一応四肢の失調はなさそうだが，体幹の失調はどうだろうか．
研修医：「立って検査をしたいんですが，立てますか？」
患　者：「とても無理です．今だってくらくらして吐きそうなんですから」
研修医：「（そりゃそうだ．自分だったら絶対に断るな．）では座れますか？ 少しベッドに深く腰掛けて，足を床から離しましょう（座位での体幹失調のテスト[2, 4]）」
患　者：「いや，先生，くらくらして座ることだって無理です．眼も開けられません」

➜ 試験の結果からどう考えたか？

脳神経症状ははっきりしないので脳幹病変はなさそうだが，小脳病変はわからない．小脳出血ならCTで診断可能だから頭部CTをオーダーしよう．

経過7 頭部CTの結果と入院判断

研修医：「では頭のCT検査をしましょう」
しかし頭部CTでは高吸収域も低吸収域も認めなかった．

研修医:「頭のCTでは今のところ異常はなさそうです．このまま少し安静にして様子をみましょうか」

●入院適応の考え方

やや時間の流れを強調して，ステップ・バイ・ステップに分解させていただいたが，ここまではよくある時間外救急のひとコマである．病歴をとり，ベッドサイドでできる検査を行い，頭部CTも撮影し，しかしながら原因も特定できなければ，病態もよくならない．さてどうする．次の一手は？

ここでこれまでの流れをまとめると，この局面で必要なのは末梢性か中枢性かの鑑別である．もっと絞り込むならば**前庭神経炎か小脳梗塞かの鑑別が差し迫った問題となるのであり**[5]，小脳梗塞ならば発症早期ならCTでは診断不可能である．ここで有用となる検査はMRIだが，この患者で小脳梗塞を積極的に疑う所見はあるだろうか．vertigo，嘔気嘔吐では区別できない．眼振ははっきりしない．頭痛は訴えていない．構音障害などの脳神経症状も認めない．四肢の失調はなさそうである．体幹失調はこれ以上検査できそうにない．つまり体幹失調の有無は不明だ．この局面で，脳外科に相談してMRIを撮るべきか撮らざるべきか，とマクベス的に悩んでいてもしかたがないので，脳外科に相談できる施設なら脳外科コンサルトをするべきだ（ただし脳神経外科医でもこのような早期の時点ではこの症例が前庭神経炎なのか小脳梗塞なのかは，身体所見だけからではわからないだろう．時間経過に頼るか，MRIに頼るかだろう）．この時点でMRIを撮影するかどうかはそれこそケースバイケースであるが，少なくとも，

① 回転性めまいであり，多いのは耳の病気であること
② ただし頻度は低いが小脳梗塞の可能性もあり，その危険因子ももっていること
③ したがって経過をみるために入院する必要があること
④ 小脳梗塞の程度によっては意識が徐々に低下してくること
⑤ その場合は命にかかわる可能性があり，脳外科的処置が必要になる場合があること

を患者と家族によく説明して入院，経過観察とする．

命にかかわるような小脳梗塞ならば，徐々に腫脹して第4脳室を圧迫し，水頭症をきたして意識が徐々に低下してくる[1]．経過観察中であればその時点で再度のCTを撮影するかMRIを撮影するかという選択になってくるであろうし，結果的に末梢性ならば，歩けないほどのめまいなので入院としました，という実にまっとうな医療となるのである．これまで長々と述べたように，めまい患者の診療は曖昧模糊としてクリアカットにはいかないことが多い．どうしてもオーバートリアージで入院観察させる結果となる．1つだけいえることは，**歩けないような患者では，中枢性めまいの除外など不可能なのであるから，無理に帰宅させてはならないという点である**．

●もし本ケースで帰宅させていたら…

このケースで良性のめまいと判断し，歩行できないのに帰宅させる，あるいは帰宅させよう

とした場合，何度も言うが，それは医療とは呼べない．そもそも歩行不能の患者を入院させることはオーバーでもアンダーでもなくまっとうな医療行為である．無理に帰宅させれば患者とその家族から大いに不満が出るだろう．そしてさらに不幸にして小脳梗塞だったならば，帰宅した後に，この小脳梗塞が進行して浮腫を伴ってきた場合には後頭蓋窩の頭蓋内圧亢進により，次第に意識常態が悪化することもあれば，突然の呼吸停止をきたすこともある．そうなれば患者も家族も医療側も皆，不幸になるのである．

●文献から考えられること

めまい患者の診療について，トリアージという概念が当てはめられるのか，実は筆者自身，自信がもてないが，あえてオーバーかアンダーかの目安となる数字を示すのであれば，以下の報告が目安になるだろう．

ひとつに，小脳梗塞と診断された患者の10.4％が前庭神経炎とよく似た症状で受診していたという報告がある[7]．つまり，小脳梗塞の10人に1人がアンダートリアージとなる可能性があったということである．

逆に，広義のめまいという主訴で受診した患者の3.2％が脳血管障害／TIAであり，救急外来ではそのうち35％が診断されなかったという報告もある[8]．これはめまいを主訴に来院した患者の95％以上が良性のめまいであり，脳血管障害はやはり少ないという事実を示しているが，その稀ともいえる脳血管障害によるめまいの35％がやはりアンダートリアージされていたことを示す数値だといえる．

また，初診で見逃された小脳梗塞15例を解析したスタディでは，全例で神経学的所見がとられていないか不十分であり，半数に歩行テストが行われていなかった[9]．このことからも，めまい患者の診療においては，歩行失調を含めた神経学的所見をとり，歩行できなければ入院・経過観察とすべきであり，これは決してオーバートリアージではないと考える．

教訓

- 患者の訴えをよく吟味し，「めまい」なのか，他の疾患（前失神など）なのかを判断する
- めまいの性状から末梢性か中枢性かを判断することは難しいので，神経学的症状があれば，中枢性のめまいを疑い，画像診断を進める
- 小脳症状が明らかでなくても，歩行ができないならばやはり小脳梗塞を疑い，画像診断を進めるべきである
- 画像診断で小脳病変が見つからなくても，歩行ができなければ入院経過観察を行うべきである．これはオーバートリアージではない
- 入院の際には，検査の結果と限界，中枢性病変の可能性と考えられる経過（意識レベルの低下など）を本人と家族によく説明する

文献・参考図書

1) Froehling, D. A., et al. : Chapter 53. Does this dizzy patient have a serious form of vertigo? JAMA evidence The rational clinical examination（Simel, D. L. & Rennie, D., eds.）, pp.709-714, The Mcgraw-Hill Companies, USA, 2009
   ↑vertigoをエビデンスに基づいてどのように評価していくのかが記載してあります．

2) Edlow, J. A., et al. : Diagnosis and initial management of cerebellar infarction. Neurology, 7 : 951-964, 2008
   ↑小脳梗塞を理解，評価するうえで基本的な文献の1つです．

3) 植村研一：めまい．「頭痛・めまい・しびれの臨床」, pp.55-104, 医学書院，1987
   ↑プライマリ・ケアの基本的な書籍の1つです．

4) 田崎義昭，斎藤佳雄：第8章 小脳機能の見方．「ベッドサイドの神経の診かた 第15版」, pp.139-154, 南山堂，1994
   ↑いわずと知れた医学界の大ベストセラーです．もちろん皆さん持っていますよね？

5) Hotson, J. R. & Baloh, R. W. : Acute vestibular syndrome. N Engl J Med, 339 : 680-685, 1998
   ↑前庭神経炎と脳幹・小脳梗塞の鑑別で，眼振についてよくまとまっています．

6) Simel, D. L., et al. : UPDATE: vertigo. JAMA evidence The rational clinical examination（Simel, D. L. & Rennie, D., eds.）, pp.715-718, The Mcgraw-Hill Companies, USA, 2009
   ↑1) と同じ本です．末梢性の回転性めまいについてよくまとまっています．

※上記1〜6) はすべて重要です．文献は読むべきだし，本は手に入れて読むべきです．自分への投資だと思って購入しましょう．

7) Lee, H., Sohn, S. I., Cho, Y. W., et al. : Cerebellar infarction presenting isolated vertigo : frequency and vascular topographical patterns. Neurology, 67 : 1178-1183, 2006

8) Kerver, K. A., Brown, D. L., Lisabeth, L. D., Smith, M. A., Morgenstern, L. B. : Stroke among patients with dizziness, vertigo, and imbalance in the emergency department : a population-based study. Stroke, 37 : 2484-2487, 2006

9) Savitz, S. I., Caplan, L. R., Edlow, J. A. : Pitfalls in the diagnosis of cerebellar infarction. Acad Emerg Med, 14（1）: 63-68, 2007

※7〜9) すべて労作です．皆，苦労するところは一緒のようです．

第1章 Basic　救急での対応の基本

めまいの病歴聴取におけるピットフォール

福武敏夫

Point

- めまいは前庭（小脳）系由来とは限らない
- 病歴聴取で最重要なのは発症様式，経過の把握である
- 頭位性，頭位変換性だけで良性発作性頭位性めまい（BPPV）と即断しない
- 非悪性めまい疾患の特徴を日頃から学んでおく
- 血管危険因子や誘因，全身疾患や常用薬についてしっかり聴取する
- 慢性の浮動性めまいの最多の原因は肩こり・緊張型頭痛である
- 急性めまい単独患者にCT撮像の意義は低く，かえって小脳・脳幹梗塞を見逃す恐れがある

■ はじめに

　急性であれ，慢性であれ，**めまい診断の大きな決め手は病歴聴取にある**．出発点で誤ればその後どんなに良い考察をしても正解にたどりつかない．本稿ではめまいの病歴聴取におけるピットフォールを実例も交えながら，解説する．

1　めまいは前庭（小脳）系由来とは限らない！

　めまいはもっともありふれた訴えの1つであるが，その様相は多様で，病態は多岐にわたる（表1）[1,2]．めまいの診断にあたっては，めまいの内容を明らかにすることが最重要である．本稿では患者の言う「めまい（感）」という言葉をすべての訴えを含むものとする．そのなかに，回転性めまい（vertigo），浮動性めまい（dizziness），失神しそうな感じ/前失神（faintness / presyncope），ふらつき/平衡障害（staggering / dysequilibrium）が含まれる[1,3,4]（表2）．乗り物酔い（動揺病）における嘔気（気分不快）もめまいと表現されることがある．「めまい恐怖症」などの心因性疾患も上記各種のめまい感を訴える．心因性疾患によるものでは狭い部屋や飛行機などの特定の場所か対人関係などの特定の状況で現れることがある．

表1 アメリカにおける救急科受診めまい患者の疾患割合(重複あり)

耳性 / 前庭性	32.9%
心循環系	21.1%
呼吸器系	11.5%
神経系	11.2%(うち1/3は脳血管障害)
代謝性 / 内分泌性 / 栄養性	11.0%
外傷 / 中毒性	10.6%
精神科的	7.2%
消化器系	7.0%
泌尿生殖系	5.1%
感染症	2.9%
筋骨格系 / 膠原病	2.8%
血液疾患	2.1%
妊娠・出産	1.7%
悪性腫瘍	0.9%
その他	0.9%

めまい患者は総患者数9,472名の3.3%を占めた.約半数49.2%で疾患の診断がつけられたが,22.1%は症状診断に留まった.15%が危険なめまいであり,50歳以上で20.9%に増加した.他の症状と比べ,診察時間が長く(4.0時間 vs. 3.4時間),画像検査が多く施行され(18.0% vs. 6.9%),入院も多かった(18.8% vs. 14.8%).
文献2の表3を縮小改変

これらの**訴えはしばしば不明瞭で,混在し,疾患の経過とともに変更され,一貫性があるものではないが,診察医として特徴を区別するように努力する必要がある.**

❶回転性めまい

第1の回転性めまいは運動(動き)の病的錯覚である.回転感がもっとも多いが,ときに直線的な動きや傾斜するような動きの感覚のこともある.これは前庭神経系の末梢性ないし中枢性の病的不均衡によって生じる.軽度の場合や慢性期には単に浮動感を訴えることもあるので,詳しい病歴聴取が必要になる.

① 単一の急性の回転性めまいでは前庭神経炎が最多で,そのほかに外傷性,感染性,血管性(内耳性または中枢性)がある
② 再発性・反復発作性の回転性めまいのうち特定の頭位で誘発されるものでは,良性発作性頭位性めまい(benign paroxysmal positional vertigo:BPPV)がほとんどであるが,ときに片頭痛性めまいや突発難聴,稀に後頭蓋窩病変のことがある
③ 再発性・反復発作性で自発性のものでは片頭痛性めまいが多く,メニエール病,前庭性発作症[5],椎骨脳底動脈循環不全などが続く

表2 めまいの様相と疑われる疾患

様相	疑われる疾患
回転性めまい	
単一急性	前庭神経炎，血管性（内耳性，中枢性），外傷性，感染性，心因性
再発性・反復発作性頭位性	良性発作性頭位性めまい，片頭痛性めまい，突発難聴，後頭蓋窩病変，心因性
再発性・反復発作性自発性	片頭痛性めまい，メニエール病，前庭性発作症，椎骨脳底動脈循環不全，心因性
浮動性めまい	肩こり・緊張型頭痛，回転性めまいの改善時期，両側前庭機能喪失，各種神経疾患，全身疾患，薬物副作用，心因性
失神しそうな感じ	脱水，不整脈，起立性低血圧，血管迷走神経反射，降圧薬副作用，過換気症候群，心因性
ふらつき	諸感覚の入力不全，中枢神経疾患，薬物副作用，心因性，多因子性

MEMO ❶　前庭性発作症 (vestibular paroxysmia)[5]

これは三叉神経痛と同様に血管による前庭神経圧迫で生じるもので，数秒から数分続く反復発作性のめまいがみられる．発作はときに特定の動作，例えば振り返るなどで出現する．発作中や持続性の聴覚過敏・耳鳴がみられる．カルバマゼピンが奏効する．診断は除外診断による．

❷ 浮動性めまい

　第2の浮動性めまいは，中枢神経系における諸感覚の統合不全によると考えられ，首や肩などの体軸からの筋肉感覚と目で見る視覚との統合の不全によるものが多い．肩こりは緊張型頭痛に関連するのみならず，めまい感，特に浮動性めまいの最多の原因である．神経疾患では両側前庭機能喪失（聴器毒性薬物や髄膜炎後遺症）が考えられるが，もっと多くは小脳疾患，Parkinson症候群，脊髄病変，末梢神経障害，多発ラクナ梗塞，軽度の前庭障害などの神経疾患による．これらは他の症候から鑑別できることが多い．貧血や低血糖，心循環系などさまざまの全身疾患も原因となる．BPPVなどによる回転性めまいも改善時期には浮動感に変化することが多い．

❸ 失神しそうな感じ / 前失神

　第3の失神しそうな感じ（前失神）は脳の循環不全を反映しており，原因として脱水，不整脈，起立性低血圧，血管迷走神経反射および降圧薬など薬剤の副作用などがある．ビタミンB12欠乏症は高齢者における起立性低血圧の見逃されやすい原因である．過換気症候群でも血液中の二酸化炭素の減少により脳血管の収縮が生じ，前失神を生じる．起立性低血圧を呈する神経変性疾患としては進行性自律神経不全症（Lewy小体病によるものなど）や多系統萎縮症（Shy-Drager症候群）などが知られている．

❹ ふらつき / 平衡障害

第4の起立や歩行に際して訴えられるふらつきは，平衡感覚の障害であり，三半規管からの前庭神経系，手足からの体性感覚系，眼からの視覚系など末梢からの感覚入力の不全による場合と，小脳や大脳の病変による場合とがある．高齢者のふらつきは，これらのうちの1つの感覚因子だけで説明できないことが多く，多感覚（多因子）性障害と呼ばれる．

2 末梢性めまいか脳卒中（小脳・脳幹梗塞）か？

回転性めまいを主訴に救急部門を受診する患者のほとんどは良性疾患であり，1％程度だけが小脳（脳幹）梗塞による[6]．症状は類似し，互いに重なっているので，しばしば見逃され，誤診率は1/3に及ぶといわれる．見逃された場合には処置が手遅れになり致死的となることもあるので，注意を要する．具体的症例で検討しておこう．

症例 1

BPPVと思われた右小脳梗塞

症　例：61歳女性

既往歴：軽度の脂質異常以外に特に既往はなく常用薬もない

現病歴：初夏のある日の昼頃，**立ち話の最中に突然**回転性めまいが出現した．嘔気も伴い，**体動で増悪した**．頭痛や運動麻痺，感覚異常はなかった．発症2時間後に救急センターを受診した

身体所見：初期研修医によると，sickな印象で，血圧123/74 mmHg，脈拍63/分，呼吸数20/分，体温35.8℃であった．眼球運動は制限なくスムーズであったが，**左方注視時に注視方向性の眼振**が認められた．その他の脳神経に異常なく，四肢運動系・感覚系にも異常なかった．協調運動もスムーズで正常であった

体動によりめまいと嘔気が増悪することと眼振以外に神経徴候が認められなかったことから，末梢性めまいと暫定診断された．抗めまい薬の投与と制吐薬入りの点滴により症状が軽減し，体位変換法（Epley法）でさらに症状は改善したので，末梢性めまいの診断でよいと思われた．しかし，嘔気が再発したため頭部CTが撮像されたが，特に異常が認められなかった．その後も嘔気が遷延するため，来院4時間後にMRIが撮像され，右小脳梗塞が認められて（図）神経内科医に紹介された．このときめまいはかなり軽

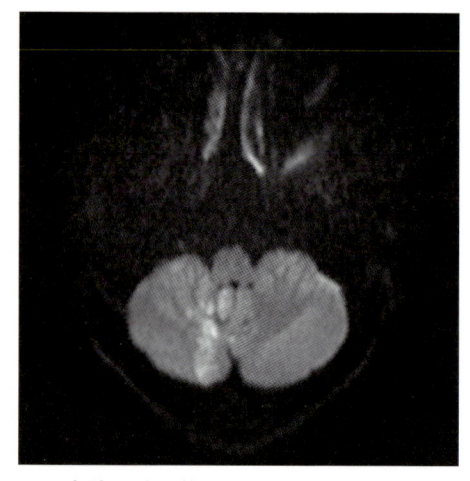

図　来院4時間後のMRI拡散強調像

減していたが，右側臥位をとっていた．自発眼振も注視方向性眼振もみられなかったが，頭位眼振検査にて方向交代性上向性眼振が認められた．

＊症例1のピットフォール

本例は当初，体動によりめまいと嘔気が増悪することと眼振以外に神経徴候が認められなかったことから，末梢性めまいと診断された．そのピットフォールは，第1に，発症様式を考慮に入れなかったことである．BPPVは日中の活動時に急に発症することはまずない．**活動時の発症はむしろ塞栓性の脳梗塞を示唆する**．第2は，体位（頭位）性を末梢性めまいの代表的疾患である良性発作性頭位性めまい（BPPV）に安直に結びつけたことにある．体動による増悪はめまい疾患の多くでみられ，特に小脳虫部病変ではしばしば観察される．第3は，眼振以外の神経症状がみられないことで中枢性疾患を除外したことである．これらのピットフォールについてはもう一度後述する．

3 4つの代表的な良性（非悪性）めまい疾患の特徴を知る

上述の症例にはいくつかの教訓があるが，鑑別にあたっては**4つの代表的な良性（非悪性）疾患の特徴，特に病歴上の特徴を理解しておくことがまず大切**である[1]．

❶ 良性発作性頭位性めまい（BPPV）

回転性めまいを起こす疾患で最多である．神経内科外来で診る回転性めまいの大半を占め，メニエール病という患者申告もほとんどこの疾患である．病歴上の特徴をまとめると，

① 20～30歳代の発症もあるが，40歳以降の中高年に多い
② 耳鳴や進行性の難聴といった蝸牛症状は伴わない（以前からの耳鳴はあっても発作時の増強はない）
③ 特定の頭位，体位の変換で生じる
④ 長くても1分以内（多くは数秒）の回転性めまいが出現する
⑤ **頭位変換とめまい出現の間に1～数秒ほどの潜時がある**
⑥ 同じ動作をくり返すと次第に強度が減弱する（疲労現象）：逆に長い安静の後（例えば就眠後の朝）に症状が出やすい
⑦ 多くは2～3週以内に収まる
⑧ 数カ月から数年後に再発しうる

中枢性疾患との鑑別には⑤が重要であるが，BPPVの病型によっては確認されないこともある（表3）．筆者は，患者自身は潜時の有無を判断できなかったが，傍にいた家人が気づいていた症例の経験がある．一方逆に，小脳梗塞や椎骨脳底動脈循環不全患者（後述の症例2）で潜時の存在を聴取できた稀な経験もある．

表3 頭位性めまいを呈する疾患（BPPV各病型を含む）の病歴上の特徴

病型	誘因（原因）	潜時（遅れ）	持続	経過
後半規管性BPPV	起き上がり，臥床動作，寝返り，頸部伸展，お辞儀	＋	5〜30秒	数週〜数カ月
水平半規管性BPPV				
半規管結石型	寝返り	−〜わずか	10〜60秒	数日〜数週（しばしば他型に移行）
クプラ結石型	寝返り	−〜わずか	＞2分	数日〜数週（しばしば他型に移行）
中枢性頭位性めまい	頭位の変換	通常−	一過性ないし持続性	単相性が多い
片頭痛性頭位性めまい	頭位の変換（片頭痛歴）	通常−	数分〜数日	
他の原因	アルコール性，外リンパ瘻，前庭性発作症，マクログロブリン血症，アミオダロン中毒，頸部伸展性めまい			

文献1　表5.1〜5.3の内容から作成

❷ メニエール病

　2〜3時間続く回転性めまい発作が一側性の蝸牛症状（耳鳴や難聴，耳閉感）を伴って生じる．初期には難聴は変動・改善を示すが，次第に聴力を喪う．持続時間は，内リンパ水腫という病態生理により，2〜3時間が多いが，稀に20分くらいと短いことや数日に及ぶこともある．回転性めまいと蝸牛症状だけを示す脳幹梗塞（前下小脳動脈領域）もあるが，きわめて稀であり，その難聴は通常高度である．それでも回転性めまいと蝸牛症状のある場合はまず神経学的診察・検査を行い，次に迷路炎や突発難聴の鑑別のために耳鼻咽喉科医に併診する．

❸ 片頭痛性めまい

　欧米では，再発性自発性のめまいで最多の原因といわれ，前庭障害性めまいではBPPVに次いで多いといわれる[7]．本邦では欧米より少ないと考えられるが，まだまだ看過されている．その臨床像は一様でなく捉えにくいが，自発性ないし頭位性めまいや頭を動かすときの乗り物酔い様の不快感があり，頭痛や感覚過敏を伴う．頭痛を伴わない場合もあり，伴うときでも，めまいと頭痛の時間的関係は一患者内でも患者間でもさまざまである．睡眠不足や月経などの誘因によることがある．片頭痛の家族歴が参考になる．発作間期には異常がなく，発作中には中枢性ないし末梢性の自発眼振や中枢性頭位眼振，軽度の運動失調を伴うことがあるが，ベッドサイドでは捉まえられないことが多い．トリプタン系薬物の効果は乏しく，鑑別には用いられない．

❹ 前庭神経炎

　末梢性前庭性めまいのなかでBPPV，メニエール病に次いで多い疾患であり，ウイルス感染

が想定されており，発症の1〜2週前に感冒様症状が先行することがある．急性発症であるが，突然ではなくやや緩徐で，持続性の回転性めまい，起立時不安定性（閉眼時に患耳側への転倒），嘔気・嘔吐がみられる．発症日に強く，数日で軽快するが，完全回復には数週要することが多い．特徴的に，head thrust試験で患耳側に回旋させたときの眼球運動が遅くなり，患耳におけるcaloric試験は無〜低反応を示す．

MEMO 2 Head thrust試験

これは前庭眼反射を利用した試験であり，患者にまっすぐ前方（例えば検者の鼻）を見させておいて，頭部を急速に15°ほど回旋させて，代償的な眼球運動により視線が残るかを判定する．前庭眼反射が障害されていると，代償的眼球運動の速度が頭部の回旋速度より遅く，そのために追いつくような（catch-up）衝動運動が観察される．

4 小脳梗塞の特徴は？

小脳梗塞は全脳卒中の2〜3％を占める[6]．小脳に灌流する3本の動脈のいずれかの閉塞で生じる．大梗塞の場合は複視などの脳神経症状や構音障害，四肢運動失調，筋力低下，感覚障害などの脳幹‒小脳症状の1つまたは複数を呈するので比較的診断しやすいが，具合が悪く臥床している患者の診察はしばしば困難であり，**患側の筋緊張の低下を見出すことが唯一の手掛かりになることすらある**．しかし，少数の，特に**後下小脳動脈内側枝梗塞では回転性めまいだけしか示さないことがある**．さらに，回転性めまいすら示さず，眼球共同偏倚のみを単独に示す症例を筆者らは報告している[8]．また最近，延髄背側梗塞で回転性めまい単独の症例も経験した．

では小脳梗塞と診断する際のキーポイントはどんなことか[6]．まず第1に，**脳卒中は通常，急性即時的に発症し，ただちに極期に達する**．第2に，**血管危険因子**，すなわち高血圧，脂質異常，糖尿病，心房細動などの心疾患の存在である．筆者の経験では総コレステロール／HDLコレステロールが6以上なら，脳血管性のめまいを疑う根拠になる．第3には，歩行不能や運動失調など**他の神経学的症状の確認**，診察上は方向交代性（多方向性）の眼振の確認が大切である．といっても眼球を極端に偏倚させて出現する終点眼振（end-point nystagmus）を有意としてはいけない．

5 発症誘因を見逃さない

上述してきたように発症時の様子を確認することが重要であるが，さらに発症前の異変やエピソードにも注意を払う必要がある．実例を示す．

症例 2

頸部マッサージによる椎骨脳底動脈循環不全

症　例：70歳女性，漁業に従事
既往歴：高血圧症と脂質異常があり服薬している
現病歴：救急受診の4時間前の午前4時30分頃トイレに起きたときに回転性めまいが出現し，立ち上がれなかった．そのまま様子をみていたが，8時頃，座位から立ち上がれないので救急車で来院した

研修医の診察では，左を向くとめまいが誘発されるが，眼振は認められず，麻痺や感覚障害，協調運動障害も認められなかった．頭部CTに異常なく，末梢性めまいが疑われていったん帰宅した．

その夜には落ち着いていたが，翌朝またためまいがあるので，神経内科を受診した．やはり左を向くとめまいが誘発され，数秒間続く．**頭位変換とめまいの出現には1秒くらいの潜時がある**．診察では，右方注視時に注視方向性眼振が認められた．腕偏倚試験では右上肢のみが左へ明らかに偏倚し，閉眼足踏み試験では50歩で左回りに180°回旋した．Frenzel眼鏡下の臥位で，頭部を右に90°回旋させると，**潜時なく**，上行性眼振が出現し，左への回旋では眼振がみられなかった．

詳しく訊いてみると，発症前日の午前10時頃に頸部のマッサージを受けたことが判明した．MRI / MRAにて両側椎骨動脈の解離と径2〜3 mmの多発脳動脈瘤が認められた．これ以上の精査や外科的治療を希望されなかったので，抗血小板治療で経過をみた．幸い現在に至るまで7年間めまいやくも膜下出血を発症していない．

＊症例2のピットフォール

本例では，当初他の神経症候が認められず，眼振も認められなかったため，末梢性めまいと判断された．頭位性のめまいがあって眼振がみられない場合，BPPVが有力となるが，病歴とFrenzel眼鏡試験で潜時を確認すべきであった．神経内科を受診した際には，潜時の病歴がとれたが，Frenzel眼鏡試験で潜時はみられなかった．BPPVが否定的なため，発症前に何か日頃と違ったことはないかと訊き，マッサージの病歴に達した．

椎骨脳底動脈循環不全をきたす発症誘因として，頸部のマッサージ以外に，美容院の洗髪時や歯科治療時の頸部伸展姿勢がある（美容院症候群）．

Tips & Pitfalls 1

発症誘因を訊き出すコツ

めまい診療に限らないが，病歴聴取のコツとしては「最近何か変わったことをしませんでしたか，ありませんでしたか」と訊くことである．

6 非回転性めまいでは常に全身疾患とその治療薬の影響を考慮する

浮動性めまいなどの非回転性めまいでは常に全身疾患や治療薬の影響を考慮する必要がある．

症例 3

ふらつきを訴えた甲状腺機能低下例

症　例：56歳女性，教員

現病歴：半年前の夏頃から，めまい感（ふらつき），呂律の違和感，指先のこわばり感（当初は朝方で受診時は常時）があると受診した

既往歴：特に既往歴はないが，直前の人間ドックで肝酵素の軽度の上昇とLDLコレステロールの高値を指摘されている

診察時に嗄声を指摘すると，そういえばそう思うと答えた．神経学的診察では腱反射が全般的に低下気味で膝蓋腱反射では弛緩不全が認められた．甲状腺機能と関節リウマチの血清学的検査により，著明な甲状腺機能低下が認められた．

＊症例3のピットフォール

　非回転性めまい（ふらつき感）を訴える患者で，神経所見がない場合，そこで思考停止に陥りやすい．そんな場合，服用している薬物があれば，その副作用を調べ，なければ，全身疾患の発見に努める．本例では，嗄声と膝蓋腱反射の弛緩不全から甲状腺機能低下症を疑うことができた．嗄声は神経疾患では反回神経麻痺によることが多いが，それ以外に全身疾患として，関節リウマチ，甲状腺機能低下症，男性ホルモン過多などによるものがある．

　非回転性めまいをきたしやすい全身疾患として，筆者がよく遭遇するのは，たちくらみを呈するビタミンB_{12}欠乏症（高齢者に多い）や慢性的浮動感を呈する徐脈性不整脈である．また，多くの薬剤によってめまい感が出現するが，抗ヒスタミン薬（H1とH2とも）によるものがめまい治療薬の機序との関係で注目される．

7 浮動性めまいの最多の原因は緊張型頭痛・肩こりである

　筆者の外来での調査[4]では，**浮動性めまいの最多の原因は緊張型頭痛・肩こり**であり，1/4を占め，それぞれ10％前後の末梢性めまい，陳旧性脳血管障害，神経症，原因特定困難例，5％前後の片頭痛性めまい，頸椎症，薬剤性，起立性低血圧を上回った．

　緊張型頭痛・肩こりの診断では誘因の分析が肝要であり，運動不足，姿勢の悪さ，心因性の背景（不安，心気，うつ）が3大誘因であり，他に眼科的（視力低下や眼鏡不適合），歯科的（う歯や咬合異常）疾患，寒冷（冬季，冷房）が多い．肩こりを伴う急性発症の浮動性めまいでは，長時間の運転や長時間のパチンコによる経験例がある．

■最後に

最後に，めまいの病歴聴取においてピットフォールに陥らないためのポイントを箇条書きで示す．

① 病歴聴取は「めまい（感）」の内容の分析（回転性，浮動性，前失神，平衡障害）から始める
② 発症様式（単回か再発性か，急性か），発症時の様子（自発性か頭位性か，活動時か安静時か），発症前の誘因（ストレス，感染，マッサージや美容院）を明らかにする
③ 4つの代表的な非悪性めまい疾患（BPPV，メニエール病，片頭痛性めまい，前庭神経炎）の特徴を学んでおく
④ 良性発作性頭位性めまい（BPPV）では潜時の聴取が重要であるが，金科玉条ではない
⑤ 頭位（体位）性・間欠性は非特異的であり，BPPVだけの特徴ではない
⑥ 単回急性発症では常に血管障害を念頭におき，めまい単独では後下小脳動脈領域梗塞を，蝸牛症状とともに発症するときは前下小脳動脈領域梗塞を想起する
⑦ 反復発作性ではBPPVのほかに片頭痛性めまいが意外に多いことを理解する
⑧ 非回転性めまいでは肩こりや全身疾患・治療薬について考える
⑨ 浮動性めまいの最多の原因は緊張型頭痛・肩こりであると知る
⑩ 血管危険因子が多いとき（とっさには，総コレステロール / HDLコレステロールが6以上のとき），典型的な末梢性めまいといえないのであれば，血管障害を疑う

病歴聴取から離れるが，めまい診断における画像に一言しておくと，他の神経症状があればともかく，**めまい単独の場合はCTスキャンでは所見がないことが多く，意味がなく，かえって中枢性でないと誤診してしまう危険がある**．末梢性，非悪性疾患の特徴が確認できないときは遠慮せずにMRI拡散強調像を撮るべきである．

文献・参考図書

1) Bronstein, A. & Lempert, T. : Dizziness: a practical approach to diagnosis and management. Cambridge University Press, Cambridge, 2007
   ↑小さな冊子ながら，めまい臨床の世界的第一人者達によるもので，実践的であり，ぜひ手元に置きたい．

2) Newman-Toker, D. E., et al. : Spectrum of dizziness visits to US emergency departments: cross-sectional analysis from a nationally representative sample. Mayo Clin Proc, 83 : 765-775, 2008
   ↑アメリカのめまい救急診療の様子がわかる．

3) Samuels, M. A. & Ropper, A. H. : Samuels's manual of neurologic therapeutics. Lippincott Williams & Willkins, 2010
   ↑神経疾患の治療に関するハンドブックであるが，症状や病態の簡潔な記述がわかりやすい．

4) 福武敏夫：どこまでの症状をめまいとよぶか．診断と治療，95 : 1136-1141, 2007
   ↑めまい診療に関する特集号であり，各著者によりよくまとめられている．著者の論文には自身の過去の文献も付してある．

5) Brandt, T. & Dieterich, M. : Vestibular paroxysmia: vascular compression of the eighth nerve? Lancet, 343 : 798-799, 1994
↑前庭性発作症のよい総説である．

6) Nelson, J. A. & Virra, E. : The clinical differentiation of cerebellar infarction from common vertigo syndromes. West J Emerg Med, 10 : 273-277, 2009
↑末梢性めまい疾患と小脳梗塞の鑑別がよくまとめられた新しい総説である．

7) von Brevern, M., et al. : Acute migrainous vertigo: clinical and oculographic findings. Brain, 128 : 365-374, 2005
↑片頭痛性めまいについてよくまとめられている．

8) 福武敏夫 ほか：小脳の血管性小病変により眼球共同偏倚が単独に生じうる．Brain Nerve, 60 : 653-658, 2008
↑小脳の小梗塞・小出血により，小脳症状やめまいがなく，単独に眼球共同偏倚がみられうることがはじめて具体的に記載されている．

関連項目

第1章 問題解決型ケーススタディCase③
めまいの不整脈ケース ▶p.70

問題解決型ケーススタディ CASE 3

めまいの不整脈ケース

大和眞史

関連項目 第1章 Basic 5. めまいの病歴聴取におけるピットフォール ▶ P.59

「めまい」という主訴が，気が遠くなりそうなことを指している場合や，失神の一歩手前の状態を「目が回った」と表現されることもある．**「症状ある徐脈」を捉えよう**．そのために最適の検査の選択は？

症例 医療面接から

症　例：75歳男性

現病歴：2年ほど前からめまい（ふわっと浮き上がるような）を自覚することがあった．症状は月に2回ほどで，誘因ははっきりしない．胸痛・動悸・息切れ・冷汗，耳鳴・難聴などはなかった．娘さんが看護師をしているK医院で，心電図をとってみると不整脈がみつかったので，めまい感を主訴にF病院を紹介された

既往歴：半月板損傷（手術後3年）

家族歴：父親が72歳で心筋梗塞

生活歴：喫煙歴：20歳位〜60歳位に20本以上/日，現在に至るこの20年位は全く吸っていない．飲酒：機会飲酒．持参薬なし

↳病歴からまずどう考える？

　主訴はめまいである．「めまい」は以下の**4つの相異なる症候**を反映したあいまいな言葉である：

① 回転性めまい（vertigo, spinning：平衡機能の障害）
② 気が遠くなる（presyncope, fainting：脳循環の低下）
③ 浮遊感・不安定感（dysequilibrium, failing：歩行の不安定感）
④ どれにも分けがたい「めまい」（light headedness：不安）

　この患者の病歴の「めまい（ふわっと浮き上がるような）」は，presyncopeかdysequilibriumか識別が難しく，より詳細な聞き取りが必要である．回転する要素があるのか，気が遠くなりそうな感じか，気を失いそうになるか，を改めて問うと，回

転する要素はなくpresyncopeであった．

気が遠くなるpresyncopeには，**血圧が急に低下するような病態を心臓と血管に分けて考えてみる習慣**をつけよう．心臓では，徐脈性および頻脈性不整脈，大血管の閉塞機転である大動脈弁狭窄や肺塞栓，急に心機能が低下するような狭心症，などを考える．血管では，神経調節性が多く，薬剤性（降圧薬など）などを考えて，さらに病歴を詰めていく．ほかに貧血，とりわけ最近の失血（消化管出血など）の確認を要する（表1）．めまい（presyncope）の鑑別を考えるうえでは失神（syncope）の鑑別が参考になる（表2）．

薬剤歴は特に重要である．抗不整脈薬，ジギタリス剤，降圧薬（特にCa拮抗薬，β遮断薬が調律に関連する），QT延長をきたしうる薬剤（向精神薬，エリスロマイシンなどの抗生物質，抗アレルギー薬の一部，など）を中心に，必ずお薬手帳を確認しかかりつけ医からの情報提供を受けて，現在内服しているものを確認する．

発作性の症状では，誘因が診断を詰めるきっかけになる．起立時や運動中断直後の強い浮遊感は神経調節性失神でみられやすく，トイレでの失神や浮遊感では排尿失神を注意するなどである．精神的ストレスに誘発されたものはうつやパニックかもしれない．

表1　気が遠くなる（presyncope）の成因

1．立位で必要な脳循環を維持できない場合（起立性低血圧）
脱水
高温の室内
末梢神経系でのα遮断
下半身での血液貯留
起立姿勢性頻脈症候群（postural orthostatic tachycardia syndrome）
カテコラミンによる末梢α受容体のダウンレギュレーション
2．脳血管れん縮
過換気
可逆性脳血管れん縮症候群（Call-Fleming syndrome）
原因不明
カテコラミン刺激物質の使用（コカイン，やせ薬，など）
3．心拍出量の減少
大動脈弁狭窄症
閉塞型肥大型心筋症
虚血性心疾患
不整脈
バルサルバ手技
4．神経調節性
圧受容体反射の過敏
全身血管拡張
迷走神経緊張

文献1より著者訳

表2　失神の鑑別

> A. 血圧＝（拡張末期容積－収縮末期容積）×心拍数×末梢血管抵抗
>   拡張末期容積が低下（心室充満が不足）
>   脱水，出血，肺塞栓，心タンポナーデ
>   収縮末期容積が増加（駆出の低下）
>   大動脈弁狭窄，肥大型心筋症
>   心拍数の異常
>   頻脈性：心室頻拍，WPW症候群の上室性頻拍
>   徐脈性：神経調節性失神（心抑制型），洞機能不全症候群，房室ブロック
>   末梢血管抵抗が低下
>   神経調節性失神（血管拡張型），薬剤性，頸動脈洞の過敏，感染性ショック
> B. てんかん
> C. 低血糖
> D. 低酸素
> E. 脳血管の閉塞：椎骨脳低動脈不全，鎖骨下動脈閉塞（subclavian steal）

文献2より，著者抄訳．
理解しやすい鑑別表．同書p.440では，失神を主訴とした場合の "red flags" として心不全，胸痛か冠動脈疾患，先天性心疾患，有意な心雑音，心電図異常，動悸，高齢，労作時の失神，臥床中の失神，突然死の家族歴，低血圧をあげており，高リスクの「心原性失神」として入院させ，心電図モニター，心エコー検査などを進めることとしている

経過1　身体診察の結果

身長150 cm，体重65 kg，体温36.3℃，脈拍65回/分，血圧170/87 mmHg，SpO_2 97%．意識清明，貧血・黄疸なし．呼吸音に異常なく，心音整，心雑音なし．腹部平坦軟，圧痛なし．神経学的所見に異常なし．起立性低血圧は認めなかった．

➡ 身体所見から考えられることは

心雑音がないことから弁膜症・閉塞性肥大型心筋症，先天性心疾患は否定的である．**脈圧が大きい場合**，①大動脈弁逆流，②上行大動脈が硬い大動脈炎や高度の動脈硬化，③甲状腺機能亢進や動静脈奇形などによる高心拍出量状態を考える．高度動脈硬化と高安大動脈炎で頸動脈洞反射亢進によるめまい（presyncope）や失神が鑑別にあがる．また血圧が高いので降圧薬を処方されていないか確認を要する．起立によって収縮期圧で－20 mmHg，拡張期圧で－10 mmHg以上低下すれば**起立性低血圧**である．

経過2　入院時ルーチン検査所見の結果

血液・生化学的所見：TP 6.7 g/dL，Alb 4.1 g/dL，AST 26 IU/L，ALT 19 IU/L，**LDH 235 IU/L**，AL-P 243 IU/L，γ-GTP 23 IU/L，T-Bil 0.87 mg/dL，Ch-E 268 IU/L，CK

159 IU/L, **TG 155 mg/dL**, LDL 147 mg/dL, HDL 51.1 mg/dL, UA 6.1 mg/dL, BUN 15.1 mg/dL, Cre 0.84 mg/dL, Ca 9.1 mg/dL, 血糖 81 mg/dL, **BNP 56.3 pg/mL**, eGFR 66.5 mL/分, Na 142 mEq/L, K 4.4 mEq/L, Cl 107 mEq/L, **WBC 3,680/μL**, RBC 532万/μL, Plt 17.9万/μL

心電図：1度房室ブロック（PR間隔 0.265秒），左房負荷，Ⅲ, aVFでQ波を認める（図1）．
胸部X線写真：CTR（心胸郭比）＝57％，やや心拡大

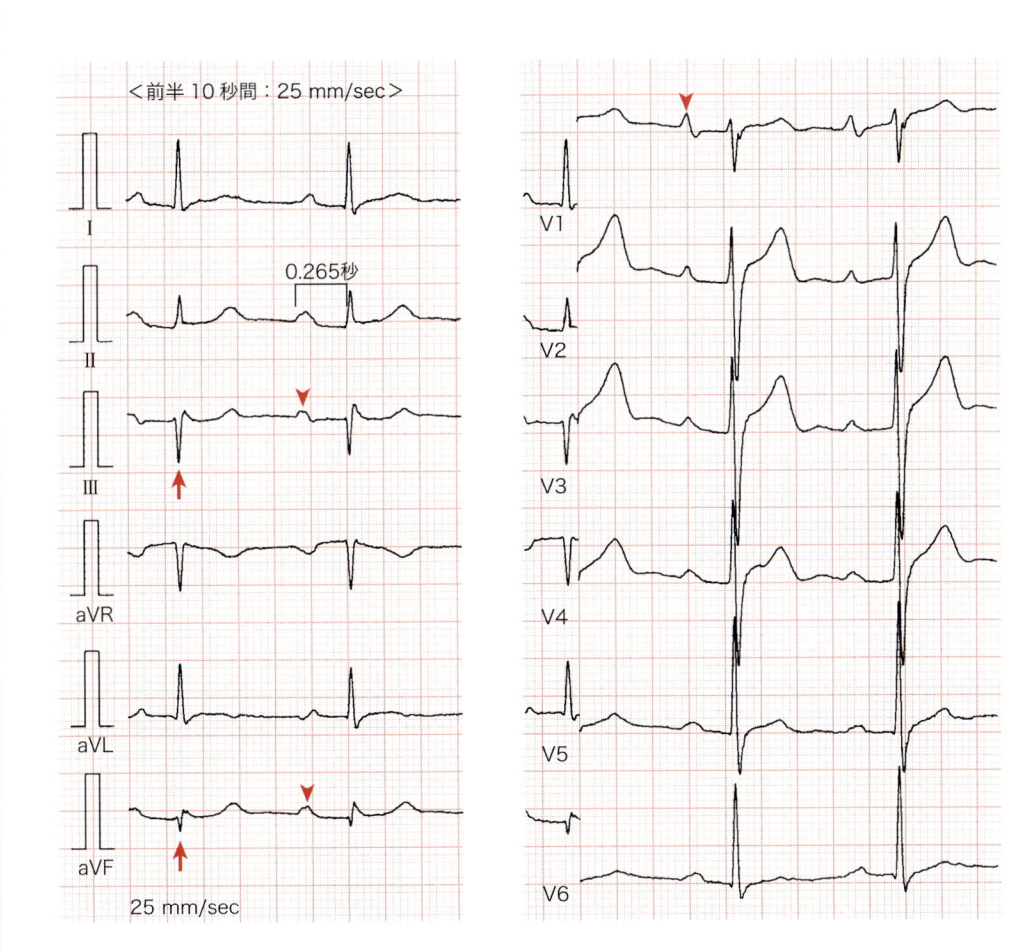

図1　初診時12誘導心電図

1度房室ブロック（PR間隔 0.265秒），Ⅲ, aVFでQ波（→）を認める．▶：（Ⅲ, aVF）二峰性，（V1）二相性P：左房負荷

▶検査結果から考えられることは？

　症状と関連して注目する点は，貧血がないこと，糖尿病がないのでそれによる末梢神経障害の心配がない．電解質異常がなく，腎機能やヘマトクリット値などと合わせ

て脱水はなさそうだ．BNP値から拡張障害を含む明らかな心機能障害はなさそうである．
　さて心電図だが，下壁誘導の異常Q波は陳旧性心筋梗塞といっていいだろうか．Q波の幅は狭くⅡ誘導にQ波を認めないことから"possible MI"（心筋梗塞の可能性あり）と診断される．心エコー検査によって下壁の壁運動を確認した方がよい．また1度房室ブロックは症状と関連する所見だろうか．左房負荷所見は意味をもつだろうか．**成人の左房負荷では**，左室肥大に伴う左房負荷，心筋虚血，左房拡大，僧帽弁弁膜症を疑うので，心エコー検査が必要である．房室ブロックと虚血の評価にはホルター検査がよい．

経過3　追加検査の結果

心エコー検査では，軽度の左房拡張（左房径42 mm）のほかには異常を認めなかった．ホルター心電図では，発作性心房細動と最大7.58秒のポーズを認めた．このいずれも症状を伴わなかった．また心筋虚血を示唆するST変化は認めなかった（図2）．

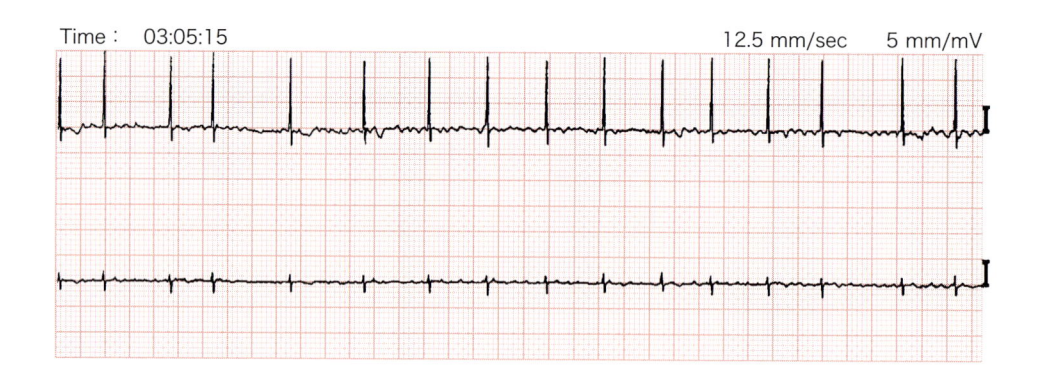

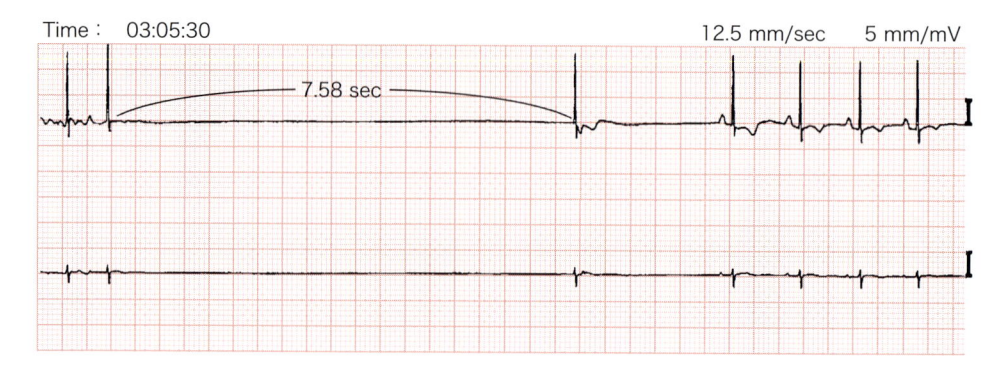

図2　ホルター心電図
心房細動から洞調律へ戻るときに7.58秒のポーズを認め，房室接合部調律で補充が1拍あって，P波を伴った洞調律となっている．深夜3時過ぎで自覚症状なし．注意深く見ると洞調律へ戻った後，ST低下を伴って陰性T波となっている．これは頻脈発作後のためであろう

ホルター心電図からわかることは？

まず，めまい–presyncope という症候に対するホルター心電図検査の適応を考えてみよう．ホルター心電図の長所は，症候性のみならず無症候性の調律異常や虚血性変化を捉えることができることである．短所は検査が24時間に限られ，ホルター心電図計をつけている間に症状が出ないと役に立たない．したがって**ホルター心電図検査による診断の感度には，症状出現の頻度が決定的条件である**．発作頻度が1〜2カ月に1回という頻度の場合には診断価値は低くなる．その場合には，**メモリーループ付きイベントレコーダー**を利用する．この検査では，1週間〜10日程度装着して，症状が出たときにボタンを押すと，押す前2〜3分と押した後30秒〜1分（メモリー量は限られているので，何回記録するかの設定による）の心電図記録が得られる．患者が症状を自覚し，ボタンを押そうと考えたときの心電図も記録されることが強みである．短所は無症候性の異常所見を得られないこと，1チャンネルで情報量が限られること，アーチファクトに弱いこと，などである．

「症状は月に2回ほど発現する」という頻度では，ホルター心電図によって発作を捉えることは困難であると考える．

この所見をどう考える？

ホルター心電図によって，症状とともに洞停止が捉えられれば診断が確定する．逆に症状があるときに心電図異常がなければ不整脈は否定される．今回の記録では，就眠中の長いポーズであったためか，症状を伴わない洞停止であった．では，**洞停止は，何秒以上は病的であろうか**，また症状の出現に関与するのであろうか？ 3秒以上の洞停止，ないし症状と対応した2秒以上の洞停止は診断的価値ありとされている．図3は別な症例で，1回の洞停止時間は3〜4秒であるが，くり返し洞停止を起こしており，患者は「気が遠くなりそう」であった．

（次ページに続く）

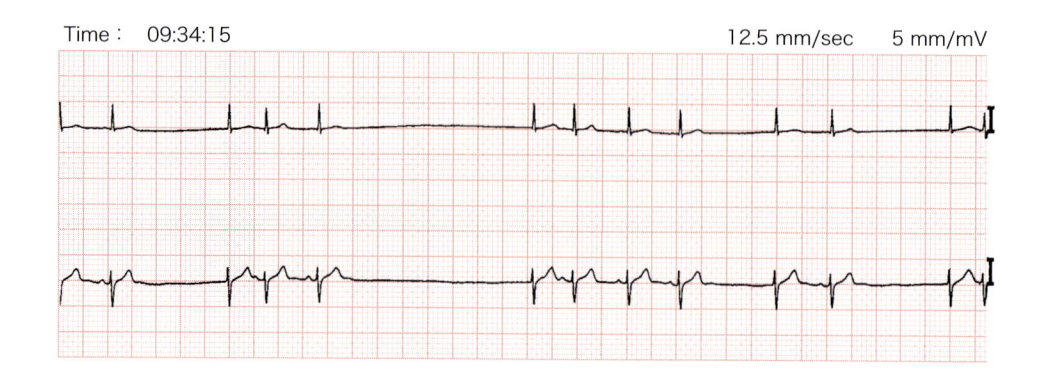

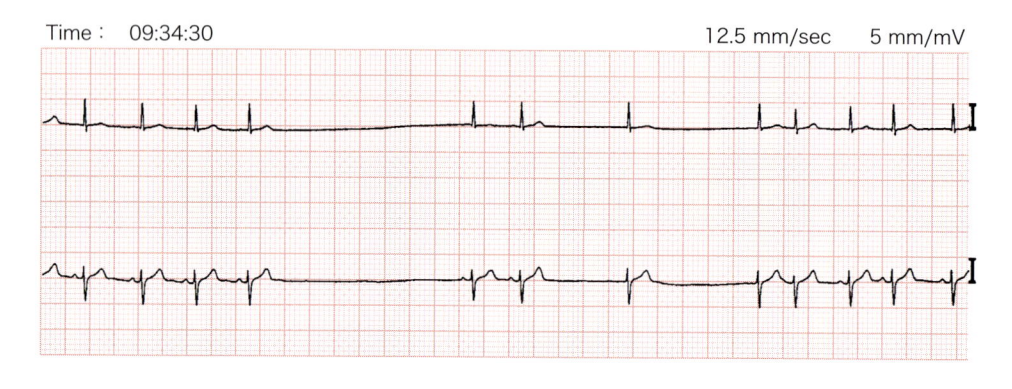

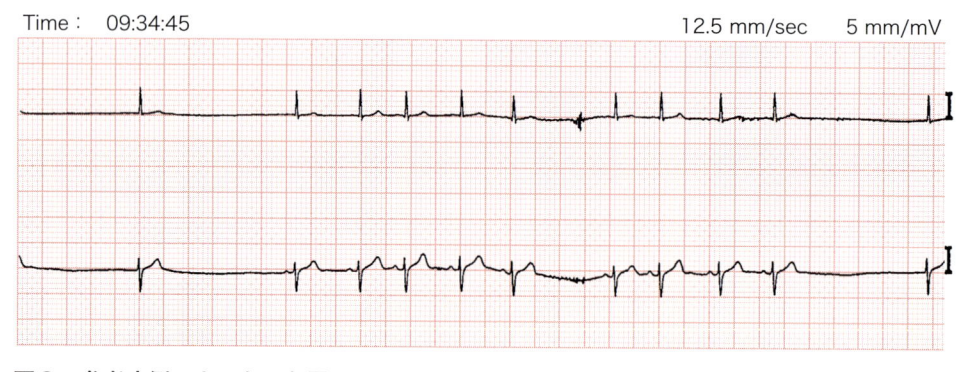

図3 参考症例のホルター心電図
洞調律で頻回に3〜4秒の洞停止を認める

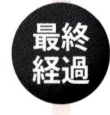

最終経過

その後の経過

自覚症状を伴う洞不全症候群としてペースメーカー植込み術適応と考えられ，S病院紹介受診．早めのペースメーカー植込み術を希望され，ただちに入院となった．

↳これまでの所見も含めて，治療方針はどうする？

ペースメーカー植込みのクラス−1適応は，「症状ある徐脈」である．今回のようなpresyncopeの「めまい感」も含めて失神や心不全症状が徐脈と対応し関連付けられることが大切である．3度房室ブロックと洞機能不全症候群であるものの症状を伴わない場合はクラス−2適応と考える．

教訓

- 「めまい」という訴えの内容をしっかり吟味して4つの方向に分け，正しい方向へ診断を進め始めることが大切である
- 症状と心電図上の徐脈所見を対応させることが大切である
- ホルター心電図検査の長所・短所を押さえたうえで，検査を選び解釈したい
- 「症状ある徐脈」が永久ペースメーカー植込みの適応である

文献・参考図書

1) Case Records of the Massachusetts General Hospital. Case14-2010 : A 54-year-old woman with dizziness and falls. N Engl J Med, 362 : 1815-1823, 2010
   ↑起立−頻脈症候群の鑑別から褐色細胞腫の診断に至った興味深い例．

2) Stern, S. D., Cifu, A. S., Altkorn, D. : I have a patient with syncope. How do I determine the cause? Symptom to Diagnosis. 2nd ed., McGraw-Hill, p.420, 2010
   ↑臨床実習・初期研修・総合診療・ERで「考える人」に最適のテキスト．

第1章 Basic 救急での対応の基本

めまいの身体診察法（総ざらい）

内藤理恵

Point

- 眼振などの所見をとる際には，十分な時間をかけるように心がける
- 所見の再現性については，複数の医師により確認するとよい
- 正確な眼振所見をとることが，めまい診断の助けとなる

■ はじめに

　　回転性めまいの多くは末梢性であるが，Wallenberg症候群，小脳血管障害，などの中枢性病変においても生じうる．また，良性発作性頭位めまい症の場合，眼振所見が確定診断につながる．**めまい診療では，眼振などの身体所見を確実にとれるかどうかが，診断上非常に重要**となるので，本稿では，救急外来で行えるめまい患者の身体診察について解説する．

　　なお，一般神経学的検査〔脳神経所見，深部腱反射，協調運動（指−鼻試験，踵−膝試験，adiadokokinesis（変換運動障害），など）〕については，成書[1]を参照されたい．

1 体平衡検査

　　四肢軀幹の静的・動的な平衡機能を評価する．閉眼することで，視覚の情報が遮断され，内耳平衡覚と下肢深部知覚のみが作動するため，閉眼時の所見が重要視される．

　　検査の際には，履物を脱がせる．検者は，患者の不意の転倒に備えるべく，患者の近くで介助できる体制をとりつつも，患者に接しないように観察する．

❶ 両脚直立検査（Romberg試験）（図1）

　　両足の内側縁が接するようにそろえて直立し，1〜2m前方の適当な視標を注視した状態で30秒立ち，次に，閉眼して30秒間の身体動揺を観察する．

　　開眼時も閉眼時も動揺の程度に変化がない場合を，**Romberg陰性**とし，開眼時は動揺が少なく，閉眼時に明らかな動揺や転倒がある場合を，**Romberg陽性**とする．

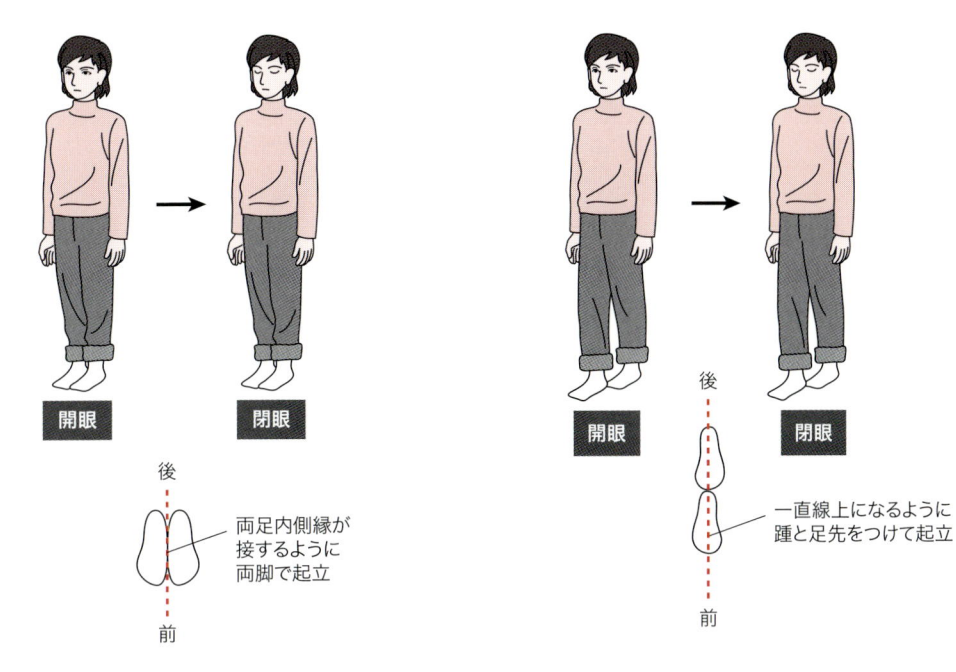

図1 両脚直立検査（Romberg 検査）

図2 Mann 検査

中枢病変の場合，開眼時に，すでに動揺が著しい．

開閉眼での動揺差が著しい場合（Romberg 陽性）は，深部知覚の障害，もしくは，両側前庭障害が疑われる．

❷ Mann 検査（図2）

一側の足先と他側の踵をつけて，両足を前後一直線となるように直立し，1〜2 m 前方の適当な視標を注視した状態で30秒静止した後，閉眼して30秒静止した際の身体の動揺，転倒を観察する．さらに，前後に置く足を換えて同様に検査する．開眼，または，閉眼30秒以内の転倒を異常とする．

中枢病変の場合，開眼時に，すでに動揺が著しい．同一方向への転倒傾向は，同側の前庭の障害が疑われる．

❸ 足踏み検査（図3）

平坦な床上で，両手を水平に挙げた状態で閉眼し，その場で50〜100歩足踏みを行い，足踏みした後の身体の動揺の程度や身体偏倚の角度を調べる．

100歩足踏み後の身体回転角度が

0〜44°：正常

45〜90°：移行帯

91°〜　：異常（偏倚）

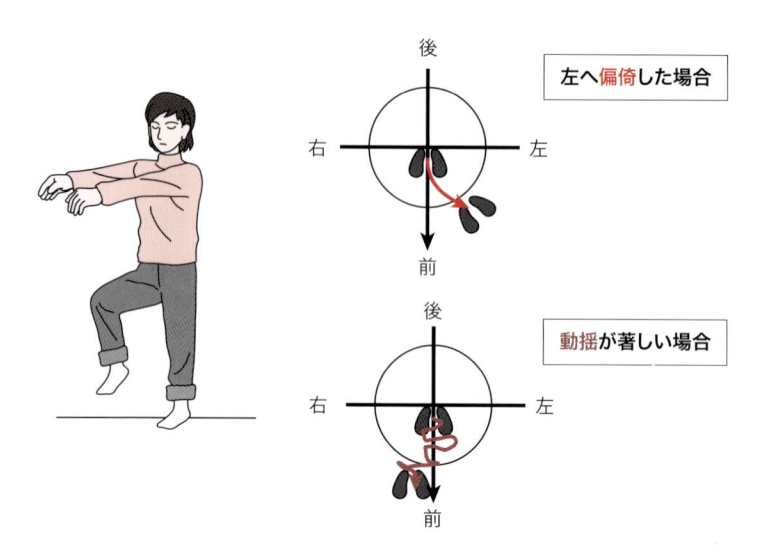

図3 足踏み検査

とされる．簡易法として，50歩で行われることもある．

膝や腰の疾患があると影響を受けることがあるので，注意が必要である．

一方向への偏倚は，同側の末梢前庭障害が疑われる．また，著明な動揺・転倒傾向は，両側前庭障害，中枢障害，あるいは，深部知覚障害などが疑われる．

> **MEMO ❶** 他の検査で異常ないが，Romberg陽性で，転倒しそうで転倒することのない，わざとらしい動揺をきたす場合，心因性めまいの場合がある．

2 眼振検査

❶注視眼振検査（図4）

被検者の正面から50 cm離れた位置で，検者が示した指先などの指標を，左右上下30°の方向で静止させ，これを30秒間注視した際の，眼振の有無や特徴などを調べる．検査の際には，顔を動かさず目だけで追うように指示し，さらに，顔が動かないように，片手で前額部を押さえたまま，指標を示すとよい．

指標を左右30°以上外側へ角度をつけて注視させると，生理的な極位眼振を検出することがあるので注意すべきである．

注視眼振検査にて，左右注視時に注視方向への眼振（左右注視眼振）や，左右上下注視方向への眼振（完全注視方向性眼振），純回旋性眼振，垂直性眼振がみられる場合は，中枢性病変を疑う．

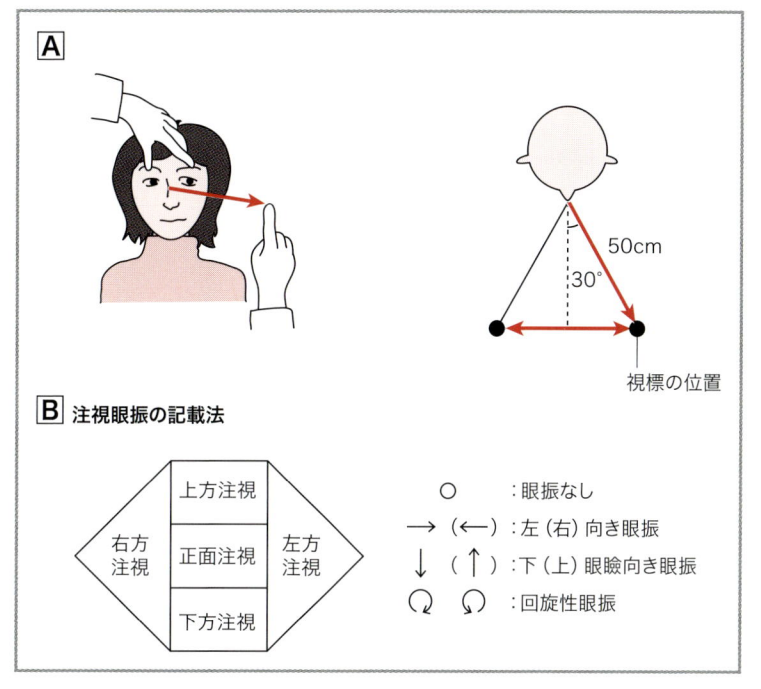

図4 注視眼振検査

A

B 注視眼振の記載法

○：眼振なし
→（←）：左（右）向き眼振
↓（↑）：下（上）眼瞼向き眼振
↻ ↺：回旋性眼振

> **MEMO ❷** 注視眼振検査の際，左右眼の非共同運動や眼球運動制限の有無についても確認すると，より多くの情報が迅速に得られる．

❷頭位眼振検査（図5）

　身体平衡系の左右差が生じた場合に自発的に現れる自発眼振や，頭位を換えた際の耳石器の刺激で生じる頭位眼振を検出できる．

　Frenzel眼鏡下で，仰臥位，左右下頭位，懸垂頭位，懸垂左右下頭位へ，**3～5秒かけてゆっくり**動かした後の，各頭位での眼振所見を観察する．この際，各頭位で最低10秒程度は頭を静止して観察すると，眼振所見を確実に確認できる．

> **MEMO ❸** 頭位を変えた際，めまい感の増強の有無についても留意する．中枢性めまいでは，患側下頭位の方が，自覚的に楽であり，末梢性めまいでは，健側下頭位の方が自覚的に楽であるということが多い．

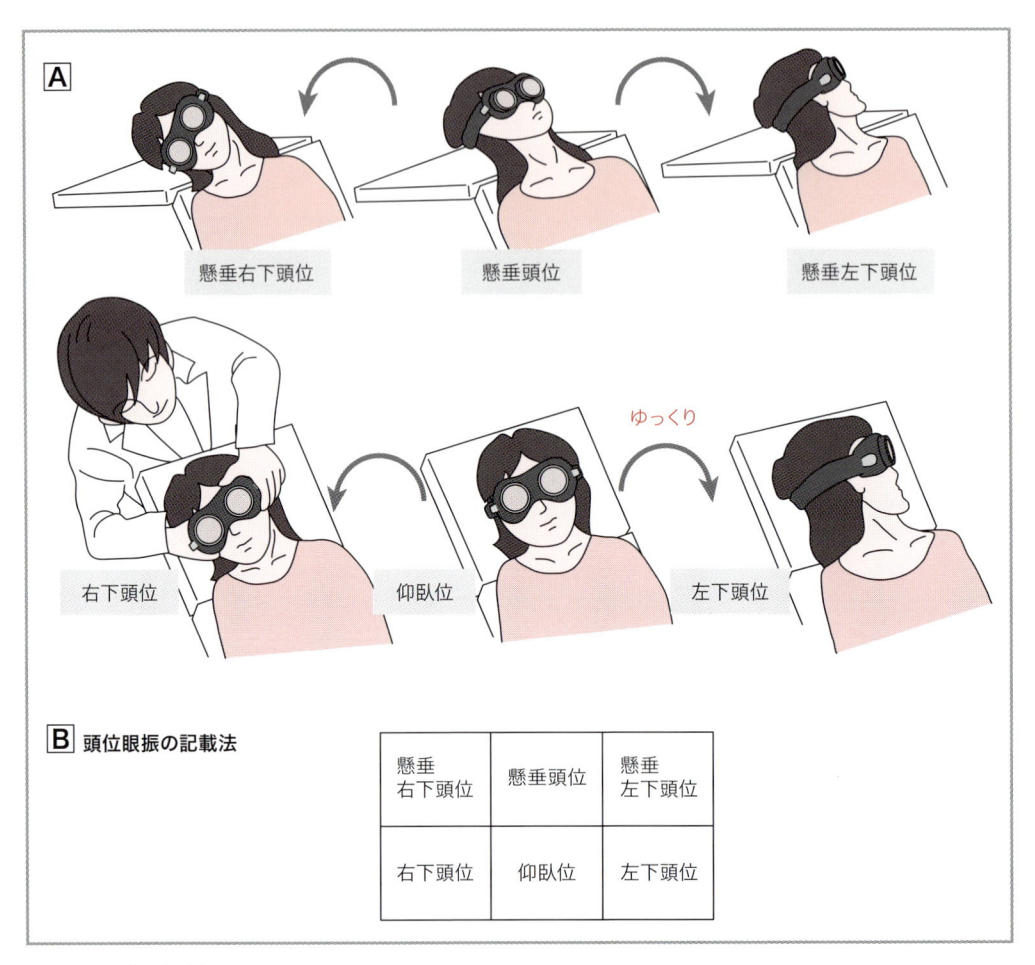

図5 頭位眼振検査

❸頭位変換眼振検査（図6）

　　Frenzel眼鏡下で，座位から懸垂頭位，懸垂頭位から座位へと急速に頭位を変換させた際の眼振所見を観察する**Stenger法**と，座位頸部右回旋位から懸垂右下頭位，または，座位頸部左回旋位から懸垂左下頭位，懸垂右下頭位から座位頸部右回旋位，または，懸垂左下頭位から座位頸部左回旋位へと，急速に頭位を変換させて検査する**Dix-Hallpike法**がある．

　　Stenger法では，座位から懸垂頭位へ変換すると，両側の後半規管が刺激され，また，懸垂頭位から座位へ頭位変換すると，両側の前半規管が刺激されるため，潜在する垂直性眼振を誘発するのに優れた方法である．小脳や脳幹の障害の場合，懸垂頭位で下眼瞼向き垂直性眼振が誘発されることがある．

　　一方，Dix-Hallpike法は，一側の後半規管と，対側の前半規管を，同時に刺激する方法で，潜在する回旋性眼振を誘発しやすい．後半規管型BPPVの眼振検出に優れている．

　　いずれの方法においても，**検査時の頭位の変換は，1〜2秒となるべくすみやかに行い，かつ，何回かくり返して行い**，各頭位にて，眼振所見は10秒以上観察する．この際，めまいが誘

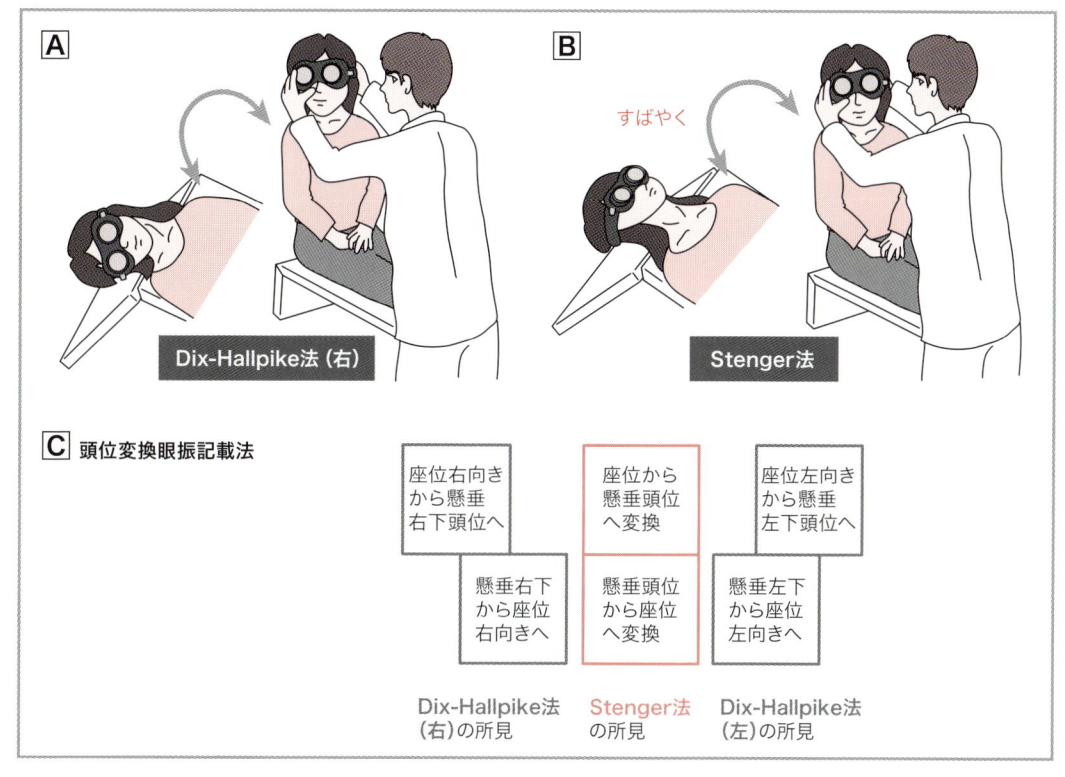

図6 頭位変換眼振検査

発される可能性があること，誘発されてもベットから転落しないように留意していることを説明し，めまい感が生じても開眼したままで，閉眼しないように指示してから行うとよい．

脳圧亢進や脳出血，頸椎の損傷などの危険があると思われる際には行わない．

特に，典型的な後半規管型BPPVの場合，頭位変換時に，数秒後から（**潜時**がみられる），回旋性眼振が誘発され，そのまま同一頭位のままにしていると，眼振は徐々に消失する現象（減衰）がみられる．反復して検査した際，眼振が出現しにくくなる現象（**疲労現象**）がみられる．懸垂頭位と座位では，回旋性眼振の方向が逆転する（**方向交代性回旋性頭位変換眼振**）．この際，懸垂頭位での回旋性眼振の急速相の側が患側である．

したがって，BPPVを疑う際には，眼振の方向，持続，潜時，減衰現象，疲労現象の有無などについて，十分に観察することが，診断の決め手となる．

Tips & Pitfalls 1

眼振所見がわかりにくい場合

頭位眼振所見は，軽微な眼振の場合，眼振の特徴がつかみにくいことも少なくない．眼振の方向がわかりにくいときには，眼瞼結膜の毛細血管の動きに注目するとよい．また，自分のとった眼振所見に自信がもてない場合には，何回かくり返し検査する，あるいは，複数の医師の目で確認してもらうとよい．

3 自律神経機能検査

❶起立検査（Shellong test）

被検者を10分間安静臥位とし，脈拍数，血圧を測定する．その後，起立させた直後，および，起立した後楽な姿勢で，どこにも寄りかからずに立ったままで，1分後，5分後，10分後に，脈拍数，血圧を測定する．

> **起立検査　陽性基準**
> ・脈圧狭小 16 mmHg 以上
> ・収縮期血圧低下 21 mmHg 以上
> ・脈拍数増加 21/分以上
> ・あるいは，検査中に気分不快が生じて検査を中断した場合

起立性調節障害（orthostatic dysregulation：OD） によるめまいは，自律神経障害によるもので，自律神経機能障害から循環調節機能の失調が生じると，起立時の圧受容器反射の障害をきたし，末梢静脈血のうっ滞のため，拡張期血圧の上昇，静脈還流量の減少や，心拍出量の減少，収縮期血圧低下，脳血流量の低下をきたし，めまいや立ちくらみをきたすと考えられている．上記の起立検査が診断の一助となる．

■まとめ

以上の身体診察法を表にまとめる．
診察の流れ（一例）としては，以下のように行う．

> まず最初に，問診をとりながら，意識レベル，難聴の有無などに留意
> → 一般神経学的所見の確認
> → 注視眼振検査，眼球の共同運動や瞳孔の異常の有無などもみる
> → Frenzel眼鏡の装用などによる非注視下眼振の有無について確認
> 　（頭位眼振検査，頭位変換眼振検査）
> → 体平衡所見の確認（直立検査，Mann検査，足踏み検査）
> 　ただし，立位不可能な症例では，省略

文献・参考図書

1）田崎義昭，斉藤佳雄：「ベッドサイドの神経の診かた」南山堂，1998
↑中枢神経疾患に対する，基礎的な身体診察法について，わかりやすく解説している．

2）「『イラスト』めまいの検査 改定第2版」（日本めまい平衡医学会 編），診断と治療社，2009
↑めまいに関する検査，めまいに関連した解剖・生理，さらに，めまいをきたす疾患など，めまい全般について解説されている．

3）「めまいの医学」（神崎　仁 編），南山堂，1995
↑末梢〜中枢前庭疾患によるめまいのみならず，各診療科に関連しためまいについて解説されており，めまいを訴える患者の総合的な診療に役立つ．

4）「めまい　その基礎と臨床」（小松崎篤 編），医薬ジャーナル社，1986
↑眼球運動の検査，眼振および異常眼球運動所見とその意義について，詳細に解説されており，知識の整理に有用である．

表 めまいの身体診察法

体平衡検査	Romberg試験	・開眼時にすでに動揺が著しい → 中枢病変
		・開閉眼での動揺差が著しい（Romberg陽性） 　→ 深部知覚障害，両側前庭障害
	Mann検査	開眼or閉眼30秒以内の転倒＝異常
		・開眼時にすでに動揺が著しい → 中枢病変
		・同一方向への転倒傾向 → 同側の前庭障害
	足踏み検査	100歩足踏み後の身体回転角度 　0〜44°：正常 　45〜90°：移行帯 　91°〜：異常（偏倚）
		・一方向への偏倚 → 同側の末梢前庭障害
		・著名な動揺・転倒傾向 → 両側前庭障害，中枢障害，深部知覚障害
眼振検査	注視眼振検査	左右注視方向性／完全注視方向性／純回旋性／下眼瞼向き垂直性／上眼瞼向き垂直性 → 中枢性
	頭位眼振検査	方向交代性上向性頭位眼振／方向交代性下向性頭位眼振／垂直性下眼瞼向き頭位眼振 → 中枢性
	頭位変換眼振検査	・Stenger法で懸垂頭位で下眼瞼向き垂直性眼振 → 小脳・脳幹障害 　→ 中枢性
		・方向交代性回旋性頭位変換眼振（潜時，減衰，疲労現象あり） 　→ 後半規管型BPPV
		眼振検査全体では，下記のような所見の際にBPPVの診断が可能となる ・水平半規管型BPPV（半規管結石症）（眼振は一過性） ・水平半規管型BPPV（クプラ結石症）（眼振は一過性） ・後半規管型BPPV（潜時・減衰・疲労現象あり，方向交代性回旋性頭位変換眼振） 　→ 末梢性 ・定方向性 → 末梢が多いが，中枢性でも生じることがある
自律神経機能検査	Shellong test	・陽性 → 起立性調節障害

第1章 Basic 救急での対応の基本

めまいの画像診断
CT / MRIの適応をはっきりさせる

神田　大，渡辺英寿

Point

- バイタルサイン，神経症状など，「おかしい」と判断したら，頭部CTを施行することをためらわない
- 嘔吐，体動が著しい，急変が予想されるときは，急性期検査としては頭部CTが望ましい
- 神経症状の評価は，異常と判断すれば，なお頻回にチェックを行い，悪化と判断したら，CT再検査をためらわない．また逆に，CT所見から「起こりうる危機」を予測し，備える必要がある
- 脳梗塞鑑別のためのMRIを施行するときは，神経学的異常所見と，その責任病巣を想定して撮影条件を考える．MRAの追加も適宜検討する
- 既往歴として，高血圧症，糖尿病といった，血管病変の合併が強く疑われる場合は，頭部のみならず頸部MRAまで検討する必要がある．ただし，椎骨動脈のMRAの読影は，難しいので，安易に「所見なし」としない

■ はじめに

　救急搬送される傷病者のうち，めまいが占める割合は約2.5％という報告がある．病歴，一般所見あるいは神経学的所見を正確にとることが重要であることはいうまでもないが，その診断の手段として，早期にCT / MRIが選択される機会は年々増えている[1]．

　めまいについては，器質的疾患を鑑別することが非常に重要である．めまいを呈する主な脳血管障害，およびその原因を列挙するだけでも表のごとく多岐にわたる[2]．脳神経外科的治療を必要とする疾患は，症状の進行が，後遺症にとどまらず，生命の危険にかかわる問題となる．少しでもそれらを疑う徴候があれば，頭部CT / MRIの適応は診察初期に検討すべきである．

　脳外科医としては容態変化に対応する十分な準備ができていれば，適応基準を多少甘くしても，CT検査は早急に行うべきと考える．そして読影，評価，そしてさらにMRIを続けて撮影するか？に気を配るべきと考える．ここでは，私見の部分もあるかもしれないが，経験的な立場で述べていきたい．

表　めまいを呈する脳血管障害

Ⅰ．虚血性病変	Ⅱ．出血性病変
（ア）脳梗塞が直接の原因 　①　脳底動脈の病変 　②　前下小脳動脈，内聴動脈の病変 　③　椎骨動脈，後下小脳動脈の病変 　④　内頸動脈（特に中大脳動脈）の病変	（ア）小脳出血 （イ）脳幹出血 （ウ）視床，被殻出血（？） （エ）出血性ラクナ梗塞（？）
（イ）持続的血流低下がおそらく原因 　①　大脳白質病変 　②　pontine ischemic rarefaction	Ⅲ．その他
（ウ）一過性血流低下が原因 　①　脳循環自動調節能障害 　　　1．内頸動脈系 　　　2．椎骨脳底動脈系 　　　3．1＋2 　②　頭位変換，頭頸部回転 　　　1．Powers症候群 　　　2．その他 　③　その他の原因 　　　1．著明な（起立性）低血圧 　　　2．血圧変動を伴う不整脈 　　　3．動脈硬化 　　　4．megadolichobasilar artery 　　　5．遺残三叉動脈 　　　6．subclavian steal 症候群 　　　7．その他	（ア）椎骨脳底動脈系の大きな動脈瘤による圧迫 （イ）その他

1 頭部CTの適応について

❶末梢性めまいが明らかだと，頭部CTは不要だろうか？

　末梢性めまいをきたす障害部位としては，内耳障害と，第Ⅷ神経障害に大別される（聴神経腫瘍は，腫瘍が内耳道に限局し，脳幹を圧迫しない場合に限り末梢性とする）．末梢性めまいのなかで，すぐに頭部CTを撮影すべきものがあるとすれば，外傷による側頭骨骨折を疑う場合である．内耳道内聴神経腫瘍の評価を行う場合は，MRIの方が有用である．

　意識障害，視力障害，複視，知覚障害，運動麻痺，小脳性失調など，中枢神経症状を随伴しない，第Ⅷ脳神経の症状のみと正確に判断できれば，CTをいつ撮るか？にこだわらず，CT検査に先行して，耳鼻科的な検査を優先してよいかもしれない．しかし，回転性めまいが明らかであっても，原因が内耳疾患，あるいは椎骨脳底動脈領域の障害だけではない，ということを常に念頭におく必要がある．vestibular pathwayは，第Ⅷ脳神経から延髄を経て，視床を経由し，大脳皮質の前庭皮質に投影される[3]．ということは，大脳病変でも回転性めまいは起こりうるということになる．

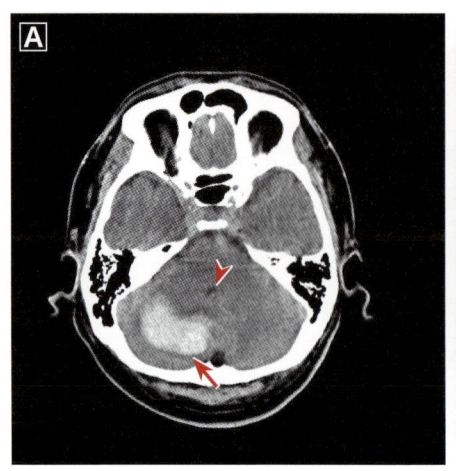

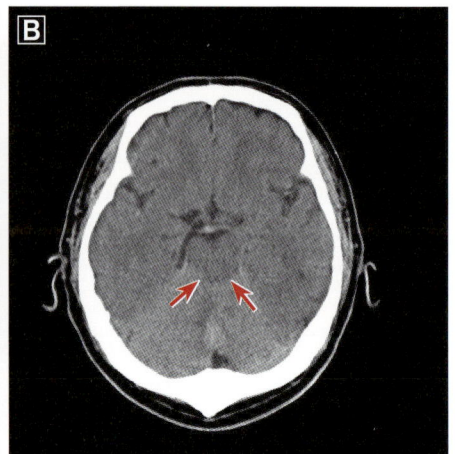

図1　小脳出血の典型的頭部CT像
A) 橋レベル，B) 中脳レベル

❷いつ頭部CTを撮影すべきだろうか？

　めまいを主訴とした患者が搬入された場合，まず気道確保，酸素投与，バイタルサインの評価と，処置をすすめる．続いてD：dysfunction of CNSの原因検索を進める．定量的な意識障害の程度（GCS，JCS），神経所見（特に瞳孔，運動麻痺の左右差）を診察する．並行して可能な限り発症状況，病歴聴取に努める．特にバイタルサイン，神経所見の異常が疑われた場合は，バイタルサインが安定化するか，あるいは急変時の処置の準備をしたうえで，頭部CTに移動する．

❸「切迫するD」＝脳ヘルニアを疑え！

　頭部CTを施行し，「白いところ」がなくて喜び，あるいはあれば「これで脳外科にまかせられる」と，そこで気が緩んではいないだろうか？ 虚血性病変は，本当に否定できるだろうか？ あるいは，後頭蓋窩病変が確認されたら，ヘルニア徴候を疑う所見がないか？ 潜んでいないかに細心の注意を払う．血圧上昇，徐脈といったバイタルサインの変化（Cushing徴候）はもちろん，「何かあったら」と，意識障害，麻痺の進行，瞳孔の変化をみることは，鉤ヘルニアを見逃さないための注意点である．加えて大孔ヘルニアの場合，頸部痛，嘔吐の増悪（嘔吐中枢の刺激），呼吸状態の悪化（失調呼吸，舌根沈下など）は，看護師はもとより，スタッフに注意を喚起すべきである．

　図1に典型的な小脳出血の1例を示す．右小脳半球を中心とした最大径3.5 cmを越える小脳出血を認める（図1A➤）．第四脳室の偏位を認めず，側脳室下角の拡大も認めないため（図1A▶），急性水頭症，脳ヘルニアをきたしていないようにみえるが，中脳レベルのスライスでは，迂回槽の消失を認め，上行性のヘルニアをきたしていることがわかる（図1B➤）．意識レベルの急激な悪化も想定して脳外科へのコンサルトを急ぐ必要がある．

2 頭部MRIの適応について

ときに，小脳梗塞，脳幹梗塞を出血よりも強く疑うめまいの場合（心房細動，脳梗塞の既往，血圧は正常範囲内，神経脱落症状が明らか），MRIがCTより先に勧められることがある．急性期所見確認のための拡散強調画像，ADCマップ（apparent diffusion coefficient map：拡散係数画像）の撮影だけであれば，さほど時間を要さない．MRIと一緒にMRA（magnetic resonance angiography）まで施行できれば，椎骨脳底動脈系の異常所見も確認できる．脳幹部は，分厚い骨で囲まれているため，CTでは骨のノイズが強く，詳細な診断には適さない．蛇足であるが，保険上の問題として，同日内にCTを行った患者に，MRI療法を行う場合，MRIを先行させる方が高点数となる，といった経済的問題から，MRIを優先するよう指導されるかもしれない．しかし，嘔吐など，体動が著しく，急変が懸念される場合は，より緊急処置の検討を要求される出血除外のためにも，頭部CTを先行させることが望ましい．

3 MRI，MRAを施行する前に考えるべきこと

MRI，MRAを施行する前に，「神経脱落症状の責任病巣はどこで，どのスライスのどこに異常が見えると予想されるのか？」が，頭の中で整理されているだろうか？

❶ Wallenberg症候群で起こりうる所見とその責任病巣を理解しよう

特にめまい診断のうえで，MRIが有効な症例の1つに，Wallenberg症候群を代表とする脳幹梗塞があげられる．その場合は，画像診断も重要だが，予想しうる神経所見にも配慮をし，入院後の指示を出す必要があることを強調したい．

典型的Wallenberg症候群の症状がそろえば，延髄外側，あるいは脳幹病変をまず確認する必要がある．バイタルサインが落ち着いていて，ペースメーカー挿入の既往などがなければ，頭部MRIがCTに優先されるべきであろう．頭部CTでは，延髄レベルの評価は，頭蓋骨のアーチファクトの影響もあり，梗塞巣の評価は困難である．

❷ MRI，MRAの所見と症状がマッチしているか？ そして「次に行うべき検査は何か？」をよく考えよう

図2に「その病気を念頭においていないと見落としてしまう」症例を呈示する．MRI検査の適応を考慮することも大事だが，局在診断の技術習得と，画像読影を漫然と行わないことを強調したい．

図2にあげる症例は「脳外科では決して珍しくない」解離性椎骨動脈瘤の1例である．めまいを主訴として，近くの病院を受診，頭部MRIでは「異常なし」．耳鼻科受診を勧められ，そのようにしたところ，「右内耳に問題があるかもしれない」と言われた．特に傷病名はつけられなかった．その後もめまい，嘔吐が止まらなくなった．右口唇のしびれと，左半身の感覚障害で救急要請．再度頭部MRIを施行すると，図2Aの延髄レベルの断面では明らかな異常は指摘できなかったが，拡散強調画像にて右延髄外側に異常高信号を認め（図2B➡），これが責任

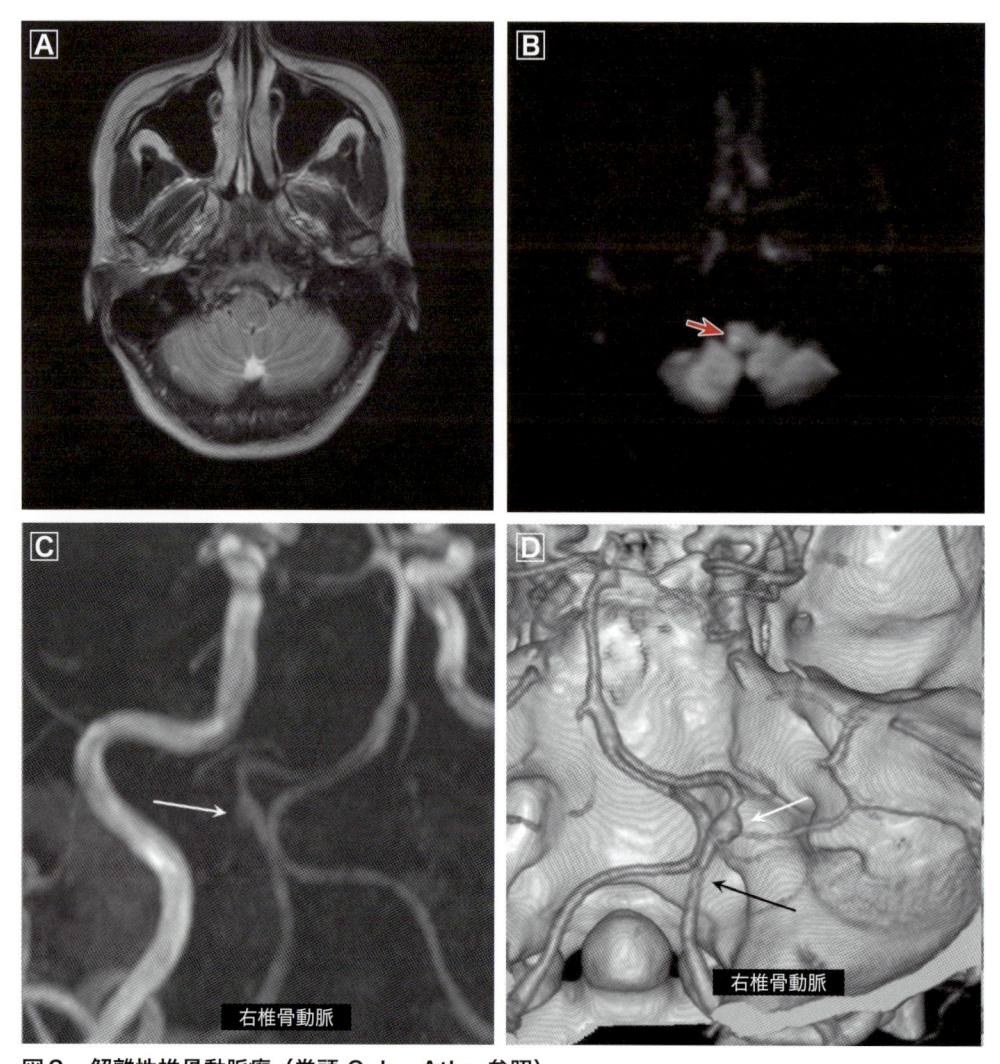

図2 解離性椎骨動脈瘤（巻頭 Color Atlas 参照）
A) 頭部MRI延髄レベル，B) 拡張強調画像，C) MRA，D) 翌日の3DCTアンギオ

病巣と判断した．MRAでは，椎骨動脈の描出が不良で，その遠位に動脈瘤を疑った（図2C⇒）．翌日，3DCTアンギオにて動脈瘤（図2D⇒）と解離による狭窄病変（→）を確認した．脳梗塞で発症した解離性椎骨動脈瘤と診断し，脳梗塞急性期治療を行い，後遺症を何ら認めず独歩退院となった．

　従来血管走行や血流障害を検索する方法として用いられていた脳血管撮影にかわって，MRAの普及により，椎骨脳底動脈領域の血管描出は非侵襲的に可能となった．ヒト椎骨脳底動脈系は，元来その走行にバリエーションが多い．例えば内径は左側の方が太い場合が多く，平均で右側の1.3倍であり，必ずしもこれらの所見がめまいと関連しているとは認め難い．しかし，これらの所見の認められるめまい症例では，所見のない症例に比べて，追跡眼球運動検査，視運

動性眼振運動検査などの平衡機能検査で異常を示す例が多く，MRAでの血管病変の検索，評価は臨床上重要である．ただし，その読影にあたっては，脳血管撮影と異なり血流状態が直接検討されるものではなく，使用装置，撮影法によってばらつきがみられるため注意を要することを付け加えたい[4]．

❸ MRI，MRAを積極的に検討してもよいと思われる場合

椎骨脳底動脈系の循環障害は，急速立位，歩行時など，また，多血症，脂質異常症，血小板凝集能の高値や徐脈，不整脈を伴うことで生じやすいと考えられている[5]．臨床的にも，めまい患者には起立性調節障害や脂質異常症をもつ者が多く，核医学検査での血流測定でも，椎骨脳底動脈系の血管の異常が軽度であっても椎骨動脈の血流速度に左右差がある場合，それに低血圧が加わるとその左右差が大きくなったり，また血清脂質が高くなるとその左右差がさらに大きく，血流速度がさらに低下することが認められている[5]．めまい患者でも，このような要因をもつことが明らかな場合は，MRI，MRAの施行は急性期でなくても，考慮すべきと考える．

■ 最後に

めまいの鑑別に関して，CTを撮影して，高吸収域がないから，あるいはMRIを撮影して，拡散強調画像で高信号域がないからと，"問題なし"と安易に判断しないことが重要と思います．やはりポイントは，詳細な問診と，よく患者の訴えを聴くことと思います．

文献・参考図書

1) Kerber, K. A., et al. : Dizziness presentations in U.S. emergency departments, 1995-2004. Acad Emerg Med, 15 (8) : 744-750, 2008
2) 篠原幸人：脳血管障害とめまい．Clinical Neuroscience, 18 (7) : 77-80, 2000
   ↑この，Clinical Neuroscienceという雑誌は脳神経外科，神経内科，精神科の専攻を希望される方には，特に定期購読をお勧めします．
3) Brandt, T. : Vestibular cortex: its locations, functions, and disorders. Vertigo. Its Multisensory Syndromes 2nd ed., p. 219, Springer, London, Tokyo, 1999
4) 上田隆志，松永 喬，藤田信哉：MRIとMRAの有用性．Clinical Neuroscience, 18 (7) : 67-70, 2000
5) 松永 喬：「椎骨脳底動脈循環障害におけるめまいの病態生理『基礎と臨床』」，診断と治療社，1997

> **関連項目**
> 第1章 問題解決型ケーススタディ Case ④
> **めまい，どういうときにMRIを撮る？**
> ▶ p.92
>
> 第1章 問題解決型ケーススタディ Case ⑤
> **CT適応のオーバートリアージ どこまで許される？** ▶ p.96

問題解決型ケーススタディ CASE 4

めまい，どういうときにMRIを撮る？

小林かおり，廣瀬保夫

関連項目　第1章 Basic 7．めまいの画像診断〜CT / MRIの適応をはっきりさせる　▶P.86

　めまいのほかに明らかな神経学的異常所見を認める場合，中枢性めまいを疑い頭部MRIを施行することについての異論はないと思われる．しかし，明らかな神経学的異常所見がない場合，初診時にMRIを施行するかどうかについては，施設により判断の基準も異なっているのが現状と考えられる．脳血管障害によるめまいと入院後に判明した症例を通して，めまいにおけるMRI撮影の適応について考えてみたい．

症例

現病歴

症　例：79歳，男性
現病歴：自家用車を運転中に突然，回転性めまいが出現し，タイヤがパンクしたような感じがした．その場で車を降りて，なんとか這いずるように近くの商店に向かい，店員から救急要請．救急車内で嘔吐1回あり．めまいは頭の位置を動かすと増悪し1〜2分持続するが，臥位で改善するという
既往歴：白内障のみで，現在，内服薬なし
喫煙歴・飲酒歴なし
ほかに頭痛・後頸部痛などの症状もなく，回転性めまい・嘔気のみを訴える．

▶ 病歴から何を考えるか？

　病歴聴取ではまずどういう"めまい"なのか，性状を確認する．ほかには，めまいの誘因・随伴症状・初回もしくは反復しているか，などの点が重要となる．
　呈示例では典型的な回転性めまいを訴えていた．回転性めまいの場合，起立性調節障害や不整脈などによるものは考えにくいが，中枢性めまいは否定できない．呈示例では今回が初回の発作であり，蝸牛症状などの随伴症状は認めず，メニエール病や突発性難聴の可能性は低いと考えた．片頭痛などの既往もなく，脳血管障害のリスク因子となりうる高血圧症，糖尿病，脂質異常などを指摘されたことはないとのことであった．

頭位変換による症状増悪から良性発作性頭位めまい症の可能性を疑った．良性発作性頭位めまい症の持続時間は一般的には1分以内といわれるが，やや長い印象はあった．

経過1　身体所見

意識清明．血圧 159/85 mmHg，脈拍 64/分（整），体温 36.3℃，呼吸数 12/分，SpO$_2$ 98%．結膜貧血なし．胸部聴診 雑音なし．眼球運動は制限なし．**右注視時水平性眼振を認めた**．眼振は固視で軽減せず．複視なし．
難聴・耳鳴なし．顔面筋力左右差なし．顔面触覚・温痛覚左右差なし．挺舌正中．構音障害なし．Barré試験陰性．Mingazzini試験陰性※．四肢の温痛覚左右差なし．手回内回外試験・指鼻試験・膝踵試験はsmooth．**体平衡の検査は未実施**．

➡ 身体所見から何を考えるか？

右注視時水平性眼振を認めたが，中枢性めまいを積極的に疑うような垂直性・回旋性・注視方向性眼振は認めなかった．ほかにめまい以外の神経学的異常所見は認めなかった．ただし嘔気が強く，体平衡に関する検査や頭位変換眼振などは施行しなかった．

※Mingazzini試験：股関節・膝関節をほぼ90°に屈曲させて両下肢を空中に保持し，下肢の運動麻痺の有無をみる．

経過2　検査結果

頭部CT（発症後 約2時間）：異常所見なし
血液検査：WBC 5,200/μL，Hgb 12.3 g/dL，Glu 115 mg/dL，BUN 28.2 mg/dL，Cre 0.68 mg/dL，Na 146 mEq/L，K 4.0 mEq/L，Cl 106 mEq/L，CRP 0.02 mg/dL
心電図：心拍数 49/分，洞調律，正常軸，QT時間正常

➡ この時点でどう判断するか？

- 初回の回転性めまいであり，頭位変換で増悪する
- 随伴症状は嘔気・嘔吐のみ
- 神経学的所見としては右注視時水平性眼振のみだが，体幹失調は未評価
- 頭部CTでは異常所見なし

初回のめまいでもあり，粗大な病変を否定するために頭部CTを施行した．しかし，頭部CTは中枢性めまいを否定できる検査ではないことを念頭におく．特に後頭蓋窩はアーチファクトの影響を受けやすく評価が難しい．

この時点では，末梢性めまいの可能性が高いと考え，頭部MRIは撮影しなかった．しかし歩行できず，中枢性めまいは否定できないため入院のうえ経過観察とした．

最終経過

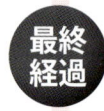

入院後の経過

入院後，めまいは軽減し嘔気・嘔吐も消失した．しかし翌日も軽度の右注視時水平性眼振が残存していた．立位で浮動性めまいを訴え，開眼で閉脚立位はできなかった．体幹失調ありと判断し，頭部MRIを撮影したところ，右小脳半球にDWI（拡散強調画像）で高信号領域を認め（図1），小脳梗塞と診断した．同部位は右後下小脳動脈領域と推測されたが，MRA（MR血管造影）では良好に描出されていた（図2）．

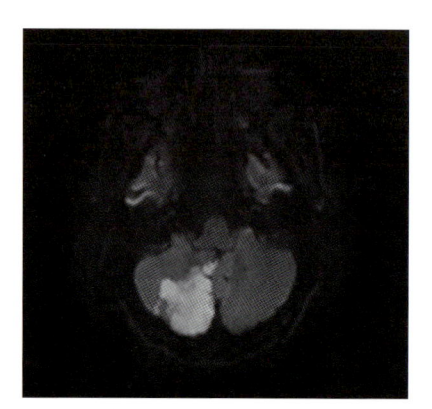

図1　頭部MRI拡散強調画像
右小脳半球に高信号領域を認める

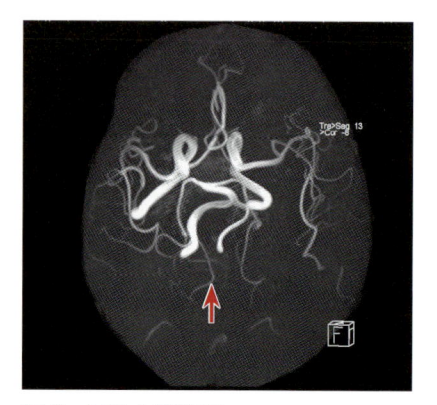

図2　MR血管造影
右後下小脳動脈（→）を含め血管は良好に描出される

●本症例から学ぶこと

　突然の激しいめまいの場合，脳血管障害の鑑別点として，眼振の性状・体平衡・脳血管障害のリスクの有無が重要となる[1]．

　呈示例では受診時には嘔気などの症状が強く，十分な頭位・頭位変換眼振検査や体平衡の検査は施行できなかった．その時点では末梢性めまいの可能性が高いと考え，頭部MRIは翌日の撮影となった．中枢性を否定できないと判断した場合，MRIをすみやかに撮影できる施設であれば，この時点で検査することを考慮してもよかったであろう．歩行障害もしくは注視方向性眼振はred flagにあげられ，中枢性めまいを疑い画像検査をすべき重要な所見とされる[2]．

　明らかな神経学的異常所見を認めない場合，まずは頭位・頭位変換眼振検査などの身体診察を通して頻度の高い末梢性めまいを鑑別することが重要である[3]．しかし，めまいの患者では本人の苦痛が強くなかなか思うように身体診察が行えないことも少なくない．救急外来では末梢性めまいと確信がもてなければ，中枢性めまいを否定しないことが重要である．中枢性が疑わしければなるべく早期に頭部MRIの施行を考慮することが望ましい．

教訓

・めまい以外の明らかな神経学的異常を認めない例で，末梢性めまいと確信できない場合は，中枢性めまいの可能性を否定せずに，なるべく早期にMRIを撮影することが重要である

文献・参考図書

1) Kevin, K. A. : Vertigo and dizziness in the emergency department. Emerg Med Clin North Am, 27 : 39-50, 2009

2) Nelson, J. A., et al. : The clinical differentiation of cerebellar infarction from common vertigo syndromes. West J Emerg Med, 10 : 273-277, 2009

3) 城倉 健：4．めまいとの鑑別．日内会誌，98：1255-1262，2009

問題解決型ケーススタディ CASE 5

CT適応のオーバートリアージ どこまで許される？

本多英喜

関連項目 第1章 Basic 7. めまいの画像診断〜CT / MRIの適応をはっきりさせる ▶ P.86

　救急外来を受診するめまい患者に対してCTの必要性をどう判断すべきかいつも悩むだろう．ときにCT検査を目的に救急外来を受診する人も少なくない．医師も重篤な疾患を見逃すリスクを考えて，「めまい症」イコール「中枢神経の病変」の流れで実施する．しかし，単純にマニュアル化しても「めまい診療」はうまくいかないことが多い．必ず身体診察を行って，CTの必要性について考えることが重要であり，頭部CTの結果を答え合わせのツールとして診療のスキルアップに利用しよう．

症例 受診までの経過

症　例：72歳 男性　日常生活は自立
既往歴：高血圧で近医より処方を受け内服中
現病歴：入院当日，起床時は特に問題なく，A.M. 6：00頃から犬の散歩に出かけた．A.M. 6：40頃急にめまい感を自覚して，歩けなくなった．携帯電話で息子に連絡し，自力では動けないため救急車要請を頼んだ．救急隊到着時，意識清明で，運動麻痺もなかった．目を開けると気持ち悪いため，目をつぶった状態のままストレッチャーで救急外来へ搬入された

▶ 病歴からどう考える？

　発症様式が突然で，症状が改善しない経過から脳血管障害をまず考える．高齢者，高血圧といったキーワードも脳出血等の血管性病変を疑う理由になる．脳卒中を疑って救急搬送された患者に，CT検査の必要性はいうまでもないだろう．しかし，めまい症は末梢神経障害，中枢神経障害，心因性など多彩であり，画像診断だけでは判断は難しいものである．まずは身体診察，神経学的診察を行う．

| 経過 1 | **身体診察，血液検査等の結果**

意識状態，GCS E3点V5点M6点，血圧 145/74 mmHg，脈拍 58回/分，呼吸数 16回/分，体温 35.3℃．身体所見は問題なく，神経学的所見では，高次脳機能障害なく，見当識障害なし．瞳孔不同なく，眼球運動障害なし．眼振なく，聴力低下，構音障害もみられない．四肢に麻痺はなく，感覚障害もみられない．歩行時において左方向へずれ，真っ直ぐに歩くことができない．12誘導心電図では洞調律，異状なし．胸部単純X線写真異常なし．血液検査も血糖180 mg/dL以外に異常なし．

⇨CT検査を実施する前に鑑別疾患を考える癖をつける

頭蓋内に起こり得る病態を予測して，CT検査を行うこと!! 結果は図1に示すように，出血性病変はない．テント上病変も特記すべきものはない．さて，この結果で頭蓋内出血性病変に伴う中枢性めまいを否定できる．

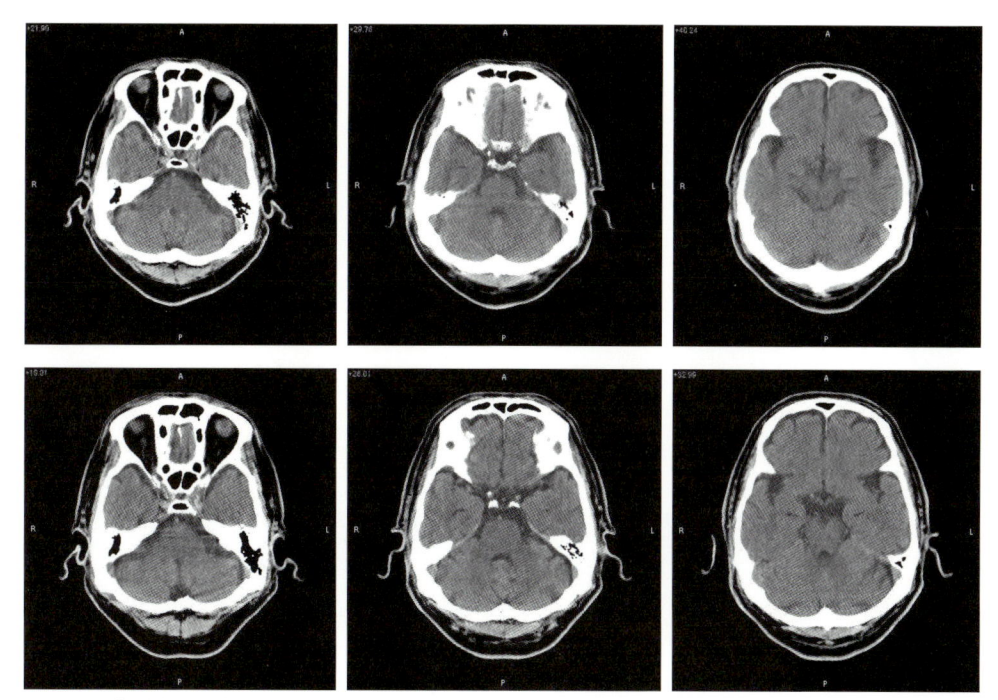

図1 頭部単純X線CT（上段：来院直後，下段：入院翌日）
アーチファクトのため，小脳，脳幹部の評価が困難な状況．小さな病変はCT画像では同定が困難である

⇨CT所見をどう見るか？

ここでは2つのことを考える．まず着目するのは，頭蓋内病変が，本当に正確に評価できているのか？ 実はCT検査にはアーチファクトがあり，頭蓋内病変の評価を制限する（表1）．

表1　CT画像上のアーチファクト

① ビームハードニングアーチファクト （beam-hardening artifact）	骨と軟部組織の間で強いコントラストの境界面（骨の直下等）で，交互に並ぶ白と黒の線状模様にみられる．頭蓋底の骨が厚い後頭蓋窩（橋付近）や中頭蓋窩にみられる．構造的なものが原因であるため，避けることが困難
② 部分容積効果 （partial volume artifact）	CT信号であるボクセル（voxel）が平均化されて生じる．骨と軟部組織の中間の吸収値を示して，異常所見がマスクされたり，あるいは異常に見えることがある．スライス厚が大きいほど起きやすいため，後頭蓋窩では5 mmのスライス厚が標準である
③ モーションアーチファクト （motion artifact）	患者の動きに由来するものであり，高速スキャンで少なくなる．最近のヘリカルCTでも，不穏状態の患者ではみられることが多い

　次に，検査の限界について知っておく必要がある．CTの解像度はスライス厚を薄くするほど上がるが，それでもスライス厚未満の病変は同定することが困難である．すなわち，テント下の5 mm前後の病変を同定することは困難である．
　「オーバートリアージを容認してCTを実施する」ということは，異常所見がない患者も含むことになる．果たして画像検査で異常がないので安心していいのだろうか？本例のように，神経症状があるにもかかわらずCTで異常がない場合には，必ずその原因を追究する姿勢が必要である．
　本例では緊急MRI検査を実施し，以下の所見が得られた．

経過2　頭部MRI

頭部MRI（プロトン拡散強調画像）で小脳中部に小さな高信号，小脳半球に小さな高信号域が散在していた（図2）．ちなみに入院翌日のCT検査でも異常所見はなかった（図1）．

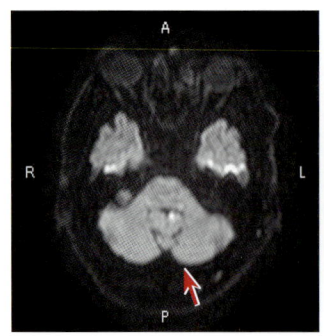

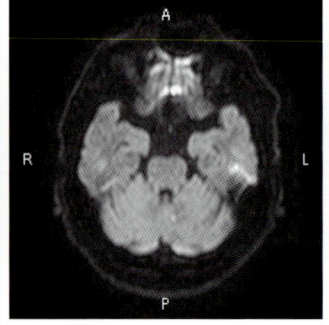

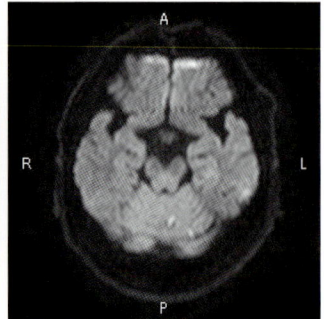

図2　頭部MRI（プロトン拡散強調画像）
小脳虫部に小さな高信号領域を認める（→）．小脳半球にも小さな梗塞巣を認める

最終経過

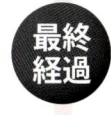

治療および転帰

MRIの結果より小脳梗塞の診断で，抗血小板薬で治療を開始し，入院翌日までに症状の進行はみられなかった．体幹失調，小脳失調症状がみられるも自力歩行は可能で早期リハビリテーションを行い，独歩で退院した．

●CT検査からいえることは？

　本邦においてスクリーニング検査として頭部X線CTが必須となる．めまい診療において頭部単純X線CT等の画像検査の有用性を示すエビデンスはほとんどみられない．調べてみてもなかった．一般的に頭部単純X線CTの強みは出血性病変である．小脳出血や脳幹出血のようにめまいを伴う致命的な疾患も描出可能である．

　めまい症の診断に関してテント下病変，脳幹病変の評価では，頭部単純X線CTはMRI検査よりも劣ることは否めない．しかし，MRI検査は，不穏や呼吸状態が安定しない場合やペースメーカー植込みなどさまざまな制限が多い．拡散強調画像撮影やMR-angiography（MRA）では比較的短時間で実施可能で緊急検査が実施されるが，いつでもどこでものような汎用性は低いだろう．

　CT画像で着目すべきものは2つある．1つは脳実質レベルのdensity変化を読影し，骨条件では，聴神経腫瘍などの腫瘍性病変で内耳道など正常構造の破壊等を評価する．造影CTについては，一部膿瘍病変の評価等で実施されるが，ERレベルでは実施することはないので割愛する．

　「オーバートリアージを容認して実施したCT」で，特記すべき所見が得られない場合には，そこで診察終了でなくもう一度患者を診てみようという気持ちが大切である．

　救急医療の現場に限らず，医療では「問題なし」，「異常なし」という判断を下すことがもっとも難しい．一方で「異常所見がない」ということは，これから症状が悪化していく可能性，あるいは余地を残していることである．「CT所見で異常所見がみられない」となれば，気を引き締めて再度，病歴と身体所見を見直してみよう（図3）．

●オーバートリアージを容認する事例

　病歴と身体所見から「末梢性めまい」であり，頭蓋内病変の精査目的のCTは不要と判断したいときもあるが，CTが100％不要とはいいにくい．表2にめまい患者の受診理由を示す．現時点ではこれらにもオーバートリアージでCTを実施することになるだろう．

　脳卒中を強く疑うエピソードとして，「めまい症状が突然みられた」といった突然発症の経過は重要である．「めまい症は比較的若年者に多く，高齢者には少ない」，「認知症がある高齢者はめまい症を訴えない」などの経験から得られたものもある．

```
                    めまい症を訴える
                       救急患者
                          ↓
                      ABC の管理
                     緊急性の判断
                          ↓
                    めまい症状への
                      アプローチ
                    ↙     ↓     ↘
    <発症様式・病歴>   <頭蓋内圧亢進>    <各種神経徴候>
    血管性病変を疑う    頭痛              瞳孔不同
    症状が持続        嘔吐・嘔気         構音障害（脳幹症状を含む）
    症状が進行性      意識障害           歩行障害（失調性）
                    呼吸抑制           運動麻痺
                    血圧上昇           感覚麻痺
                    ↘     ↓     ↙
              頭部 X 線 CT を実施する理由を考える
              ⇒頭蓋内病変の評価が必要！と判断する

  めまい＋他の症状              ↓
  オーバートリアージ      頭部単純 X 線 CT の実施
  ではないかも                  ↓
    有意な所見がないとき，異常所見がみられないとき，来院時からめまい症状が悪化している
                       頭部 MRI・MRA 検査を追加
                       経時的に CT 再検査を行う
```

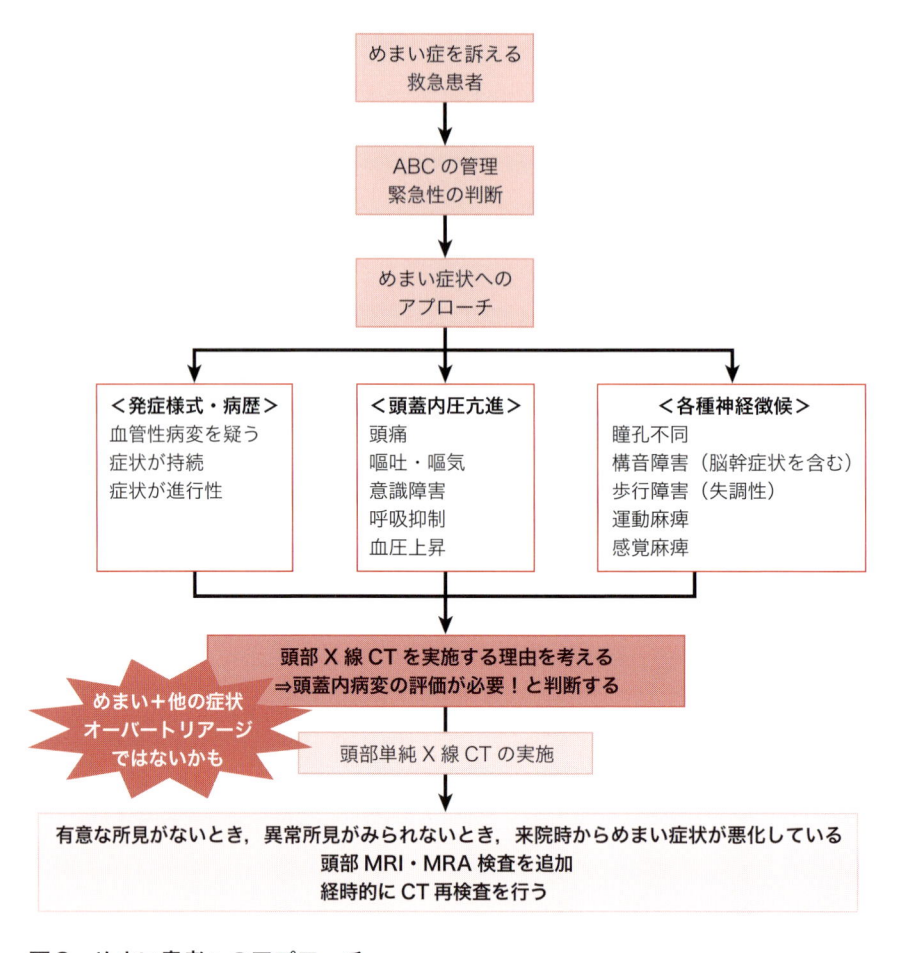

図3　めまい患者へのアプローチ

●最後に

　「オーバートリアージ」が許される状況とは，どんな状況だろうか？　この「オーバートリアージ」という語句が意味することも少し考えてみる必要がありそうだ．もともと「トリアージ」という言葉が，軍事用語から派生して災害医療の分野で使用されるようになり，数十年は経っていない．

　"over-triage" という和製英語であり，プレホスピタルで多用されている．その意味は，「寛大なトリアージ」ということだろうか？ "triage" は名詞であり，「選別すること」といった行為を表す単語である．

　この「オーバートリアージ」という言葉は，CTを実施する閾値を下げて，「見逃しを防ぐために必要」という判断を導くだろう．少なくとも筆者が研修医の頃には，このような言葉は聞いたことはなかった．日常診療で指導医や上級医にとっては馴染みが少ないこともあるので，「オーバートリアージと思いましたがCTをオーダーして実施しました」と言っても，真意が伝わらない可能性があるので注意すること．少なくとも「必要と判断した理由」を述べることは

表2　ERを受診するめまい患者の訴え・症状

- めまいで発症し，致命的な状態（呼吸抑制，昏睡状態）
- くり返すめまい症状
- めまい症状が続いている真っ最中
- めまい症状を発症するも，安静時は症状軽快している
- 目覚めたらめまいがするが，今は大丈夫である
- めまい症状と一緒に何らかの神経徴候を呈するもの
- 「めまい感」を訴えるが，実はめまい以外の症状が強い
- 「めまい」を訴える患者で，どの診療科かわからない
- 「めまい」を訴えているが，診察所見や他覚的にも有意な所見がみられない
- 「めまい」は治まったが，いつ再度くり返すかもしれないので心配である

必要である．

　本邦においてCTは病院レベルでは，ほぼ完備している状況である．言いかえれば，CT検査は技師が対応できればいつでも実施可能であり，医療資源として不足していない．つまり，医療ニーズに対して，対応できていない状況ではなく，「トリアージ」よりも「念のため」という意味が強い．むしろ，診察医の見逃しに対する不安や，患者サイドからのプレッシャーに負けている状況になっている．もっとも危惧すべきは，身体診察結果や，医学的根拠を重視せずに，CTを実施することを最優先事項にする救急外来での診療スタイルに陥ってしまうことだ．

　現在のめまい診療はすでにトリアージをすることなく，全例にCT検査実施されていることを再認識して，もう一度，忘れかけていた検査前の事前確率をきちんと意識することである．どうせ実施するのだから，鑑別疾患はCT結果を見て考えるのではなく，「この症状から予想される画像所見はこうだ」といった気持ちで検査指示を出したいものである．めまい診療のCT検査は，「見逃しを防ぐ」というよりも，「見逃す機会を作り出す可能性がある」と考える．「オーバートリアージ」という甘い誘惑を誘う言葉で，検査結果のみに惑わされないようにしよう．CT検査は頭蓋内評価のために必要な検査であり，「オーバートリアージ」で実施するものでないことは再度強調したい．

教訓

- めまい診療のCT検査では，オーバートリアージと思っても検査を躊躇することはない
- 病歴や身体診察の結果，めまいの鑑別疾患をあげてから実施するようにする．「所見もはっきりせず，全くわからないから」という安易な理由や，「待ち時間が長いのでとりあえずCT検査でも実施してみようか」という気持ちは困る．必ず「○○歳，男性（あるいは女性）のめまい症状を訴える患者で，●△の理由で頭部CT検査を行いました」と考えるようにしよう

文献・参考図書

1）神田 大：めまいならCT/MRIというクライテリアはありますか．レジデントノート，10：401-406, 2008
　↑いうまでもなく，本稿のもととなる総説です．幅広いめまい診療をコンパクトにまとめ上げている．

2）Ketonen, L. M. & Berg, M. J. 著／田川皓一，高橋昭喜 訳：「神経画像診断の100章」，西村書店，1999
　↑"神経学の100章"シリーズの第5巻である"Clinical neuroradiology"を翻訳したものであり，元祖100の格言集といったもので，発行年が古くなっているが日常臨床に役立つ内容がまとめられている1冊である．

3）植村研一：「頭痛・めまい・しびれの臨床」，医学書院，1987
　↑神経解剖学的アプローチで病態生理をわかりやすく説明．1987年であるが，重版をくり返して現在に至っている．

第1章 Basic 救急での対応の基本

8 薬物療法のEBM
メイロン®，メリスロン®，セファドール®，セルシン® ほか

田中 拓

Point

- 頻度からは良性発作性頭位めまい症（BPPV）に対する治療を考える
- 診断のつかない末梢性めまいでは薬物治療を考える
- エビデンスがない―これから作れるチャンスかも？

■はじめに

　めまいと一言で述べるにはその鑑別は広く，その治療法は当然のことながら原因によって大きく異なる．本稿ではいわゆる末梢性めまい，なかでも診断名が明確になりにくい，迷路や前庭神経に由来するめまいを対象としてその薬物療法について示す．個々の疾患に対する治療の詳細は他稿を参照いただきたい．

1 めまいの薬物療法

　ところでめまいに対する薬物療法は医師によってその扱いが非常に異なる．それはそう，有名なメイロン®に代表される．メイロン®は昔からめまいの治療薬として頻用されているが，どうやらこれまでのところ明確な効果を示すエビデンスがないという理由で今ひとつ歯切れが悪い．ではそのほかの薬剤についてはどうであろうか．本稿では一般的に取り上げられるものから経験的に使用されているものまでめまいの治療薬について示す．

2 文献的には

　PubMedで末梢性めまいについて，MeSH termでlabyrinth diseaseのdrug therapyとして絞り込むと703件がヒットする（2010年10月）．このうち，clinical trialで検索すると101件がヒットし，これをさらにrandomized controlled trialに絞り込むと40件だけになる．
　すなわち，文献的にいわゆる質が高いと考えられるものは非常に少ない．結果残った40件に

表1　末梢性めまい，迷路性めまい一般の治療薬に関する報告

	文献	対象	結果
①	Zanetti, D., et al., Acta Otorhinolaryngol Ital, 24（2）: 49-57, 2004	87名にL-sulprideを投与	これまでの方法に比して有意に一側の末梢性めまいを改善
②	Albera, R., et al., Acta Otolaryngol, 123（5）: 588-593, 2003	52名にベタヒスチンかフルナリジンを投与	ベタヒスチン群で有意に改善
③	Mira, E., et al., Eur Arch Otorhinolaryngol, 260（2）: 73-77, 2003	144名を対象，75名にベタヒスチン，69名にプラセボを投与	ベタヒスチン群で有意に改善
④	Irving, C., et al., Acad Emerg Med, 9（6）: 650-653, 2002	20名にドロペリドール，20名にジメンヒドリナートを投与	両群に差は認めなかった
⑤	Pianese, C. P., et al., Otol Neurotol, 23（3）: 357-363, 2002	181名に対し，89名にnimodipine，92名にcinnarizineを投与	両群ともにめまい治療に効果を示した
⑥	Marill, K. A., et al., Ann Emerg Med, 36（4）: 310-319, 2000	74名に対し，ロラゼパムかジメンヒドリナートを投与	ジメンヒドリナートにおいてよりめまいを改善し，鎮静が少ない
⑦	Baser, B. & Kacker, S. K., Auris Nasus Larynx,17（3）: 165-171, 1990	84名にエフェドリンを経鼻で投与	74.3％で症状改善

ついてタイトルからみてみると，多いのはメニエール病に対する治療について示したものが10件であり，BPPVなどのいわゆる末梢性めまい，迷路性めまい一般の治療薬について扱ったと考えられるものは7件であった[1〜7]．扱われた薬剤は以下のとおり．

① スルピリド（ドグマチール®）
② ベタヒスチン（メリスロン®）vs.フルナリジン → ベタヒスチンで有意に有効
③ ベタヒスチン（メリスロン®）
④ ドロペリドール（ドロレプタン®）vs.ジメンヒドリナート（ドラマミン®）
　→ 両群差なし
⑤ Ca拮抗薬（nimodipine and cinnarizine）→ 両薬とも有効
⑥ ロラゼパム（ワイパックス®）vs. ジメンヒドリナート（ドラマミン®）
　→ ジメンヒドリナートにおいてよりめまいを改善し，鎮静が少ない
⑦ エフェドリンの経鼻注入

いずれも対象患者数が数十名から多くても200名程度の小規模のものであり（表1），救急外来のセッティングでは④2002年のAcad Emerg Medと⑥2000年のAnn Emerg Medの2文献，それも日本にはない注射薬のジメンヒドリナート（ドラマミン®）の有用性を示したものを認めるだけである．

では一般的に示されている薬剤はどうだろうか．ここでは代表的な教科書であるUpToDate®を紐解いてみると，Treatment of vertigoであげられている対症的な治療薬としては以下がある[8]．

表2 めまいに使用される薬剤

炭酸水素ナトリウム	メイロン®
抗ヒスタミン薬	ヒドロキシジン塩酸塩（アタラックス®），ジメンヒドリナート（ドラマミン®），ジフェンヒドラミン（トラベルミン®），プロメタジン（ピレチア®），ジフェンヒドラミン（レスタミン®）
抗不安薬	ベンゾジアゼピン（セルシン®）
制吐薬	ドンペリドン（ナウゼリン®），メトクロプラミド（プリンペラン®）
その他	ジフェニドール塩酸塩（セファドール®），アデノシン三リン酸（アデホス®）

- **抗ヒスタミン薬**：メクリジン（ボナミン®），ジメンヒドリナート（ドラマミン®），ジフェンヒドラミン（レスタミン®）
- **フェノチアジン（制吐薬）**：プロクロルペラジン（ノバミン®），プロメタジン（ピレチア®），メトクロプラミド（プリンペラン®），ドンペリドン（ナウゼリン®），オンダンセトロン（ゾフラン®）
- **ベンゾジアゼピン**：ジアゼパム（セルシン®），ロラゼパム（ワイパックス®），クロナゼパム（リボトリール®），アルプラゾラム（ソラナックス®）

　これらの薬剤のうち，抗ヒスタミン薬が多く使用され，嘔吐の強い患者に対して制吐薬を使用する．ベンゾジアゼピンは鎮静が強いため，抗コリン薬が禁忌の症例に用いられる．
　上に述べた薬剤をみてもやはり日本の臨床と若干の解離を感じることが多いのではないだろうか．
　次には，いわゆるエビデンスレベルとしては確立していないものの，日本で頻用されるめまいの治療薬について示す．また，比較的よく用いられると考えられる薬物について表2に示す．

3 日本で頻用される治療薬

❶メイロン®（炭酸水素ナトリウム）

　まずは有名なメイロン®に関する評価をまとめる．メイロン®については日本独自の薬物であり，海外では用いられていない．メイロン®は炭酸水素ナトリウムの溶液であり，7％と8.4％の製剤がある．炭酸水素イオンとナトリウムイオンからなり，pH7.9の高浸透圧（1,800 mOsm/L）の重曹溶液である．御存じのとおりエビデンスはないが，7％注射液40 mL静注がよく使用される．
　そもそもメイロン®は長谷川高敏（1902〜1994，大阪大学名誉教授）により開発された[9]．第二次世界大戦中の車酔いや急降下爆撃時の空酔いなどに対する治療法として研究，開発されたのがメイロン®である．臨床的な効果を証明したデータは長崎に投下された原爆により消失したとのことであり，残念である[9]．
　ここまでエビデンスはない薬剤ではあるが，2002年に日本めまい平衡医学会が行った調査に

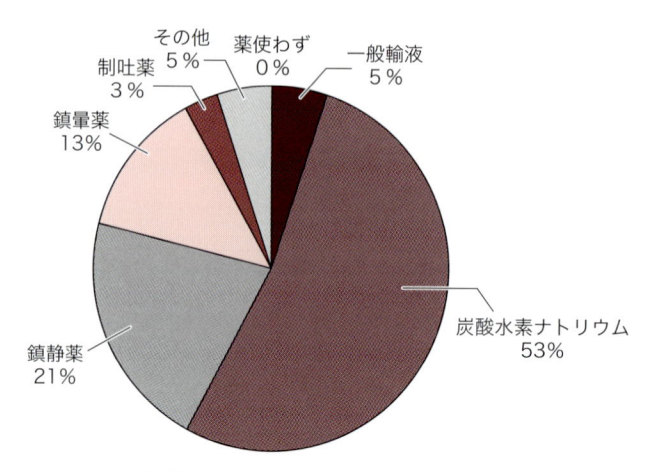

図　めまい急性期にもっとも効果があると考える薬物
（医師960名へのアンケート結果）

鎮暈薬にはベタヒスチンメシル酸塩，ジフェニドール塩酸塩，ジフェンヒドラミン・ジプロフィリン配合薬を含む．
文献10より

よると，耳鼻咽喉科，脳外科，神経内科，総合診療科の医師960名を対象としためまい治療に関するアンケートでは，診断の確定していないめまいの急性期に使用される薬物でもっとも効果のある薬物として，半数以上の医師がメイロン®と回答している（図）[10]．

メイロン®の薬理作用としては
① 血管拡張作用による内耳での循環改善作用
② 前庭神経核ニューロンに対する抑制作用
③ 高浸透圧作用による内リンパ水腫の軽減作用
④ 前庭系でのアシドーシス改善作用
などがあげられている[11]．

一方メイロン®使用時の副作用としては高ナトリウムや細胞内アシドーシス，悪心，血管痛などがあげられるが，めまいに対する40 mLの使用では臨床上問題となるケースは少ない．

このような歴史的背景から日本ではめまいに対し，漫然とメイロン®が使用されており，またためまいの自然経過による軽快との峻別もつかずに改善しているケースが多いと思われる．

❷ヒドロキシジン塩酸塩（アタラックス®）

抗ヒスタミン薬は症例数は限定されるが効果を示すエビデンスを有する．2009年に発表された五島らの研究によると，ヒドロキシジン塩酸塩25 mgとメトクロプラミド（プリンペラン®）10 mg，7％メイロン®40 mL，ジフェンヒドラミン・ジプロフィリン配合注射液（トラベルミン®）1 mLを比較したところ，ヒドロキシジン塩酸塩群ではめまい感，嘔気を強く抑制し，メトクロプラミド群では嘔気を主に抑制した．メイロン®群，ジフェンヒドラミン・ジプロフィリン配合注射液群ではめまい感，嘔気が軽度抑制されていた．これらから総合的にめまい急性

期治療に有効な薬剤はヒドロキシジン塩酸塩であると結論している[12]．

　各々の作用機序として，ヒドロキシジン塩酸塩は抗ヒスタミン薬として作用する．めまいに伴う悪心，嘔吐は前庭神経刺激が嘔吐中枢のH1レセプターを介して伝達され，抗ヒスタミン薬がそのレセプターを阻害するとされる．ジフェンヒドラミン・ジプロフィリン配合注射液は抗ヒスタミン薬であるジフェンヒドラミンとテオフィリン誘導体であるジプロフィリンの合剤であり，迷路の興奮，嘔吐中枢の興奮を抑制するとされている．

❸ベタヒスチンメシル酸塩（メリスロン®）

　ことMénière病の薬物療法についてはベタヒスチンの検討がもっとも多い．その作用機序は血管拡張作用による内耳の循環改善作用や前庭神経核の抑制作用と考えられている．ベタヒスチンと利尿薬は長期のめまいのコントロールにおいて有効であるという二重盲検試験も示されている[13]．

　注意点として，ヒスタミン類似作用を有するため，消化性潰瘍の既往のある患者ではH2受容体を介して胃酸分泌亢進をする可能性があること，また気管支喘息の患者では気管支H1受容体を介して気道の収縮を引き起こす恐れがあること，また褐色細胞腫の患者ではアドレナリンの過剰分泌が起こる可能性が指摘されている[14]．

❹ジフェニドール塩酸塩（セファドール®）

　日本では頻用され，有効であるとする研究もあるが，海外では一般的に使用されていない．その作用機序は動物実験の結果から椎骨脳底動脈の循環改善，血管拡張作用による内耳の血流改善，前庭神経経路の異常神経活動抑制などの作用が示されている．また眼振抑制作用が観察されており，自発眼振や頭位眼振の抑制が報告されており，頭位性めまいに対して投与が試みられる[14]．

❺アデノシン三リン酸（アデホス®）

　海外においては不整脈に対する薬剤として認識され，めまいに対し使用されることはない．日本においては脳血流改善のほか，内耳，心臓，胃などさまざまな臓器の血流改善を期待して広範な適応をもっている．ことめまいに関しては血管拡張作用による内耳の循環改善，代謝改善，内耳機能改善という作用が示されている[14]．

❻漢方薬

　めまいに有効とされる漢方薬には，苓桂朮甘湯（りょうけいじゅつかんとう），真武湯（しんぶとう），当帰芍薬散（とうきしゃくやくさん），半夏白朮天麻湯（はんげびゃくじゅつてんまとう），釣藤散（ちょうとうさん）などがある．

Tips & Pitfalls 1

まずは特異的な治療から

めまいは頻度の高い疾患であり，まず救急で対応することの多い疾患でもある．まずは診断をつける努力をする．BPPVなら耳石置換法，前庭神経炎ならステロイドといった疾患特異的な治療を考慮する．

そんななかで，診断不明なものや当初の症状緩和のために上記の薬剤を使用する．

文献・参考図書

1) Zanetti, D., et al. : Improvement of vestibular compensation by Levo-sulpiride in acute unilateral labyrinthine dysfunction. Acta Otorhinolaryngol Ital, 24（2）: 49-57, 2004

2) Albera, R., et al. : Double-blind, randomized, multi-center study comparing the effect of betahistine and flunarizine on the dizziness handicap in patients with recurrent vestibular vertigo. Acta Otolaryngol, 123（5）: 588-593, 2003

3) Mira, E., et al. : Betahistine dihydrochloride in the treatment of peripheral vestibular vertigo. Eur Arch Otorhinolaryngol, 260（2）: 73-77, 2003

4) Irving, C., et al. : Intramuscular droperidol versus intramuscular dimenhydrinate for the treatment of acute peripheral vertigo in the emergency department: a randomized clinical trial. Acad Emerg Med, 9（6）: 650-653, 2002

5) Pianese, C. P., et al. : New approaches to the management of peripheral vertigo: efficacy and safety of two calcium antagonists in a 12-week, multinational, double-blind study. Otol Neurotol, 23（3）: 357-363, 2002

6) Marill, K. A., et al. : Intravenous Lorazepam versus dimenhydrinate for treatment of vertigo in the emergency department: a randomized clinical trial. Ann Emerg Med, 36（4）: 310-319, 2000

7) Baser, B. & Kacker, S. K. : A simple, effective method of treating vertigo patients. Auris Nasus Larynx, 17（3）: 165-171, 1990

8) Joseph, M. F., Jason, B. : Treatment of vertigo. UpToDate® 18.2

9) 武田憲昭：めまいといえば，メイロンでよいのか？ 特集 日常診療での疑問や噂にズバリ答えます！治療増刊号，88：1098-1099, 2006
   ↑メイロン®についてのまとめ．

10) 羽紫基之：めまい治療に関するアンケートの集計結果. Equilibrium Res, 62：342-350, 2003
   ↑日本めまい平衡医学会がとりまとめたアンケート．

11) 立松真理子：耳鼻咽喉科へのちょっとした質問．レジデントノート, 9（11）：1637-1646, 2008

12) 五島史行，矢部はる奈，小川 郁：めまい急性期における薬物選択．耳鼻咽喉科臨床, 102（4）：315-320, 2009
   ↑救急外来受診のめまい患者の調査．

13) Claes, J., Van de Heyning, P. H : A review of medical treatment for Meniere's disease. Acta Otolaryngol Suppl, 544：34-39, 2000

14) 伊藤彰紀：抗めまい薬．日本医事新報，4353：44-47, 2007
   ↑抗めまい薬についてのまとめ．

第1章 Basic　救急での対応の基本

ガイドラインに則った
めまい関連の脳血管疾患治療

北澤公男

Point

・神経症状を伴うめまいは要注意！
・めまいに関連した脳血管疾患には，小脳・脳幹梗塞，小脳出血などがある
・小脳梗塞の治療は臨床病型（心原性，アテローム血栓性，ラクナ）によって異なる

■はじめに

　めまいに関連した主な脳血管障害に，小脳・脳幹部梗塞と小脳出血がある．末梢性めまいと同様に急速かつ激しいめまいで発症する．多くの場合，中枢神経症状（頭痛，運動失調，複視，視野障害など）を合併する．めまいを訴える患者では，病歴聴取，全身観察はもちろんのこと，中枢神経症状についても観察しなければならない．中枢神経症状としては，NIHSS（National Institute of Health Stroke Scale）などで評価する．

　ここでは主としてめまいに関連した脳血管疾患の急性期治療について脳卒中治療ガイドライン[1]に沿って解説する．

MEMO 1　NIHSS（National Institute of Health Stroke Scale）

　脳卒中重症度評価スケールの1つであり，臨床現場でよく用いられている．判定表や判定の際の注意点などはインターネット上で入手することができる．

　神経所見をとる場合には，せめてこれだけは知っておきたい．

　脳卒中重症度評価を含めた脳卒中初期の対処方法については，ISLS（Immediate Stroke Life Support）コースといったシミュレーション研修がある[2]．

表1　脳卒中の推奨グレードに関する脳卒中合同ガイドライン委員会の分類（2001）

推奨グレード Grades of recommendations	内容 Type of recommendations
A	行うよう強く勧められる
B	行うよう勧められる
C1	行うことを考慮しても良いが，十分な科学的根拠がない
C2	科学的根拠がないので，勧められない
D	行わないよう勧められる

1 小脳梗塞

めまい症状に加えて，閉塞された血管や梗塞部位に関連して，四肢や体幹の運動失調，上下肢の運動麻痺（錐体路）や感覚障害（内側毛帯，脊髄神経路），視機能障害（複視，視野異常），脳神経麻痺（眼球運動麻痺，顔や口周囲のしびれ，嚥下困難，難聴など）などの神経症状が合併する．梗塞の範囲が前庭神経系近傍に限られるような場合には，めまい以外の症状がわかりにくく，末梢性めまいとの鑑別が困難な場合がある．

発症6時間以内の急性期はCTで梗塞所見を認めることは困難である．また，脳幹部は骨のアーチファクトなどで梗塞巣がとらえにくい．多くはMRIの拡散強調画像で診断可能であるが，虚血の程度や範囲によっては異常所見を認めない場合があるので注意が必要である．

小脳梗塞急性期の臨床病型別治療法と推奨グレードを表1，2[3, 4]に示す．

❶血栓溶解療法

脳梗塞発症3時間以内の急性期には，すべての臨床病型に組織プラスミノーゲンアクチベータ（rt-PA：グルトパ®，アクチバシン®）を静脈注射する血栓溶解療法が強く勧められている（グレードA）．しかし，めまいが主症状となるような軽症脳梗塞（NIHSSスコアが4以下の場合）では，rt-PAによる脳内出血などのリスクが上回るため，治療適応にはならない[5]．使用に際しては脳卒中専門施設で，適応基準などを十分に遵守して行わなければならない．

rt-PA以外の血栓溶解療法として，日本ではアテローム血栓性脳梗塞・ラクナ梗塞に対し，発症5日以内のウロキナーゼ6万単位/日，7日間の静脈内投与が認可されているが，十分な科学的根拠はない（グレードC1）．

❷抗凝固療法

選択的トロンビン阻害薬のアルガトロバン（スロンノン®，ノバスタン®）は発症48時間以内のアテローム血栓性脳梗塞に推奨される．本剤は7日間（第2病日までは60 mg/日持続点滴，以後5日間は10 mg/ 3時間を1日2回）投与する（グレードB）．

表2 小脳梗塞急性期の臨床病型別治療法と推奨グレード

治療法 \ 臨床病型	心原性梗塞	アテローム血栓性梗塞	ラクナ脳梗塞
血栓溶解療法 　rt-PA（NIHSSに注意） 　ウロキナーゼ	A 保険診療上禁忌	A C1	A C1
抗凝固療法 　アルガトロバン 　ヘパリン	禁忌 C1	B C1	保健適応なし C1
抗血小板療法 　オザグレルナトリウム 　アスピリン（経口摂取可能なら）	禁忌	B A	B A
脳保護薬 　エダラボン	B	B	B
脳浮腫治療 　高張グリセロール 　マンニトール	B（頭蓋内圧亢進例） C1	B（頭蓋内圧亢進例） C1	― ―
手術療法 　開頭外減圧療法 　脳室ドレナージ 　血行再建	C1 C1 C1	C1 C1 C1	― ― ―
血液希釈療法 　デキストラン40	C1	C1	C1
高圧酸素療法	C1	C1	C1
低体温療法	C1	C1	C1
ステロイド療法	C2	C2	C2

　発症48時間以内の脳梗塞ではヘパリン使用を考慮してもよいが，科学的根拠はない．10,000～15,000単位/日の低用量を持続点滴する（APTTで前値の1.5～2倍に調整する）．

❸抗血小板療法

　抗血小板療法としてはオザグレルナトリウム（カタクロット®，キサンボン®）80 mg/2時間を1日2回点滴投与する．発症5日以内に投与を開始し，投与期間は14日以内とする（グレードB）．ただし，心原性脳梗塞には禁忌である．

　経口摂取可能であれば，アスピリン160～300 mg/日の経口摂取は，急性期（発症5日以内）の心原性を除く脳梗塞患者に強く推奨される（グレードA）．通常2週間程度で75～150 mg/日に減量する．

> **Tips & Pitfalls 1**
>
> **血栓溶解療法，抗凝固療法，抗血小板療法の選択**
> 　血栓溶解療法，抗凝固療法および抗血小板療法を行う場合の優先順位としては，基本的にrt-PA単剤使用とするが，rt-PAを使用しない場合には，アテローム血栓性脳梗塞の場合は抗血小板療法と抗凝固療法のいずれも選択肢となりうる．重症例または進行例にはアルガトロバンをしばしば選択し，軽症または安定例ではオザグレルナトリウムを選択する．アルガトロバンとアスピリンの併用やヘパリンとアスピリンの併用もしばしば行われる．

❹ 脳保護薬

　脳保護療法としては，24時間以内のエダラボン（ラジカット®）投与は推奨される（グレードB）．エダラボンはフリーラジカル消去作用によって細胞性浮腫を減少させる効果があると考えられている．30 mg/30分を1日2回，生理食塩水で希釈して投与する．エダラボンはすべての臨床病型に併用可能であり，投与期間は14日以内とされているが，投与の際には腎不全の合併に注意が必要である．

❺ 脳浮腫治療

　頭蓋内圧亢進例には，脳浮腫対策と脳循環改善のために高張グリセロール（グリセオール®）の投与も推奨される（グレードB）．投与量は年齢，脳浮腫の程度にもよるが1日10〜12 mL/kgを数回に分けて使用する．

❻ 手術療法

　急性水頭症を合併したり，梗塞の範囲が大きくなって脳浮腫も増悪すると，意識障害が出現し，さらには呼吸麻痺となって死に至ることも稀ではない．この場合，減圧開頭手術，脳室ドレナージ（穿頭術）が適応となる（症例1）．推奨グレードはC1であるが，経験的にはそれを上回ると考えている．

症例 1

緊急手術の適応となった小脳梗塞例

症　例：44歳　男性
主　訴：回転性めまい，嘔吐
現病歴：野球の練習中に回転性めまいが出現して来院．頭痛，嘔気なし
既往歴：心筋梗塞，高血圧，脂質異常症，心房細動にて治療中であったが，ワーファリン・アンプラーグ®を自己判断で中断していた
経　過：来院時　意識清明（E4V5M6）
　　　　　　　両側注視方向性眼振，構音障害，左小脳失調を認めた．

MRIでは，左小脳半球の広範囲脳梗塞を認め，MRAで左椎骨動脈閉塞を認めた．心原性梗塞と判断し，発症3時間以内であったため，rt-PA使用．
翌日，意識レベルがE2V3M5と低下し，CTにて左小脳半球の広範な梗塞巣と脳浮腫（図1A▶）を認め，脳幹の圧迫（→），水頭症を認めた（図1A）．緊急手術にて外減圧，脳室ドレナージ（図1C→）を行った（図1B，C）．
3週間後独歩退院

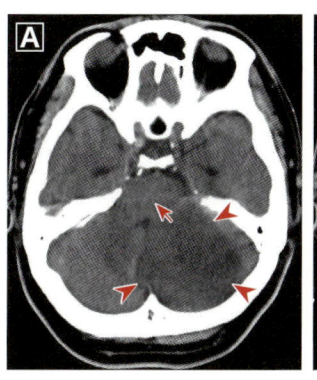

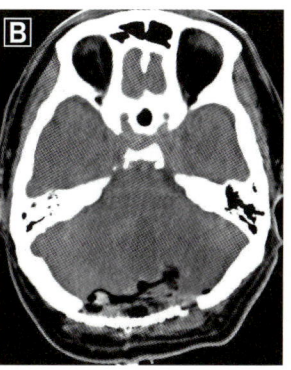

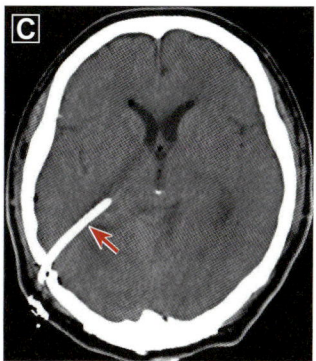

図1　症例1　頭部CT
A）発症翌日のCT．B）外減圧後CT．C）脳室ドレナージ

2 小脳出血

　小脳出血は，頭痛，強い持続性のめまい，悪心・嘔吐，起立・歩行障害，出血側の上下肢失調などが主症状である．ただし，ごく少量の血腫量で，めまい以外の症状を伴わない場合も経験される．いずれも脳出血の部位や範囲はCTで明瞭に描出される．
　治療は症状が非進行性で意識障害がなく，CTで血腫の直径が3cm以下のものは，内科的治療を行う．

❶降圧療法

　血腫の増大と血圧の高値が相関するというエビデンスはないが，経験上血腫増大に対して，降圧療法を行う．急性期の治療としては収縮期血圧＞180 mmHg，拡張期血圧＞105 mmHg，または平均血圧＞130 mmHgのいずれかの状態が20分以上続いたら降圧を開始すべきである（グレードC1）．減圧開頭術などの外科治療を考慮する際には，より積極的な降圧が推奨される（グレードC1）．
　降圧薬としてカルシウム拮抗薬（ニカルジピン等）の持続静注は使用しやすい薬剤であるが，添付文書では，「頭蓋内出血で止血が完成していない患者，脳卒中急性期で頭蓋内圧亢進の患者には禁忌」となっている．施設ごとに使用する薬剤について，検討しておく必要がある．

❷ 脳浮腫治療

高張液グリセロール静脈内投与は，頭蓋内圧亢進を伴う大きな脳出血の急性期に推奨される（グレードB）．しかし，めまいを主症状とするような少量の血腫に有効であるとのエビデンスはない．

❸ 手術療法

血腫の直径が3 cm以上で，神経学的に症候が増悪している場合（症例2），または小脳出血が脳幹を圧迫し水頭症を生じている場合には，手術が勧められる（グレードC1）．推奨グレードはC1であるが，経験的にはそれを上回ると考えている．

症例 2

緊急手術の適応となった小脳出血例

症　例：71歳　男性
主　訴：めまい，頭痛，嘔気
現病歴：運動中に突然上記症状が出現し，当院救急搬送となった
既往歴：高血圧にて内服中
経　過：来院時　意識清明（E4V5M6）
　　　　　　　　左小脳失調，左顔面神経麻痺を認めた．
　　　　発症3時間後，意識レベル（E2V4M6）の低下が出現．
　　　　血腫の増大を認め，緊急手術（開頭・血腫除去）を行った（図2）

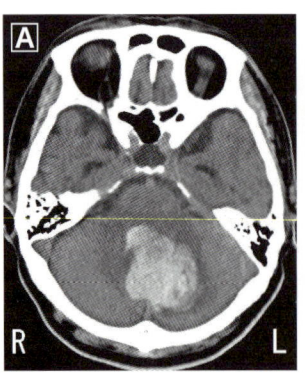

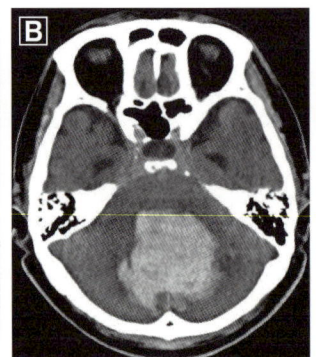

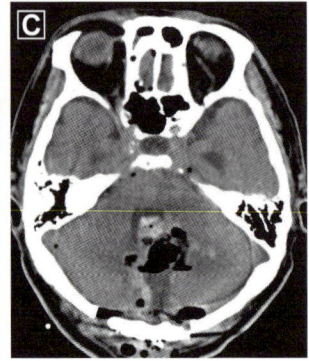

図2　症例2　頭部CT
A）来院時CT（発症1時間後），意識清明．B）発症3時間後のCT，意識レベル（E2V4M6）の低下が出現．C）開頭・血腫除去術後

3 椎骨動脈解離

椎骨動脈解離は，椎骨動脈の中膜と外膜との間の解離によって，外膜側が拡大し，これが破裂してくも膜下出血をきたす出血型と，内膜と中膜との間の解離によって内膜側が狭窄し，梗塞（小脳・脳幹部梗塞，Wallenberg症候群など）をきたす虚血型に区別される．

欧米人に比べて日本人に多く，一般的に高血圧，動脈硬化が原因で起きるが，軽微な外傷やスポーツによって引き起こされる例もある．

椎骨動脈解離の初期症状は，血管が解離することによる突発する片側の後頭部から後頸部にかけての痛みである．初期には明確な出血や虚血の症状を起こさない症例があるので注意が必要である．出血型はその後くも膜下出血による頭痛，項部硬直などが続発し，虚血型はめまい，小脳・脳幹症状を呈する．

したがって，めまいをきたすのは虚血型である．虚血型は自然治癒する場合が多く，抗血小板薬や降圧薬投与などの保存的治療が選択されるが，解離が起こった直後の血管の状態は非常に不安定で，さらに解離が脳底動脈に及び，脳幹の広範な梗塞を生じる危険性もある．MRIもしくは血管撮影などによる経時的観察が必要となる（グレードC1）．

MEMO 2 Wallenberg症候群（延髄外側症候群）

椎骨動脈解離などの虚血に伴って延髄外側に梗塞をきたして特徴的な症状を呈する症候群．典型的な症状は，同側のめまい（前庭神経核），小脳症状（下小脳脚），顔面の温痛覚障害・角膜反射消失（三叉神経脊髄路），声帯および軟口蓋麻痺（舌咽迷走神経核），Horner症候群（交感神経下行路）と対側の身体の温痛覚障害（脊髄視床路）を呈する．運動麻痺がないのが特徴である．

文献・参考図書

1) 「脳卒中治療ガイドライン2009」（脳卒中合同ガイドライン委員会 編），協和企画，2009
   ↑脳卒中治療ガイドライン2009の全文は日本脳卒中学会のホームページで閲覧可能です．

2) 「ISLSコースガイドブック」（日本救急医学会，日本神経救急学会 監修／『ISLSコースガイドブック』編集委員会 編），へるす出版，2006

3) 棚橋紀夫：TIAおよび脳梗塞（ラクナ，アテローム血栓性）の急性期治療．救急医学，29：1013-1018，2005

4) 橋本洋一郎 ほか：脳梗塞．「内科エマージェンシー」救急医学 臨時増刊号，33：1137-1143，2009

5) 日本脳卒中学会医療向上・社会保険委員会 rt-PA（アルテプラーゼ）静注療法指針部会：rt-PA（アルテプラーゼ）静注療法適正治療指針．脳卒中，27：327-354，2005

第2章

Advance
主な原因疾患への対応と一歩進んだ 診療のために

第2章 Advance 主な原因疾患への対応と一歩進んだ診療のために

1 小脳脳幹病変のめまいの特徴
病歴と身体診察から画像所見を予測する

中森知毅

Point

- めまいを主訴に救急外来を受診する患者には，多彩な症状が含まれる
- 中枢神経系の障害によるめまいを鑑別するには病歴の詳細な聴取，随伴症状の確認が必要である
- 特にFrenzel眼鏡をかけて眼振を観察することは重要である

■ はじめに

「めまいがします」と訴える患者さんはたくさんいる．外来診療をしていると，「めまいがします」という訴えは，ときに，「調子が悪いです」という訴えに近いくらいその示す内容は広く，非特異的な訴えのように思える．そのなかから，危険なめまいを拾い上げるにはどうすればよいのだろうか？ 救急外来を訪れる危険なめまいのなかから，本稿では特に小脳脳幹病変のめまいを取り上げ，そのアプローチのしかたについて述べてみよう．

1 主訴から

患者さんには，立ちくらみを「めまい」と訴える人もあれば，歩行時のふらつきを「めまい」と訴える人もいる．医療従事者にとって，「立ちくらみ」や「ふらつき」と訴えていただいた方が原因を考えるうえではありがたいものだが，なかなかそうはいかない．Harrison内科学書[1]では，「めまい」を，その訴えの内容から，black out（眼前暗黒感），faintness（気が遠くなる），lightheadedness（頭がふわふわっと軽くなる），dizziness（ふらつく），vertigo（まわりがまわってみえる）に分けている．そしてblack out, faintness, lightheadednessの3者を脳血流低下による失神性めまい，dizzinessを浮動性めまい，vertigoを回転性めまいとする考え方を示している（表1）[1]．

このように分類する理由は，それぞれの背景にある病態を考えやすくするためである．失神性めまいでは心臓のポンプ機能の低下や心臓から中枢神経系にいたる比較的太い血管の障害を，

表1　めまいの主訴による分類

black out	眼前暗黒感	失神性めまい
faintness	気が遠くなる	
lightheadedness	頭が（ふわふわっと）軽くなる	
dizziness	ふらつく	浮動性めまい
vertigo	まわりがまわってみえる	回転性めまい

表2　小脳脳幹の障害によるめまい

血管障害	脳梗塞，脳出血，脳血管奇形など 脳主幹動脈の閉塞・狭窄，血管解離など
腫瘍性疾患	小脳腫瘍，脳幹腫瘍，小脳橋角部腫瘍
脱髄性疾患や炎症性疾患	多発性硬化症など
変性疾患	多系統萎縮症，脊髄小脳変性症など
薬剤	アルコール，フェニトイン，カルバマゼピンなど

浮動性めまいでは末梢神経から脊髄を経て大脳にいたる経路の障害による体性感覚障害を，回転性めまいでは末梢前庭から脳幹小脳にいたる神経経路の障害を考える．しかし困ったことに，小脳脳幹病変（小脳脳幹を栄養する血管性病変を含めて）では，失神性めまい，浮動性めまい，回転性めまいのいずれをも訴えることがある．そこで，病歴をよく聴取し，発症したときの様子を確認していくことが必要となる．

2 めまい患者の病歴を聴取するうえで重要なポイント

　患者さんが「めまい」と訴える原因疾患には，さまざまなものがあるが，表2のように分けて考えると，考えやすい．
　このような原因疾患を念頭において病歴を聴いていくが，まず大切なことは，①急性発症のめまいかどうか，次に②めまいの誘因や前駆症状，あるいは随伴症状があったかどうかという2点に注意して，病歴を聴くことが大切である．

❶急性発症のめまいかどうか

　急性発症のめまいは，血管障害を疑わせる．しかし，回転性めまいでもっとも多いとされる良性発作性頭位めまい症（BPPV）などもやはり突発性に発症する．ただし後者では，悪心嘔吐以外，随伴症状がない．また，BPPVでは頭位変換時に発症し，特徴的な眼振がみられることが多いので，このような視点から病歴聴取や身体診察を進めていく．一方慢性経過でめまいが自覚される疾患には，腫瘍性疾患や変性疾患があるが，これらの場合には，後述するような，

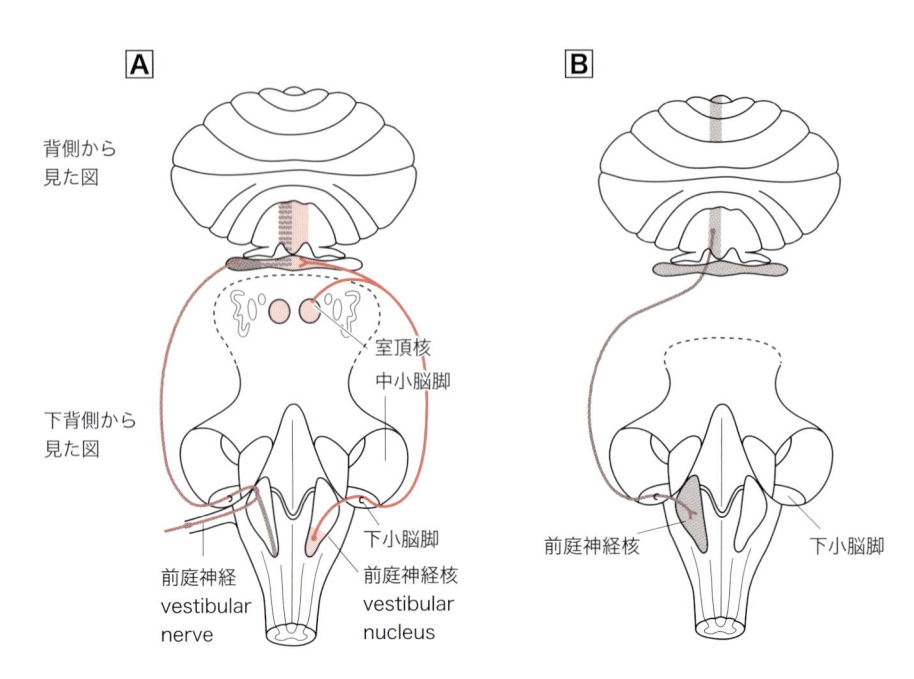

図1 小脳求心路（A）および遠心路（B）
文献2より

めまい以外の何らかの随伴症状を伴うことがほとんどで，やはり病歴聴取や身体診察でこれらの鑑別を行う．

❷めまいの誘因，前駆症状，随伴症状

　血管障害によるめまいでは，糖尿病や高血圧，心房細動といった既往のあることが多い．また，突然の頭痛や頸部痛を伴って発症しためまいでは，出血性脳卒中のほか，内頸動脈や椎骨脳底動脈の血管解離によるめまいの可能性がある．一方多系統萎縮症などの自律神経症状によって失神性めまいを訴えている患者さんの場合には，詳細な病歴聴取と診察によって緩徐進行性の小脳症状や錐体外路症状などが明らかになることがある．また，腫瘍性疾患や炎症性疾患では，悪心嘔吐，頭痛，片麻痺や感覚障害，脳神経症状や小脳症状などを伴うことが少なくない．頭位や姿勢の変換に伴って回転性のめまいが生じた場合には，BPPVを含めた末梢前庭の障害によるめまい，あるいは前庭神経核やその入出力系を含む小脳や脳幹を含む中枢性の疾患を考えなければならない．図1にA前庭神経核からの小脳求心路や，B小脳虫部から前庭神経核への小脳遠心路の繊維連絡を示したが，これらのいずれかを障害する病変であれば，回転性のめまい感は生じうると考えられる．

　たとえ一過性であっても中枢神経系の異常を疑わせる症状（視野欠損，複視，構音障害，四肢の脱力感や使いづらさ）が随伴していた場合には，急性期脳血管障害の可能性も考えねばならない．さらに，これは急性のめまいに限らず慢性のめまいについても重要なことだが，薬剤性のめまいもあることから服薬歴などを聴くことを忘れてはならない．

3 身体診察手順および検査手順

　めまいを訴える患者の診察手順は，これまであまり明瞭に語られたことはなかった．しかし，これまでに示したように，「めまい」と訴えられる病態にはさまざまな要因が含まれており，特に急性の「めまい」には，脳血管障害や心大血管疾患の可能性が含まれることから，診察手順や診察手技そのものにも注意を払う必要がある．例えば，**急性心血管障害**や，**急性脳血管障害**で脳主幹動脈の狭窄や解離の可能性がある患者を，診察のために歩かせたり，頭位を大きく動かすことは大変危険である．そこで筆者らは，以下の①〜⑧のような手順で身体診察や検査を行っている[3]．

❶ 意識障害，バイタルサインの確認

　急性発症のめまいで，意識障害を伴っている場合には，急性脳血管障害などの中枢性めまいである可能性が高く，全身状態の安定化とすみやかな頭部CT検査の施行を考える．また，失神性めまい，浮動性めまい，回転性めまいのいずれに近いめまいなのかを簡単に確認し，血圧や脈拍の異常の有無に注意する．著明な低血圧は心血管障害の可能性を，また著明な高血圧は脳出血などの可能性を疑う．

❷ 十二誘導心電図・モニター心電図観察

　失神性めまいを否定できない場合には，急性冠症候群や不整脈発作の可能性を考慮し，十二誘導心電図をとり，心電図モニター監視を行う．

❸ 身体・神経学的所見

　急性心血管障害による失神性めまいや，急性脳血管障害による中枢性めまいである可能性を否定できるまでは，**仰臥位を保った状態**で以下の確認を行う．

a．頸部血管雑音の有無を聴診し，雑音が聴取される場合には，頭位を回旋させるような診察はひかえる．

b．眼振の有無を確認する（懸垂位や坐位での検査は，この時点ではしないようにする）．眼振は，時々刻々と変化することがあるので，なるべく早期に診て，また何度でも観察する．まず注視眼振の有無をみる．つづいて**Frenzel眼鏡**下で自発眼振の有無，頭位性（頭位変換性）眼振の有無をみる．しかし，急性脳血管障害の可能性が否定できていないこの段階では，Dix-Hallpikeテストといわれる坐位や懸垂頭位での検査は行わず，仰臥位を保ったまま軽度に頭部を左右に回旋させた頭位（左下頭位，右下頭位）のみで観察するべきだと考えている．

c．蝸牛症状（耳鳴りや難聴）の有無を聴取し，音叉を使った簡易聴力検査（Rinne, Weber）を行う．

d．瞳孔不同，眼球運動障害，顔面神経麻痺，構音障害，四肢の麻痺や失調，Babinski徴候の有無など，仰臥位を保った状態で可能な限りの神経学的診察を行う．

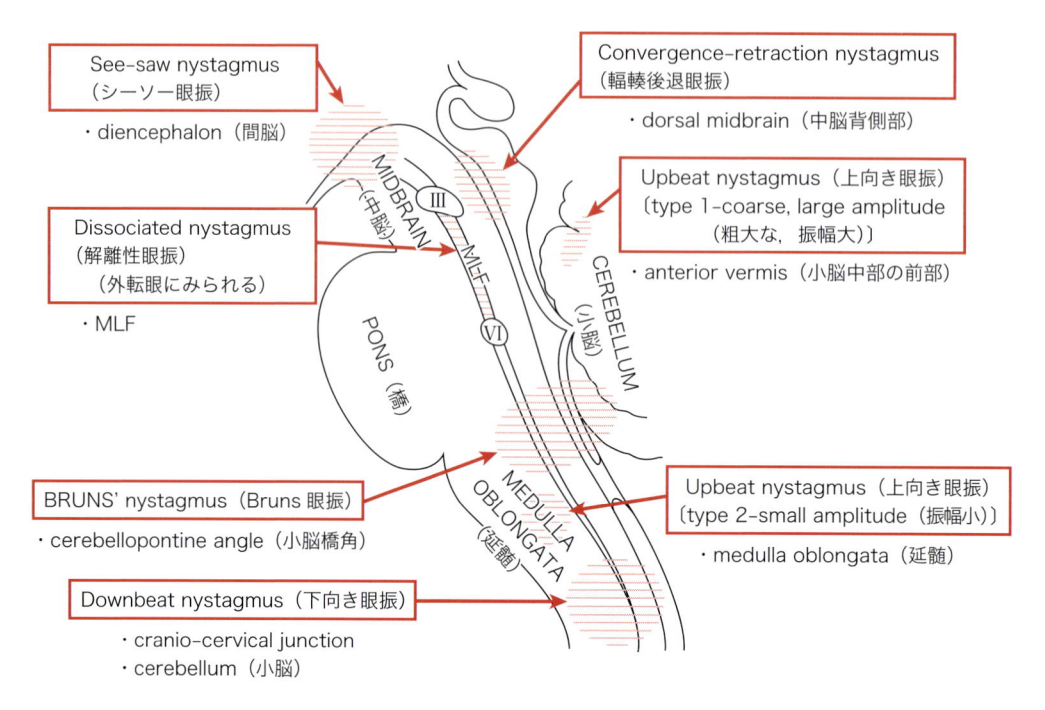

図2 障害により特徴的な眼振がみられる中枢部位
文献4より

＊眼振についての追記

特徴的な眼振が観察される中枢部位として，図2のようなものがある．

See-saw nystagmus（シーソー眼振）は，zona incertaからCajalのinterstitial nucleusへの連絡路の障害，外転眼のdissociated nystagmus（解離性眼振）はMLF症候群，Bruns' nystagmus（Bruns眼振）は小脳橋角部の腫瘍など，Downbeat nystagmus（下向き眼振）はCranio-cervical junctionの障害，Upbeat nystagmus（上向き眼振）は小脳虫部の前部や延髄の障害で生じることがあるとされている[4]．これらを観察しえた場合には，即座に中枢性めまいと判断できる．

回転性めまいを主訴に救急外来を受診する疾患として，末梢前庭性のめまいと，小脳や脳幹を含む中枢性のめまいがある．これらのめまいと眼振の特徴については，Harrison内科学書では，表3のような一般的な特徴を述べている[1]．

末梢前庭性めまいのなかでもっとも多いとされているのは，耳石器から耳石が移動することによって生じるBPPVである．BPPVで観察される眼振の特徴は表4の1〜5といわれている．特に後半規管型のBPPVでは，さらに6の項目が付け加わり，かなり特異的な眼振が出現するといわれている[5]．

表3　末梢前庭性めまいと中枢性めまいの対比

		末梢前庭性めまい	中枢性めまい
眼振	眼振の性状	回旋性がほとんど	回旋性，垂直性，水平性などさまざま
	眼振の強さ	強い	比較的軽度
	固視の影響	眼振が抑制される	抑制されない
	持続性	緩解することもあるが再発あり	慢性
蝸牛症状の随伴		ありうる	ありうるが稀
中枢神経症状の随伴		伴わない	伴うことが多い

表4　BPPVでみられる眼振の特徴

1. 特定の頭位をとることによって誘発される回転性めまい
2. 頭位変換から眼振出現まで数秒間の潜時がある
3. 眼振の持続時間は短い（数十秒以内が多い）
4. 引き続き同じ頭位をとることをくり返すと眼振は減衰する
5. 耳鳴り，難聴を伴わない
6. 患側へ45°頭部を捻転させ，さらに懸垂頭位をとると眼振が誘発されるが，この捻転頭位を保ったまま坐位にすると眼振の向きがかわる

❹採血

一般採血検査を行い，貧血や電解質異常，低血糖，脱水所見の有無などチェックする．

❺頭部CT検査

まず出血性脳卒中などの可能性を考えて，脳のスクリーニングをするという意味で，頭部CT検査は有用であると思う．ただCTでは，超急性期の虚血性脳卒中を捉えることは困難である．さらに脳幹や小脳は，頭蓋骨のアーティファクトを受けやすく，CTでは慢性期のものであっても異常を捉えづらいことがままある．したがって頭部CT検査で異常を指摘できなかったときに，それでもなお急性虚血性脳卒中を含めた中枢性めまいを疑っている場合には，迷わず頭部MRIを行うべきである．

❻超音波検査

急性心血管障害が疑われる失神性めまいでは十二誘導心電図やモニター心電図観察に加えて心臓超音波検査を行う．また，急性脳血管障害によるめまいを否定しきれない場合には頸部血管超音波検査を行い，両側の総頸動脈，内頸動脈，椎骨動脈の血流や血管狭窄の有無を精査する．

以上のステップを経て，急性心血管障害や急性脳血管障害を否定できる場合には，次の❼の項目を省略し❽の項目へ進む．

❼ 頭部MRI，頭頸部MRA検査

　　これまでのステップで中枢性のめまいが疑われるにもかかわらず，頭部CTではその病巣が捉えられない場合には，仰臥位を保ち，すみやかに頭部MRI，頭頸部MRA検査を行う必要がある．

　　まず通常の頭部MRI検査で，急性期虚血性病変の有無，小脳橋角部から内耳にかけて腫瘍性疾患や脱髄性病変がないことを確認する．内耳を栄養する動脈は前下小脳動脈の分枝（前前庭動脈）であり，椎骨動脈や脳底動脈，あるいは前下小脳動脈に動脈硬化性変化を含めた血管障害をきたしたとき，もっとも下流にあたる前庭のみに灌流障害の影響が生じ，前庭のみの虚血症状を起こし，めまいを生じることもありうると考えられている．この場合には，小脳や脳幹などの脳実質には，虚血性変化は生じない．したがって，前前庭動脈そのものを描出することは困難だが，せめて椎骨動脈や脳底動脈，前下小脳動脈を評価するために頭頸部のMRA検査も同時に行うことも必要だと考えている．

　　（虚血性脳血管障害であった場合，抗血小板薬投薬を行うかどうかの判断の一助とするため，T2*強調画像も撮影することが有用である．）

❽ 坐位時の眼振の有無や立位での神経学的診察・血圧の起立性変化

　　これまでの診察や検査で中枢性めまいが否定的である場合，以下の3項目，
① Frenzel眼鏡下に坐位にした際の頭位変換性眼振の確認
② Romberg徴候の有無，継ぎ足歩行やMann姿位保持の可否といった体幹失調や平衡機能障害の有無
③ 姿勢変換による血圧の変化
などを調べる．

4 受診時にすでにめまいが消失している場合

　　ところで，めまいを主訴に病院を受診されたものの，めまいはすでにない場合にはどのように対応するべきだろうか？ 特にその患者さんに高血圧，糖尿病などリスクがあった場合にはどのように考えるべきだろうか？

　　これは，やはり病歴の確認と現時点での診察所見を把握してからでないと決めきれない問題である．もし現時点で中枢神経系の異常を示す神経学的所見が全くなければ，**一過性脳虚血発作**（TIA）や，狭心症，不整脈発作によるめまいであった可能性を否定できるかどうかが，入院の必要性を決めるうえでのポイントとなる．

　　もし患者さんが，「頭位を急にかえたときに回転性のめまいが生じ，じっとしているとおさまったが，また頭位を動かすと同様のめまいが生じた」と訴え，「呂律はまわっていた．ものの見え方に異常なく，歩行は普通にできた」という状態であれば，これはかなりBPPVに近い状態と考えられる．このような場合には頭部CT検査で異常を指摘できず，頸部血管エコー検査で内頸動脈や椎骨動脈に動脈硬化性変化が乏しければ，以下の2点の注意事項を説明して帰宅としてもよいのではないかと考えている．

① めまいが再度出現し，その程度が今回のめまいよりもひどいと感じたときには，必ずすぐに救急外来を受診すること
② めまいが再度出現し，構音障害，複視や視野の異常，四肢の麻痺や失調，四肢の感覚障害などを伴う場合には，これらの症状がたとえ一過性で消失しても，必ずすぐに救急外来を受診すること

　しかし，狭心症や不整脈発作による失神性めまいである可能性が否定しきれない場合には，循環器医への相談が必要で，一晩心電図をモニターする必要性がある．
　また，TIAを否定できるかどうかも，入院の要否を決めるポイントとなる．一過性のめまい発作のみのTIAがありうるかと問われれば，ありうると答えざるをえないのが現状である．これには2つの可能性がある．1つは，構音障害，複視や視野の異常，四肢の麻痺や失調，四肢の感覚障害などの随伴症状があったが，患者本人はめまいと吐気の苦しさからこれらを自覚されず，すべての症状が一過性に消失した可能性．もう1つは，前述したように前前庭動脈領域の虚血発作でめまい単独の発作が生じた可能性である[6]．そして，TIAを否定しきれないと考えた場合には，最新の脳卒中治療ガイドラインにのっとれば，「TIAを疑えば，可及的すみやかに発症機序を確定し，脳梗塞発症予防のための治療をただちに開始しなくてはならない（グレードA）」[7]のである．

5 症例紹介

症例 1

椎骨動脈解離と小脳梗塞の症例

症　例：52歳男性
現病歴：ある日就寝時からめまい，悪心嘔吐あり，同日救急車で来院
既往歴：糖尿病
経　過：時計まわりの持続性回旋性眼振（図3）と左頸動脈雑音を認め入院．
　　　　翌日眼振は方向交代性上向性眼振となり（図4），CTで左小脳の出血性梗塞を呈した．その後の画像検査にて左椎骨動脈解離とこれに伴う塞栓性の小脳梗塞と考えられた（図5）

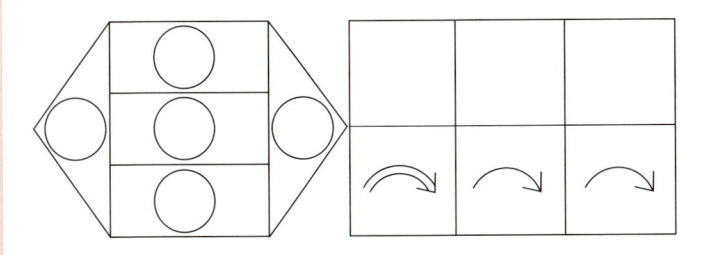

図3　第1病日の注視眼振とFrenzel眼鏡下の眼振

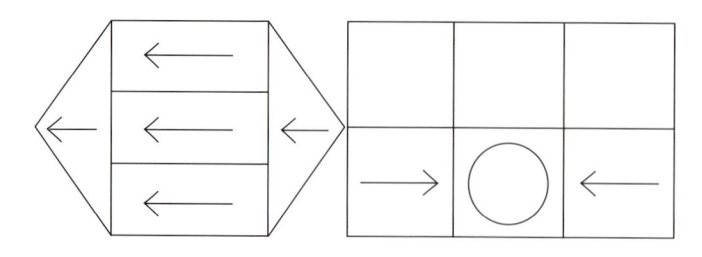

図4　第2病日の注視眼振とFrenzel眼鏡下の眼振

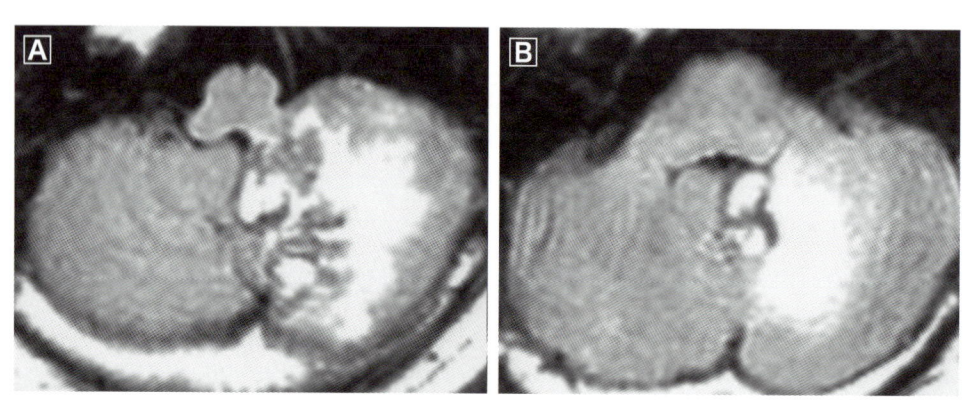

図5　MRI FLAIR画像

症例 2

延髄背外側の梗塞，椎骨動脈の閉塞の症例

症　例：78歳女性

現病歴：ある日夕方からふらつき感自覚．悪心嘔吐も伴うようになり，翌日救急車で来院

既往歴：高血圧，糖尿病

経　過：右向きの定方向性持続性水平性眼振を認め（図6）入院．入院後Wallenberg症候群を呈し，翌日，眼振が方向交代性上向性眼振に変化した（図7）．MRIにて左延髄背外側に梗塞，左椎骨動脈の閉塞を認めた（図8）

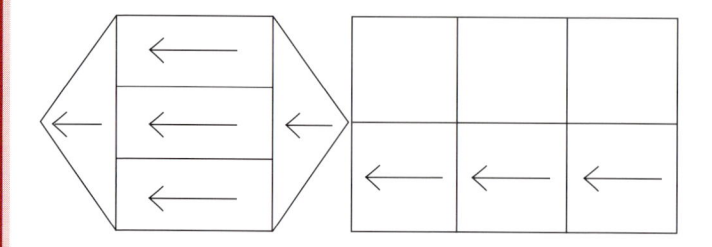

図6　第2病日の注視眼振とFrenzel眼鏡下の眼振

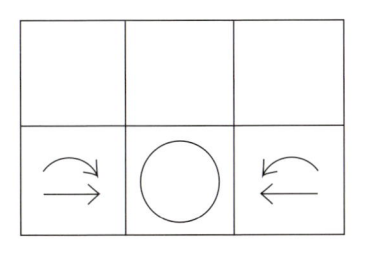

図7　第3病日のFrenzel眼鏡下の眼振

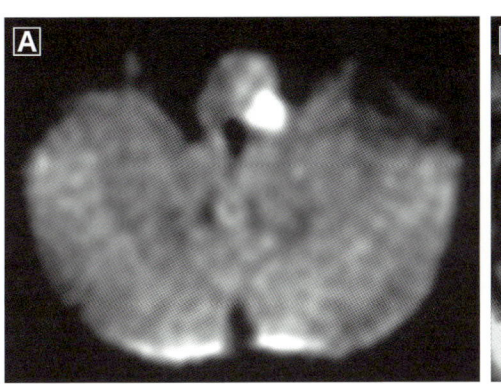

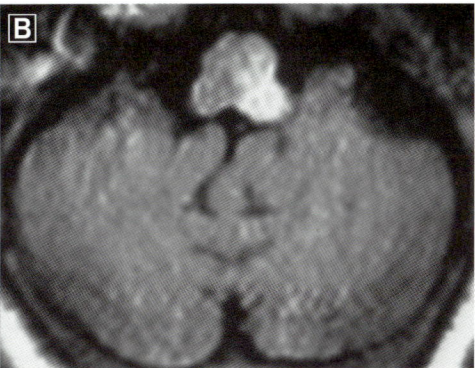

図8　MRI所見
A）MRI拡散強調画像，B）FLAIR画像

症例 3

橋背側の梗塞の症例

症　例：47歳女性

現病歴：ある日の夕方，洗濯中，上を向いたら天井が回り出し，めまい，悪心，嘔吐あり，救急車で来院

既往歴：高血圧，糖尿病

経　過：右向きの定方向性持続性眼振あり（図9）入院．その後カーテン徴候を認めた．MRIにて橋左背側に梗塞巣を認めた（図10）

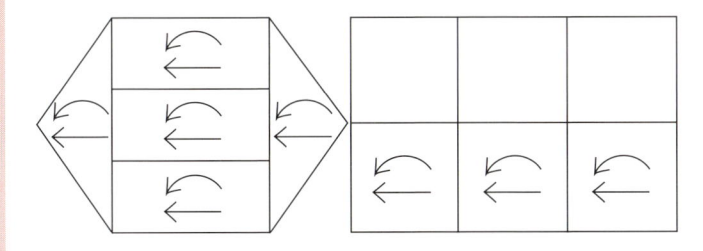

図9　第1病日の注視眼振とFrenzel眼鏡下の眼振

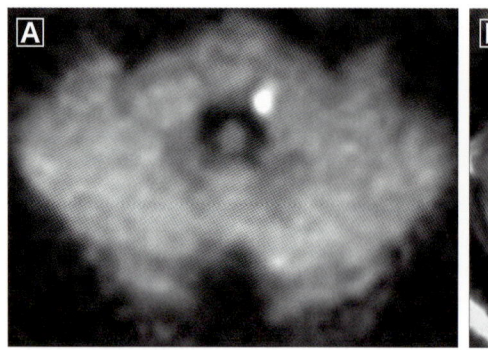

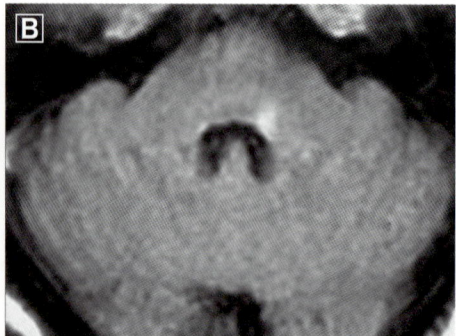

図10 MRI所見
A）MRI 拡散強調画像，B）FLAIR画像

文献・参考図書

1) Kasper, D. L., et al. : Harrison's Principles of Internal Medicine. 16th Edition, Vol. 1, pp.130-133, McGraw-Hill, 2005

2) 後藤文男，天野隆弘：小脳と脳幹「小脳」．「臨床のための神経機能解剖学」，pp.58-59，中外医学社，1993

3) 中森知毅：めまい．「今日の救急治療指針 第2版」（前川和彦，相川直樹 監），医学書院，in press，2011

4) 後藤文男，天野隆弘：感覚器系「前庭系（2）」「臨床のための神経機能解剖学」，pp.34-35，中外医学社，1993

5) 「良性発作性頭位めまい症診療ガイドライン（医師用）」（日本めまい平衡医学会診断基準化委員会 編），Equilibrium Res, 68(4)：218-225, 2009

6) Mohr, J. P., et al. : Vertebrobasilar Disease. Stroke, 4th ed. Pathophysiology, Diagnosis, and Management. (Mohr, J. P., et al., eds.), pp.207-275, Churchill Livingstone, 2004

7) 「脳卒中治療ガイドライン2009」（篠原幸人 ほか 編），協和企画，2009

関連項目
第2章　One More Experience ①
方向交代性眼振と中枢病変 ▶ p.129

One More Experience ①

方向交代性眼振と中枢病変

山中敏彰

関連項目　第2章 Advance 1. 小脳脳幹病変のめまいの特徴　▶P.118

Point

- 方向交代性眼振がみられる場合，中枢性疾患の可能性を考える（鑑別法は図1に）
- 自発性に生じる同眼振は先天的なことが多い
- 注視性の同眼振はほぼ中枢性めまい疾患を示唆できる．小脳・脳幹病変が多い
- 臥位における方向交代性上向性眼振は，中枢病変に注意
- 頭位・頭位変換により認められる方向交代性眼振はBPPVが主病態である
- BPPVを確定できなければCT / MRIなどで中枢の器質的精査を要する

●はじめに

　眼振からは，めまいを診断するうえで多くの有用な情報が得られる．通常，眼振はある一定の方向性をもって出現することが多いが，ときにその方向が特定の条件により反対方向に変化する方向交代性眼振が認められる[1]．方向が交代する眼振には，①自発性，②注視性，③頭位・頭位変換性に出現するものがある．本稿では，救急めまい診療における方向交代性眼振の取り扱いについて概説する．

1　方向交代性眼振って何？

　眼振急速相の向きが代わる現象を呈する眼振．末梢前庭細胞の興奮と抑制に応じる前庭眼反射によって起こり，生理的にも発現する．すなわち，有毛細胞の感覚毛の偏位する方向が逆転すると細胞の活動性も亢進と抑制が交代することになり眼振方向も交代する．例えば，左右へ交互に回転（振子様回転）を行うと，半規管の内リンパ流動の向きが逆転し，右回転で右向き，左回転で左向き眼振が誘発されて眼振方向が交代する．また，左右水平方向に移動（直線加速度刺激）が加わると左方向で左向き，右方向で右向きの眼振が誘発され，方向交代性眼振が出現する．しかし，生理的ではなく病的に方向が交代する眼振が救急めまい症例では認められ，これの病因・病巣を検出することが診療上問題となる[2]．

❷ 自発性の方向交代性眼振

1）定義

自発眼振の方向が周期性に逆転する眼振．周期性方向交代性眼振と呼ばれる[3]．

2）病因・病態

先天性と後天性がある．臨床報告の蓄積や小脳小節と虫部垂の破壊で同眼振が出現した動物実験から，責任病巣は小脳虫部や下部脳幹と考えられている．

3）特徴

稀である．2〜3分の周期で自発的に左右反対方向に変化する．

4）診断法

先天性眼振の場合には，通常めまいを伴わないので救急来院することは少ないが，ほかのめまい疾患に合併して受診するケースがある．眼振の性状は衝動・振子様であるが，固視により増強，閉眼や暗所開眼時に減弱し，視運動性眼振検査（optokinetic pattern：OKP）で錯倒現象を示す特徴がある．一方，後天的には，Arnold Chiari奇形，脊髄小脳変性症，多発性硬化症，後頭蓋窩腫瘍など，脳幹や小脳病変に随伴する報告例がみられる[3]．先天性が否定された場合には，MRIなどの画像検査を施行することが奨められる．

5）治療

先天性眼振であるのなら，特別な治療を要しないが，眼振を減弱させるのにバクロフェンなどが使われる．後天性眼振の場合，画像で異常が認められたら，同病変の治療を行う．

❸ 注視性の方向交代性眼振（注視方向性眼振，左右側方注視眼振）

注視眼振とは，一点の視標を注視したときに誘発される眼振である．頭位を一定にして眼前の指標を正面および左右上下方向に30°動かして観察する[1]．一般的に眼振は，**注視により中枢性疾患では増強，末梢前庭性疾患では抑制**される傾向にある[4]（図1A）．

1）定義

注視により方向が交代する眼振．左向き注視で左方向に，右向き注視で右方向に眼振が出現する．病変が広範囲であると上下方向にも同様の現象が起こることがある．

2）病因・病態

注視を維持する神経機構に障害があると，眼位を左右注視時に保持できなくなり，正中位置に戻そうとするので眼振が発現する．注視中枢（脳幹，大脳）の異常や調節中枢（小脳）とその経路が病変となる[5]．

3）特徴

30°以上の側方注視をさせると健常者でも眼振（極位眼振）が認められるので病的眼振と混同しないよう注意する．当眼振の多くは左右で振幅や頻度に違いを示す．振幅の大きい方向が患側のことが多い．代表的なものに小脳橋角部に大きく進展した聴神経腫瘍に認められるBruns-Cushingの眼振（症例1）があり，障害側注視で大振幅，低頻打，健側注視で小振幅，高頻打の眼振がみられる．

One more Experience

A 注視眼振（正面視）

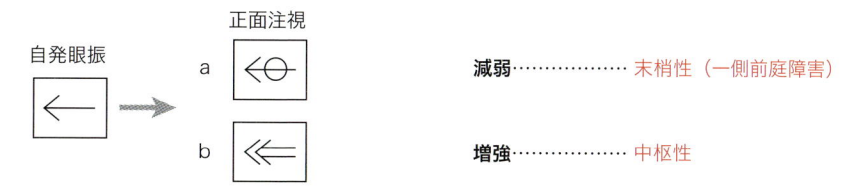

自発眼振 → a 正面注視　　減弱 ……………… 末梢性（一側前庭障害）
　　　　　　b　　　　　　　増強 ……………… 中枢性

B 注視眼振（左右方視）

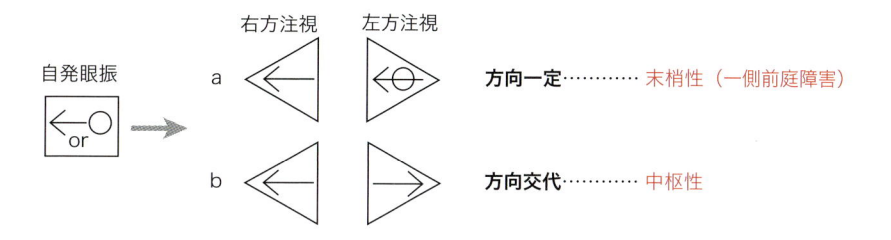

自発眼振 → a 右方注視　左方注視　方向一定 ………… 末梢性（一側前庭障害）
　　　　　　b　　　　　　　　　　方向交代 ………… 中枢性

C 頭位眼振（臥位）

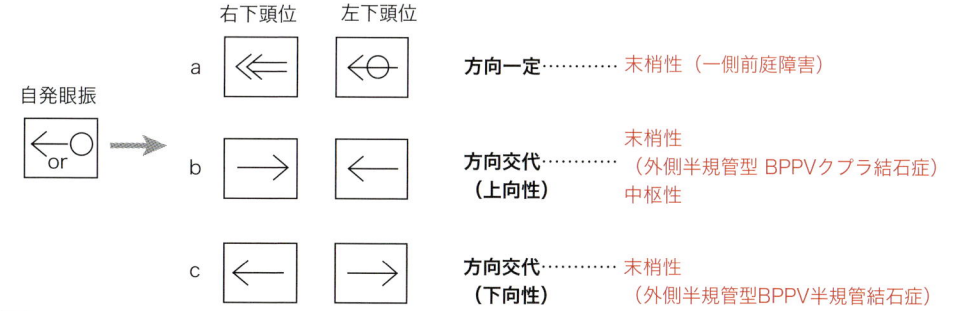

自発眼振 → a 右下頭位　左下頭位　方向一定 ………… 末梢性（一側前庭障害）
　　　　　　b　　　　　　　　　　方向交代　末梢性
　　　　　　　　　　　　　　　　（上向性）（外側半規管型 BPPVクプラ結石症）
　　　　　　　　　　　　　　　　　　　　　中枢性
　　　　　　c　　　　　　　　　　方向交代　末梢性
　　　　　　　　　　　　　　　　（下向性）（外側半規管型BPPV半規管結石症）

D 頭位変換眼振

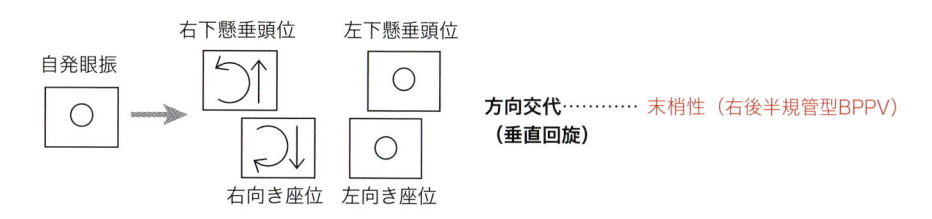

自発眼振 → 右下懸垂頭位　左下懸垂頭位　方向交代 ………… 末梢性（右後半規管型BPPV）
　　　　　　右向き座位　　左向き座位　　（垂直回旋）

図1　眼振の方向からみた末梢性と中枢性の鑑別

A）自発眼振が認められるとき，正面注視をさせる．減弱すると末梢性（a），増強すると中枢性（b）を考える．

B）右方注視で右向き眼振が認められるとき，左方注視で同方向の定方向性なら末梢性（a），反対向きの方向交代性なら中枢性（b）を疑う．

C）右下でも左下頭位でも自発眼振と同方向を示す定方向性なら末梢性（a），方向が交代して上向性なら外側半規管型BPPVクプラ結石症か中枢性（b），下向性なら同半規管結石症（c）を推定する．

D）左の懸垂頭位と座位の頭位変換では眼振は出現せず，座位から右懸垂頭位の頭位変換で上眼瞼向き反時計廻りの垂直・回旋混合性眼振が，右懸垂頭位から座位への変換で逆向きの眼振（下眼瞼向き時計廻り）が出現したら，右の後半規管型BPPVと診断できる

第2章 Advance 主な原因疾患への対応と一歩進んだ診療のために

Experience ①：方向交代性眼振

One More Experience① 方向交代性眼振と中枢病変

4）診断法（図1 B）

一側方視で注視方向への眼振が出現するとき，その反対側方視での眼振の方向性が診断のポイントとなる．眼振が同方向**（方向が交代しない）なら末梢性**，少しでも方向が逆転すれば**（交代すれば）中枢性**を疑うことができる．眼振方向が不明瞭な場合には，末梢と中枢の区別はつかない．所見を追跡すると明らかになることがある．

5）症例

症例 1

注視性の方向交代性眼振（Bruns–Cushing 眼振）

症　例：53歳，男性
主　訴：めまい，右難聴
現病歴：以前から，頭痛・嘔吐がときどきあった．1週前より右口角のしびれを感じるようになり，本日，右難聴と回転性めまい発作が出現したため救急来院
眼振所見（図2）から中枢性めまいが疑われ，緊急に画像検査を行った（図3）．

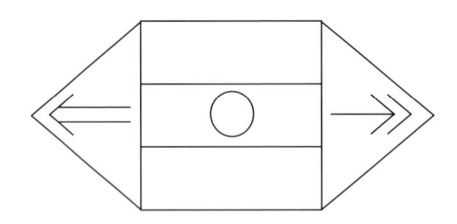

図2　注視眼振所見
左右側方注視眼振．右へ大振幅，低頻打．左へ小振幅，高頻打

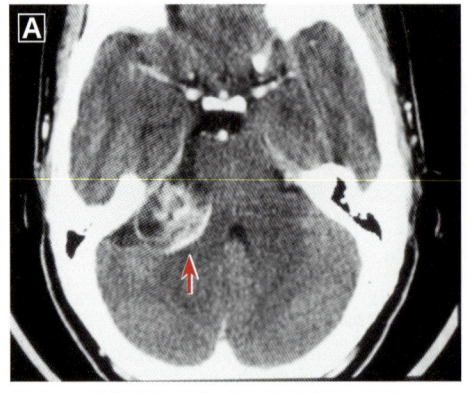

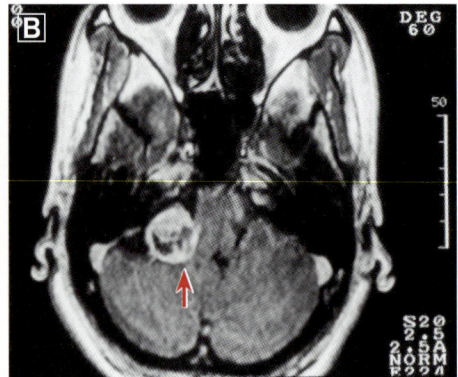

図3　CT所見（A）とMRI所見（B）
造影CTとMRI（T2）で右小脳橋角部に病変が検出される

診　断：右聴神経腫瘍（小脳橋角部進展）
解　説：めまい，難聴が主訴であるため内耳性疾患の印象を受けるが，眼振所見から中枢病変を疑い画像検査を行った症例である．右聴神経腫瘍が小脳橋角部に進展して

おり（図3），小脳や脳幹の圧迫症状として注視性に方向交代性眼振（左右側方注視眼振）が認められている（図2）．右方注視で大振幅低頻打性，左方注視で小振幅高頻打性のBruns-Cushing眼振が認められ，患側で振幅が大となる特徴を呈している．

6）治療

眼振の起因となる病変に対する治療を行う．

4 頭位・頭位変換性の方向交代性眼振

1 頭位性（臥位）の方向交代性眼振

頭位眼振は，仰臥位で正面と左・右耳下頭位（あるいは左・右側臥位）で観察する．頭位変換ではなく，それぞれの頭位に依存した静的な眼振をみることを目的とする．

1）定義

左と右の耳下頭位で眼振の方向が逆転する．右下頭位で左向き，左下頭位で右向きに眼振が発現する上向性（背地性）の方向交代性眼振と，逆に右下頭位で右向き，左下頭位で左向きに発現する下向性（向地性）の方向交代性眼振がある[2]（図1C）．

2）病因・病態

前庭神経炎や突発性難聴，メニエール病などの経過中に認められ，末梢においては内耳機能の回復過程や機能亢進から低下状態への移行期に出現すると考えられている．また中枢においては特に小脳を中心とした病変が関与するとされ，脊髄小脳変性症，椎骨脳底動脈循環不全，小脳腫瘍，小脳梗塞・出血などにみられる[6]．

a. **方向交代性上向性眼振**：上記の病態に加え，本眼振を発現させる1つの病態メカニズムとして，卵形嚢から剥脱された耳石片が外側半規管膨大部にあるクプラに付着したときに出現する，外側（水平）半規管のクプラ結石症が考えられている．つまり，結石が付着したクプラは重くなるため一定の偏位を示し，左下と右下頭位でクプラの傾きが逆方向になるため眼振が交代して出現する．また，クプラ面が鉛直面と一致するとクプラは偏位しないので眼振は出現しない特性がある．

b. **方向交代性下向性眼振**：外側（水平）半規管内に迷入した耳石片が頭位変換により内リンパ流動を引き起こして眼振が出現する，半規管結石症が病態の1つとして考えられる．正面から左耳下と右耳下の頭位変換でリンパ流動が逆転するため眼振が交代する．

3）特徴

表で示すような末梢性と中枢性の特徴を有する．

4）診断法（図1C）

当眼振が認められるときに考慮すべき疾患は，末梢性で前庭神経炎や突発性難聴，メニエール病，BPPV，中枢性では脊髄小脳変性症や椎骨脳底動脈不全，小脳腫瘍，小脳血管障害などが考えられ，末梢性，中枢性を問わず実に多彩である．これら疾患を鑑別することは非常に困難であるが，前庭神経炎や突発性難聴，メニエール病などの末梢性疾患が当所見を示すのは一

表　末梢性と中枢性の方向交代性頭位眼振の特徴

		末梢性	中枢性
頭位眼振	潜時	あり	なし
	持続時間	一過性（1分以内）	持続性
	性状	水平回旋混合性	水平性
	再現性	少ない（疲労現象＋）	あり（疲労現象－）
	経過	短い	長い
頭位性めまい		比較的強い	比較的弱い（眼振の強さと不一致）
責任部位		内耳	後頭蓋窩（小脳＞脳幹）

時的なため救急外来でみる機会は少なく，実際に問題となるのは，BPPVか中枢性疾患かの鑑別である．この場合，**鑑別ポイント**（表）となるのは眼振時間で，**潜時があり1分以内の一過性なら外側（水平）半規管型BPPV（半規管結石症），潜時なく1分以上の持続性なら中枢性疾患か同BPPVのクプラ結石症**が疑われる．実際には器質的にクリティカルな中枢病変が認められるケースは少なく，当科の検討でも上向性の方向交代性眼振のみ（他の脳神経症状なし）を示した症例のうち，救急対応を要する中枢器質病変を検出できたのは2％以下であった．したがって，当眼振が現れたら，筆者は鑑別アルゴリズムとしてまずBPPVクプラ結石症にルールインすることから始めている．すなわち，クプラでの結石の局在を推定できる所見，

① 方向交代性の上向性頭位眼振
② 眼振の消失する頭位（null position）の存在（通常は正中より20°の位置にあり，この頭位を境に眼振方向が逆転する）
③ 仰臥位での眼振方向が不変（左と右下頭位どちらから変換させても同じ眼振方向を示す）

の3項目が出現する場合にBPPVクプラ結石症を強く疑っている[7]．同疾患にルールインできない症例に対しては，MRIなど画像検査を積極的に行うようにしている．めまいと眼振の強さに乖離があったり，眼振が不規則で疲労現象（検査のくり返しにより眼振が減衰する現象）がみられなければ，中枢性の可能性が高くなる[2]．

5）症例

症例 2

方向交代性上向性眼振（小脳・小脳脚梗塞例）

症　例：66歳，女性
主　訴：めまい（動揺性）発作
現病歴：4～5日前から真っ直ぐ歩きにくい感じがあったが，本日突然，左右に揺れるめまいと嘔吐が出現したため救急来院
既往症：高血圧，脂質異常症

図4に眼振所見，図5にMRI所見を示す．

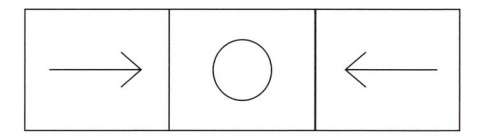

図4　臥位頭位検査
方向交代性上向性眼振．潜時なく5分以上持続．頻度や振幅が変調して不規則に出現する

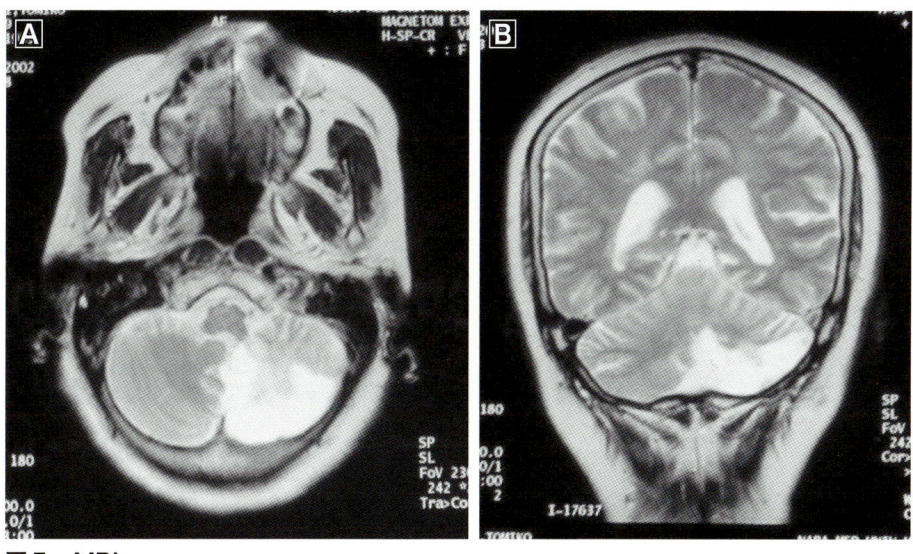

図5　MRI
左小脳半球～小脳虫部～下小脳脚にT2WI高信号領域が認められる

診　断：左小脳・小脳脚梗塞
解　説：めまい単独で救急受診した症例である．来院時に認められた方向交代性眼振の特徴が①上向性，②潜時なし，持続1分以上，③不規則，④BPPV非特異的であること，またエピソードとして軽度の歩行障害を訴えていること，さらに脂質異常症，高血圧といったCVDリスクファクター[8]（第3章 Pros & Cons④の稿 参照）を合併することから中枢病変を疑い，MRI検査を行ったところ小脳・小脳脚に梗塞が検出された．本症例のような特徴を示す方向交代性眼振の場合には，積極的にMRIによる画像診断を行う必要性が示唆される．

6）治療

疾患（脳腫瘍，脳血管障害[8]など）が特定されれば，対症療法やその原因治療を行うが，BPPVに対しては特異的な理学療法が存在する．方向交代性下向性眼振を示す半規管結石症には頭位を変動させて結石を移動させる運動療法[7]や同上向性眼振を示すクプラ結石症に対しては結石

をクプラから遊離させることを目的としたホッピングする方法（Head tilt Hopping法）[9]が開発されている．これらの治療は急性期に行うとかえってめまいを増悪させることがあるので注意を要する．

2 頭位変換性の方向交代性眼振

1）定義
懸垂頭位と座位の頭位変換（Dix-Hallpike法）で方向が交代する眼振[10]．

2）病因・病態
BPPVの後半規管結石症が主病態として該当する．結石が動いて引き起こされる内リンパ流動に伴って眼振が出現するが，反対方向への頭位変換では内リンパ流動の向きが逆転し，眼振方向が交代する．

3）特徴
図1Dで示したように，患側が右後半規管の場合，座位から右懸垂頭位の頭位変換を行うと上眼瞼向き反時計廻りの垂直・回旋混合性眼振が出現し，右懸垂頭位から座位への反対方向への変換で逆向きの眼振（下眼瞼向き時計廻り）が出現する．この場合，健側である左の懸垂頭位では眼振は出現しない．

4）診断法（図1D）
当眼振が出現したら中枢由来とは考えにくく，後半規管型のBPPV（半規管結石症）を疑う．潜時を有して10〜30秒（ほとんど1分以内）持続し，減衰症状が認められたら確定できる．ただし，上記の特徴とは異なり，懸垂頭位で下眼瞼向き，座位で上眼瞼向きの垂直性眼振が認められるのなら中枢性も疑う[4]．

5）治療
頭位変換させることにより後半規管内の結石を卵形嚢へ移動させる理論に基づく治療法（Epley法）の有効性が確かめられている[10]．治療中はめまいが誘発されるので注意を要する．急性期には抗不安薬や鎮暈薬の投薬後に行うことが奨められる．Epley法の詳細は第2章 One More Experience②の稿を参照されたい．

●おわりに

救急来院したすべてのめまい症例に対して緊急CT / MRI検査を行うことは事実上困難である．そのため，プライマリ診療で有用な情報が得られる眼振所見をとることは非常に大切であり，なかでも方向交代性眼振は中枢性疾患を疑うことのできる重要なサインとなる．方向交代性眼振が注視性に出現するなら，ほぼ中枢性を示唆できるので緊急に画像診断を行うべきである．一方，頭位・頭位変換性のものにはBPPVが多く含まれるので，必ずしも緊急画像検査を必要としない．BPPVを正確に診断し，それにルールインできない場合にMRIなどの撮影を考慮する．救急めまい診療においては，CT / MRIをただちに行い得る環境にない施設もあるので，**方向交代性眼振をプライマリサインとし**，その発現病態と特徴を十分理解して臨床判断することが望まれる．

One more Experience

> **MEMO ①** 救急めまい症例に対しては眼振検査をぜひ行ってほしい．救急搬送時ストレッチャー上でも行えるし（MEMO②参照），重要なemergency情報がたくさん潜んでいる．

> **MEMO ②** ストレッチャー上での眼振所見のとり方，進め方
> （方向交代性眼振の見つけ方）
> ① まず，正面視で自発眼振．10〜20秒間，遠方をぼんやり見てもらって観察
> ② 次に注視眼振．正面注視で自発眼振が増強するか減弱するか10秒間診る．続いて左右方向視で各10秒かけて方向が交代するかを診る
> ③ さらに頭位眼振．左右下頭位で方向交代するかを診る．眼振が出たら各1分間は観察する
> ここまで所要時間3分で施行できる．
> ④ 可能なら，頭位変換眼振．座位と懸垂頭位に変換させて観察．眼振があったら各1分間は診るようにする．
> トータル所要時間5分で行える．

文献・参考図書

1) 山中敏彰，細井裕司：平衡機能検査．「メディカルノート検査の基本」（下条文武 編），西村書店，pp.239-241，2008
   ↑めまい診療で必要な平衡機能検査について記されている．

2) 山中敏彰：めまい．特集 Emergency 実践ガイド．内科，103（6）：1086-1093，2009
   ↑ER現場におけるめまい症例の鑑別診断法や治療手順について解説されている．

3) 清水夏繪，青木恭太，池口邦彦：周期性方向交代性眼振の一症例―その臨床所見と薬物の効果―．Equilibrium Res, 45：318-324，1986
   ↑自発的に出現する方向交代性眼振の症例報告から本眼振の総論的考察がなされている．

4) 小松崎篤，篠田義一，丸尾敏夫：「眼球運動の神経学」，医学書院，1985
   ↑めまい平衡領域における眼球運動の病態メカニズムと集積された臨床的知見が解説されているバイブル的書籍．

5) 武田憲昭：中枢性眼振の神経機序．Equilibrium Res, 55：335-342，1996
   ↑方向交代性眼振も含め中枢性眼振が生じる臨床的概念がまとめられている．

6) 鈴木 衛：方向交代性頭位眼振の臨床．耳鼻臨床，93：177-183，2000
   ↑臥位頭位眼振検査で認められる方向交代性眼振の臨床的特徴が述べられている．

7) 山中敏彰：難治性BPPVの治療―対応と処置―．Equilibrium Res, 65：144-155，2006
   ↑いろいろなタイプのBPPV難治例に対する対処方法が述べられている．

8) 山中敏彰：脳血管障害によるめまい．EB ENT, 53：116-121，2005
   ↑脳血管障害の発症機序からの薬物選択と治療手順が解説されている．

9) 山中敏彰，澤井八千代，村井孝行 ほか：水平（外側）半規管型BPPVクプラ結石症に対する新規治療法―側方頭部傾斜・跳躍運動によるクプラ結石遊離の試み―．Equilibrium Res, 69：127-133，2010
   ↑難治化した方向交代性上向性眼振に対する新規治療法が述べられている．

10) 山中敏彰：後半規管型BPPVの病態と臨床像．JOHNS, 22：11-18，2006
    ↑BPPVにおいて方向交代性眼振が発現するメカニズムと臨床像について解説されている．

第2章 Advance 主な原因疾患への対応と一歩進んだ診療のために

日本めまい平衡医学会「めまいの診断基準」（1982年）の概説

小松崎篤

Point

- 本診断基準がいかなる背景のもとに成立したか
- 現在の診断基準との差異

1 本基準の成り立ち

　本基準が記載されてからすでに30年近くが経過しており，その後めまいについても新しい疾患概念が報告されているが，当時の情勢を考えながら本基準の成立の経緯について述べたい．

　1980年当時，あるいはそれ以前はめまいというとすぐにメニエール病あるいはメニエール症候群という名称で呼ばれ，主訴としての「めまい」は内科を受診することが多かった．

　医師も患者も上記の名称でほぼ納得して，当時発売されていた抗めまい薬あるいはトランキライザーで治療されることが多かった．

　一方，典型的なメニエール病の頻度はめまい疾患のなかでも10％前後であるとの報告が一般化してきた時代でもある．めまい疾患のなかには中枢性めまいも含まれる可能性もあり予後を大きく左右することにもなり的確な診断が求められるようになった．

　このような時代的背景をもとに現在の日本めまい平衡医学会の前身である日本平衡神経科学会はめまいの診療に携わる医師の啓蒙も兼ねて，めまい疾患の診断基準を提示することになった．

　学会の運営委員会（現在の理事会）のなかに基準化委員会を作り各疾患の診断基準を作成することになった．その委員長に小松崎 篤が任命され委員は二木　隆，原田康夫，朴沢二郎，石井哲夫，亀井民雄，小池吉郎，松永　喬，松永　亨，水越鉄理，野末道彦，関谷　透，鈴木淳一，田口喜一郎，時田　喬，上村卓也（ABC順）で構成され，表に示される16の疾患について検討することになった．

　内容を統一するために各疾患について疾患概念，病歴からの診断，検査からの診断，鑑別診断，病期の判定，予後判定基準，疾患についての説明を行うことにし，また内容についても読者の誤解を避けるためにもある程度定説化している事象を記載するようにした．

表　診断名

1. 慢性中耳炎由来の内耳障害（Inner ear disorders from chronic otitis media）
2. メニエール病（Ménière's disease）
3. 遅発性内リンパ水腫（Delayed endolymphatic hydrops）
4. めまいを伴う突発性難聴（Sudden deafness with vertigo）
5. 外リンパ瘻（Perilymph fistula）
6. 前庭神経炎（Vestibular neuronitis）
7. 良性発作性頭位めまい症（Benign paroxysmal positional vertigo）
8. 中枢性頭位めまい（Positional vertigo of central origin）
9. 薬物による前庭障害（Vestibular dysfunction due to ototoxic drugs）
10. 内耳梅毒（Syphilis of the labyrinth）
11. ハント症候群（Hunt's syndrome）
12. 聴神経腫瘍（Acoustic tumor）
13. 椎骨脳底動脈循環不全（Vertebro-basilar insufficiency）
14. 血圧異常によるめまい（Vertigo or dizziness due to the unstable blood pressure）
15. 頸性めまい（Cervical vertigo）
16. 心因性めまい（Psychogenic vertigo）

表に示す16の疾患を対象とした．文献1より引用

　これらの詳細は文献1に示されている．
　その後，研究の進歩によって内容について若干の変更があり，また現在では新しい疾患概念も定着しつつあるが当時の記載に従い簡単な解説を加えたい．

2 各疾患についての概説

❶中耳炎由来の内耳障害

　中耳炎が内耳に波及する場合は主に2つのルートが考えられる．その1つは正円窓，あるいは卵円窓より波及する場合と中耳真珠腫により骨破壊が起こり内耳に波及する場合である．中耳炎の経過中にめまい，聴力低下など発症する．他覚所見として眼振，前庭機能の低下，さらに瘻孔症状の存在は障害が半規管〔主として外側（水平）半規管〕に進展していることを示す所見として重要である．また，CTスキャンなどの画像検査により内耳への進展が画像上，証明されることなどは重要で近年CTスキャンの性能の向上によって詳細な検討ができるようになった．

❷メニエール病

　メニエール病はめまいのなかでももっとも有名な疾患であるがその頻度は多いものではなく，全めまい症例のなかで10%前後であることは前述した．
　メニエール病の特徴としては：
① 発作性回転性めまいを反復する
② めまい発作に伴って変動する蝸牛症状（耳鳴り，難聴，耳閉塞感）がある

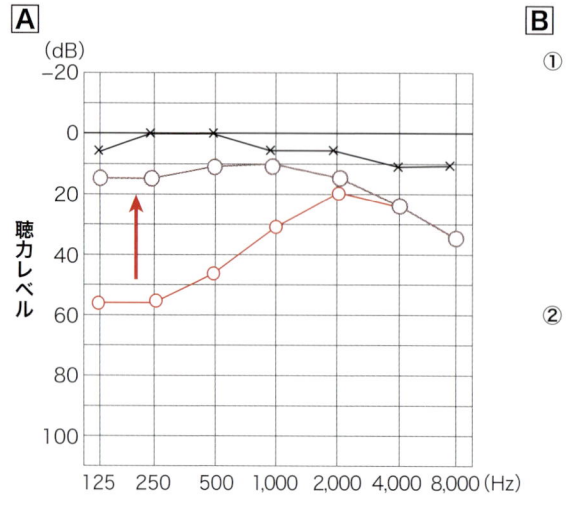

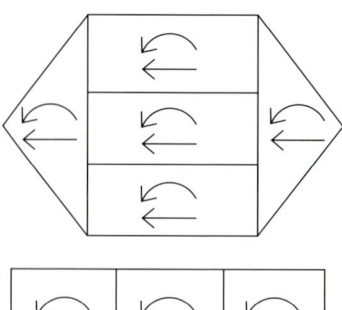

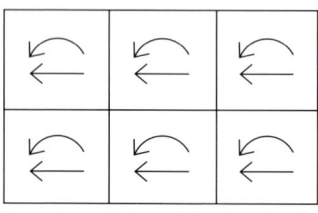

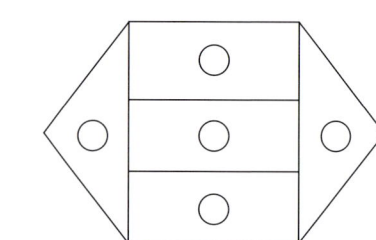

図　右メニエール病の聴力図と眼振図

A) 聴力図は右メニエール病患者で─○─の聴力図は発作中の聴力図を示し，低音部を中心に聴力低下がみられるが発作間歇期には─○─のごとく聴力改善が認められる．─○─ ─○─は右耳，─×─は左耳の気導聴力．
B) 眼振図の①は発作中の自発・注視眼振所見で障害側（右）向き眼振が存在し，②の頭位眼振検査でも右向き定方向性眼振が認められる．③は発作3時間後の眼振で自発・注視眼振は認められないが④の頭位眼振検査では健側向きの眼振に変化している

③ 第Ⅷ脳神経以外の神経症状はない
④ 原因を明らかにすることができない

　これら①，②，③，④が存在するとき，メニエール病を高度に疑うことができる．

　めまいの種類は典型的な例では回転性である．その継続時間は数十分から数時間であり，典型的回転性めまいが2日間にわたって持続することは少ない．めまい発作に伴って，変動する難聴や耳鳴りあるいは耳閉塞感があることが重要な所見である．なお脳血管障害の1つとして前下小脳動脈症候群では，ときにめまいとともに第8神経の症状が出現するがその場合には，小脳や脳幹の神経症状が出現するため「③ 第8脳神経以外の神経症状はない」という項目を入れてある．

　一方，検査の特徴としては聴力障害は低音障害型あるいは水平型の感音難聴では補充現象は陽性であることが多い．めまい発作中は聴力検査で低音部を中心に聴力が低下してめまい発作の軽快とともに聴力も改善する（図）．

平衡機能検査では内耳障害の特徴を認める．すなわちめまい発作中には多くの場合，障害側に向く自発性水平回旋混合性眼振を認め，また発作間歇期にはいわゆる麻痺性眼振として障害と反対側に向く眼振がFrenzel眼鏡あるいはCCDカメラ下で認められる．めまい発作を頻繁にくり返している場合に聴力が次第に低下するが，同時に温度眼振検査も低下する症例が多い．

　当時のメニエール病診断は上記のようであったが，近年ではメニエール病診断に前庭型メニエール病および蝸牛型メニエール病が追加されている．

　前庭型メニエール病はめまい発作を反復するが，蝸牛症状の随伴はない．また蝸牛型メニエール病とは低音部を中心とした難聴が反復するがめまいを伴わないものをいっている．ただ，この場合，急性低音障害型感音難聴と鑑別する必要があるが，本疾患はメニエール病に移行することがあり難聴の初回発作で将来メニエール病へ移行するかどうかの鑑別は困難なことが多い．

❸遅発性内リンパ水腫

　遅発性内リンパ水腫は高度内耳性難聴が持続した後に，二次的に内リンパ水腫が生じ，その結果，メニエール病様の前庭症状が発現する疾患で，1976年Schuknechtによって疾患概念が確立された．

　この特徴は高度な難聴（多くの場合一側性）の先行があり，長年経過した後に反復性のめまい発作が発現するものである．ただその場合には典型的なメニエール病と違い，すでに高度の感音難聴をきたしているために耳鳴りあるいは難聴がめまいとともに随伴増強することは少ない．

❹めまいを伴う突発性難聴

　突発性難聴にはめまいを伴う症例とめまいを伴わない症例があるが，めまいを伴う症例は突発性難聴の病変部位がより広範囲にわたっているというのが一般的な考え方である．したがってめまいを伴う場合には難聴の回復の予後が悪いとされている．症状としては突然に高度の難聴が発症し，めまいを伴うものである．同時に耳鳴りを伴うこともある．前庭症状としてはめまいの他覚的所見として自発眼振あるいは頭位眼振が認められることが多い．また温度眼振検査では一般に障害側の反応低下（canal paresis：CP）を認める．このめまいを伴う突発性難聴については，めまいに対する治療と突発性難聴に対する治療を行うことが必要で，めまいについては抗めまい薬の注射，また難聴についてはステロイドを中心とした点滴療法を行うことが一般的である．急性感音難聴の治療は早期に開始した方が予後が良いとされている．

❺外リンパ瘻

　外リンパ瘻は外リンパが鼓室腔へ漏出し，聴覚平衡障害を生ずる疾患である．病歴からの診断としては髄液圧あるいは鼓室圧の急激な変動を起こす誘因の後に耳鳴り，耳閉塞感，難聴，めまいなどを生じた場合には外リンパ瘻を疑う必要がある．また水の流れるような耳鳴りを感じる場合があり，ときにPOP音の後に耳閉塞感，耳鳴り，難聴，めまい等が生ずることがある．

　なお本疾患も早期に治療することが必要で，試験的鼓室開放術を行い，外リンパの流出を認める場合にはそれを防止するような閉鎖術を行うと，難聴の進行を止めるとともに，前庭症状も軽快することが多い．

❻前庭神経炎

　本疾患の原因は不明であるがウイルス感染説が重視されている（第2章6「前庭神経炎の診断，病態，治療の実際」の稿 参照）．症状としては突発的なめまい発作を主訴とし，めまいが反復することはない．まためまいと直接関係をもつ聴力低下あるいは耳鳴りなどを認めず，回転性めまいが単独で発症する．めまい発現に先行して，上気道感染あるいは感冒に罹患していることが多いとされているが，多くの統計からみると必ずしもそうではない．

　検査からの診断としては，聴覚系はめまい発作により耳鳴りや難聴が増強することはほとんどない．発症直後には障害と反対側を向く自発眼振および頭位眼振が認められ眼振は方向固定性水平性眼振で，通常は健側向きである．その眼振の強さは前庭系がどの程度障害されたかによって眼振の持続時間が異なる．

❼良性発作性頭位めまい症

　この疾患は回転性めまいのなかではもっとも頻度の高いものである．病歴からの診断としては特定の頭位により回転性めまいが出現する．多くは朝起きようとしたときに出現する．Frenzel眼鏡下または赤外線CCDカメラ下で頭位眼振検査を行うと眼振が出現するとともに回転性めまいが自覚される．めまいは一過性で多くの場合，1分以内に消失するがときに持続する場合もある．以前はこの良性発作性頭位めまい症の他覚所見としてはめまいを伴う純回旋性眼振が認められることが特徴で，後半規管あるいは耳石器の障害とされていた．近年このほかに，右下頭位あるいは左下頭位で水平回旋混合性眼振が認められ，多くは方向交代性頭位眼振で，眼振の持続時間は後半規管の障害による眼振より長いのが一般的な水平半規管の障害もあると考えられている．そのため前者を後半規管型の良性発作性頭位めまい症と呼び後者を水平半規管型良性発作性頭位めまい症と診断されるようになった．

❽中枢性頭位めまい

　体位や頭位を変換させると激しい回転性めまいが誘発される．頭位眼振は持続することが多い．眼振の種類も多彩で眼振のほかに小脳や脳幹の神経症状を伴う．

❾薬物による前庭障害

　薬物による前庭障害の代表的なものとしてストレプトマイシンがあり，特に硫酸ストレプトマイシンで次第に両側の前庭機能が低下していく．以前はディハイドロストレプトマイシンであったため聴覚障害が主であったが，現在のストレプトマイシンは硫酸ストレプトマイシンであり，聴覚系よりむしろ前庭系の障害の方が強い．

　症状としては両側の前庭機能の低下が次第に進行して，ロンベルグ（Romberg）現象や歩行時に対象物が上下に移動するジャンブリング（Jumbling）現象が存在する．診断は足踏み検査による．開眼時には特に問題ないが閉眼で足踏みを施行するとふらつきが強くなる．これは閉眼では視性の代償が除外されるためである．

　なお，温度眼振検査で反応低下を認める．

⑩ 内耳梅毒

　内耳梅毒は現在では稀な疾患となった．内耳梅毒は先天性と後天性に分類される．先天性梅毒の頻度は現在非常に低い．聴覚症状として両側性の感音難聴が一般的でときにメニエール病のごとく変動する感音難聴，あるいは突発性難聴類似の聴覚症状を示すこともあり，めまいもメニエール病やめまいを伴う突発性難聴に類似している．以前より内耳梅毒の特徴的所見としてアンネベール（Hennebert）症候が記載されているが，実際の症例でアンネベール（Hennebert）症候が認められることはきわめて稀で，またハッチンソン（Hutchinson）の3主徴として難聴，角膜実質炎，Hutchinson歯などを伴った先天性梅毒にはほとんど遭遇しないといってよい．

⑪ Hunt症候群

　Hunt症候群は耳介，外耳道およびその周辺に帯状疱疹が生じ，さらに顔面神経麻痺，難聴，耳鳴り，めまいなどを伴う．多くの場合，ウイルスによるものと考えられている．

⑫ 聴神経腫瘍

　聴神経腫瘍は内耳道内の第8神経，特に前庭神経由来が多い．近年の研究では下前庭神経から由来する聴神経腫瘍が多いとされている．

　病歴からの診断としては聴覚症状として，中年以降にみられる次第に進行する一側の原因不明の感音難聴であり，特に突発性難聴類似の症状で発症する場合もある．前庭症状として回転性めまいはむしろ少なく，多くの場合は浮動性である．その他の脳神経症状としては腫瘍が小脳橋角部に大きく進展した場合には小脳症状や脳幹症状が出現することがあるが，最近ではこのような症例をみることは少ない．その理由はMRIなどの画像診断の進歩で聴神経腫瘍を疑えば内耳道内の腫瘍も容易に診断されるようになったためである．聴力障害は次第に進行する一側性の感音難聴，ときに突発性難聴類似の発症をすることもある．温度眼振反応の低下，聴性脳幹反応の異常などは機能検査として重要である．以前は聴神経腫瘍の眼振としてBruns眼振が有名であった．この眼振は脳幹や小脳を圧迫することによって出現する眼振である．すなわち障害側注視で振幅大，頻度小の眼振がみられ，障害と反対側注視で振幅小，頻度大の眼振で聴神経腫瘍の代表的な眼振といわれていたが，現在では脳幹や小脳を圧迫する前に診断されるためこの種の眼振をみることは少ない．

⑬ 椎骨脳底動脈循環不全

　椎骨脳底動脈循環不全は一過性の脳虚血発作であり，椎骨脳底動脈系の血流量の一過性の減少が原因とされる．症状としては回転性あるいは浮動性めまいのほかに手足のしびれ，舌のもつれあるいは複視などの症状が認められることが多い．これらの症状は末梢前庭系の障害では認められない症状であるために，椎骨脳底動脈循環不全の診断のうえでは非常に重要な所見といわなければならない．

⓮血圧異常によるめまい

　　血圧異常とめまいについては複雑な関係にある．めまい疾患で血圧を測定して血圧が高いからといって高血圧によるめまい，低い場合低血圧によるめまいということはできない．この血圧の高低はめまいの原因ではなくむしろ結果として高血圧あるいは低血圧になることがあるためである．

⓯頸性めまい

　　頸部の回転または伸展によって起こるめまいの総称である．
　　ただ，高齢者で頸椎の異常がありめまいがみられた場合に，ただちに頸性めまいとはいえない．その理由は高齢者ではしばしば頸椎の加齢性変化を認めるためである．躯幹ごと右下頭位あるいは左下頭位ではめまいは発症しないが首を捻転したときにめまいが生ずる場合は頸性めまいの可能性が高い．

⓰心因性めまい

　　ある心因性原因があって発症するもので回転性めまいは少ない．多くの場合，何らかの心因性の要素，精神的ショック等が先行するが十分に患者とのコミュニケーションをとらないと真の要因を把握できない．平衡機能検査で他覚的所見は認められず，十分な病歴聴取の結果，心因性めまいの診断が下されることが多い．

文　献

1）小松崎篤 ほか：めまいの診断基準化のための資料—1987年めまいの診断基準化委員会答申書—．Equilibrium Res, 47（2）：245-273, 1988

第2章 Advance 主な原因疾患への対応と一歩進んだ診療のために

3 眼振の病態生理

肥塚　泉

Point

- めまい疾患の病巣診断を行うにあたっては，眼振の生理の理解が必須である
- 3つの半規管（前・後・外側）は，各半規管と平行した平面で眼振を起こす
- 良性発作性頭位めまい症で認められる眼振は，垂直・回旋混合性眼振である
- 良性発作性頭位めまい症以外の末梢性めまい疾患（前庭神経炎，メニエール病など）で認められる眼振は水平・回旋混合性眼振である
- 純水平性，純垂直性，純回旋性の眼振は中枢性めまいのことがあり注意を要する

■ はじめに

　めまいは，半規管や耳石器，前庭神経の病変を原因とする耳性めまいと，小脳や脳幹，大脳などの病変を原因とする中枢性めまいの2つに大きく分けることができる．耳性めまいの方が非耳性めまいよりも断然頻度が高いことが知られている（約3倍）[1]．耳性めまいはめまい発作時に，難聴や耳鳴，耳閉感など，蝸牛症状と呼ばれる症状を随伴することが多いという特徴を有している．**耳性めまい，中枢性めまいを問わず，これらのなかでもっとも頻度が高いのは良性発作性頭位めまい症**で，めまい疾患全体の41％を占める[1]．また頻度は低いが，耳性めまいにもかかわらず蝸牛症状を随伴しない前庭神経炎も，救急の現場では中枢性めまいとの鑑別において重要である．蝸牛症状を伴うめまい疾患の代表であるメニエール病も多く経験される．

　本稿では，これらのめまい疾患の診断にあたって，必要かつ不可欠となる眼振の観察の際に必要となる，眼振の生理について代表的なめまい疾患を例にして解説を加える．

1 眼振とは

　律動的に反復する眼球の不随意運動のことを眼振と呼ぶ．一方向にゆっくり動く眼振緩徐相と反対方向に速く動く眼振急速相を反復する衝動性眼振と，振子のようにどちらの方向にも同様の速さで動く振子様眼振に分類される．一般には眼振は衝動性眼振を指すが，その**急速相の**

表1　良性発作性頭位めまい症の診断基準（日本めまい平衡医学会）

1. 空間に対し特定の頭位変化をさせたときに回転性めまいが誘発される
2. めまい出現時に眼振が認められるが，以下の性状を示す
   ① 回旋性成分の強い頭位変換眼振である
   ② 眼振の出現には潜時があり，めまい頭位を維持すると次第に増強し，次いで減弱ないし消失する
   ③ 眼振はめまい頭位を反復してとらせることにより，軽快または消失する
   ④ めまい頭位より座位に戻したときに，反対方向に向かう回旋性成分の強い眼振が出現する
3. めまいと直接関連をもつ蝸牛症状，頸部異常および中枢神経症状を認めない

向きを眼振の方向と定義する．水平性眼振，垂直性眼振，回旋性眼振などに分類される[2]．

2　良性発作性頭位めまい症（BPPV）

BPPV（benign paroxysmal positional vertigo）は，ある特定の頭位（めまい頭位）で，回転性めまいが誘発される疾患で，蝸牛症状や中枢神経症状を伴わない予後良好な疾患である．特定の体位（寝返りをうったとき，靴の紐を結ぼうとしたとき，高い棚の上にあるものを取ろうとしたときなど）をとると，回転性めまいが出現，同時に回旋成分の強い眼振が認められる．めまいと眼振は，めまい頭位にて次第に増強し，次いで減弱ないし消失する．引き続いて同じ頭位をとると，軽くなるか，起こらなくなる．表1に，日本めまい平衡医学会の診断基準を示す．**本疾患の確定診断をするにあたっては，回旋性成分の強い頭位変換眼振の観察が必要不可欠**である．

BPPVは特定の頭位でめまいが認められることより当初その病態は，重力加速度の受容器である耳石器の障害であると考えられていた[3,4]．Schuknecht[5]はBPPV症例の側頭骨標本において，後半規管のクプラに卵形嚢の耳石由来と考えられる好塩基性の物質の沈着を認め，これが患側下の頭位でクプラの偏位を起こし，眼振・めまいが出現するという，cupulolithiasis（クプラ結石症）という概念を提唱した．その後Hallら[6]は後半規管内を浮遊する小耳石片が体位変換に伴う重力方向の変化に応じて後半規管の管腔内を移動し，これに伴って内リンパ流動が生じ，これによりクプラが偏位して，眼振・めまいが生じると報告し，canalithiasis（半規管結石症）という概念を提唱した．Parnesら[7]は本疾患の治療法の1つである後半規管閉塞術中，手術顕微鏡下に後半規管内を移動する小耳石片を確認したとする報告を行った．これらの報告により，BPPVの本態は耳石器ではなく，主に後半規管にあることが明らかとなった．

3　診断に必要な眼振の生理学

BPPVで認められる眼振は，後半規管が刺激あるいは抑制された結果生じる眼振である．半規管が刺激あるいは抑制された場合にどのような眼球運動が生じるのかを知るにはEwaldの法則，Flourensの内リンパ流動説の理解が必要となる．これらの法則について解説する．回旋性眼球運動の表記法については便宜上，検者から見た場合とした．

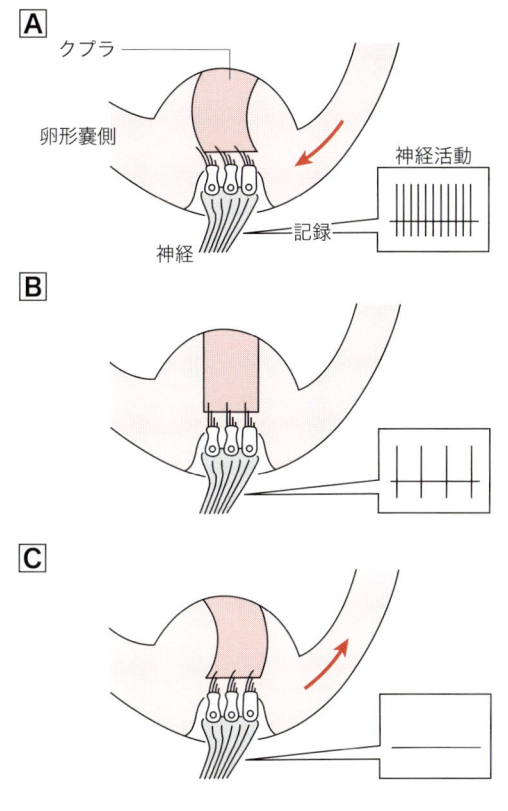

図1 外側半規管における形態学的極性と神経活動

A）外側半規管では運動毛（長い方）が卵形嚢側に位置するため，向膨大部内リンパ流動（→）で感覚毛が運動毛側に傾斜し，興奮性の電位が発生する．Bは静止時の状態で，自発放電のみがみられる．Cは反膨大部内リンパ流動の場合で，電位が抑制されている．文献8の図11を引用

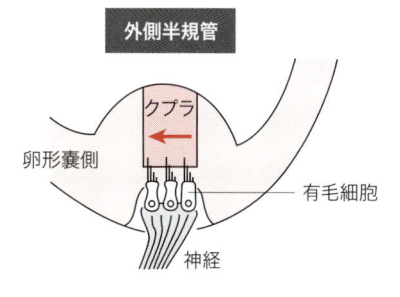

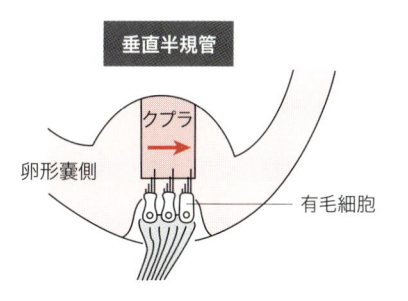

図2 外側半規管と垂直半管（前・後半規管）における感覚細胞の極性の相違

外側半規管では運動毛は卵形嚢側に位置しているが垂直半規管では逆になっている．→は感覚細胞の極性（興奮方向）を示す．文献8の図6を引用

❶Ewaldの法則

　半規管に生じる内リンパ流動とこれにより生じる眼球運動（眼振）の方向に関する法則である．第1法則と第2法則よりなる．内リンパ流動が半規管膨大部へ向かうとき（向膨大部性：ampullopetal）と膨大部から流れ出るとき（反膨大部性：ampullofugal）とでは，クプラに作用して引き起こす刺激の効果が逆である．

第1法則：外側（水平）半規管では向膨大部の内リンパ流動は刺激として，反膨大部流は抑制として働く（図1）．垂直半規管ではその逆となる（図2）．

第2法則：刺激となる内リンパ流動はその側に向かう眼振を起こす．

表2　Flourensの内リンパ流動説

1. 半規管に角加速度が加わると内リンパ流動が起こり，クプラを偏位させ，感覚細胞を刺激する
2. 半規管はその半規管と平行した平面で眼振を起こす
3. 水平眼振は外側半規管から生じる
4. 垂直眼振は左右の前半規管もしくは左右の後半規管から生じる
5. 回旋性眼振は同側の前，後半規管から生じる

❷ Flourensの内リンパ流動説（表2）

　外側，前，後の各半規管が興奮あるいは抑制された場合に生じる眼球運動の方向に関する法則である．水平性眼振は外側半規管から，垂直性眼振と回旋性眼振は前半規管と後半規管から生じるということが示されている．図3A～Cに，各半規管単独刺激によって生じる眼球運動とその際，主に働く外眼筋を示す[9, 10]．刺激側はいずれも左側とする．図3Aは外側半規管が刺激された場合である．外側半規管が刺激を受け，これが興奮すると，同側眼の内直筋と対側眼の外直筋が収縮し，眼球は右側に偏倚する（緩徐相）．その後眼球は左側に急速に動き（急速相），正中眼位に復帰する．半規管が刺激を受けている間このプロセスがくり返され，刺激側向き（左向き）の水平性眼振が出現する．図3Bに後半規管が刺激された場合の眼球運動を示す．後半規管が刺激を受け，これが興奮すると，同側眼の上斜筋と対側眼の下直筋が収縮する．上斜筋の収縮により眼球は反時計方向に回旋する（緩徐相）．同時に下直筋の収縮により眼球は下方に偏倚する（緩徐相）．その後眼球は急速に時計方向および上方に動き（急速相），正中眼位に復帰する．半規管が刺激を受けている間このプロセスがくり返され，回旋成分（時計方向）の強い上眼瞼向き眼振が出現する．図3Cに前半規管が刺激された場合の眼球運動を示す．前半規管が刺激を受け，これが興奮すると，同側眼の上直筋と対側眼の下斜筋が収縮する．上直筋の収縮により眼球は上方に偏倚する（緩徐相）．同時に下斜筋収縮により後半規管が刺激を受けた場合と同様，眼球は反時計方向に回旋する（緩徐相）．またその後眼球は急速に時計方向および下方に動き（急速相），正中眼位に復帰する．半規管が刺激を受けている間このプロセスがくり返され，回旋成分（時計方向）の強い下眼瞼向き眼振が出現する．

4　前庭神経炎

　ウイルス感染，循環障害あるいは脱髄性病変が考えられているが今のところ原因は不明である．突然に大きなめまいが発症する．めまいと直接関連をもつ難聴や耳鳴を伴わない．通常大きなめまい発作は1度きりである．激しいめまい発作時には嘔気，嘔吐を伴う．回転性めまい感は1～3日で治まるが不快な頭重感と，体動時あるいは歩行時のフラフラ感が数週から数カ月間残存する．めまい発作時には健側向きの自発および頭位眼振（麻痺性眼振）を認める．眼振の性状は水平性であるが回旋成分を有することが多い．前庭神経が障害されることから，患側の各半規管からの入力がなくなり，見掛け上，健側の半規管すべてが興奮しているときのような状態となる．つまり外側半規管からは水平成分の眼球運動（図3A），後半規管からは患側

A 右眼　左眼　左外側半規管の刺激平面

外直筋　内直筋

B 左後半規管の刺激平面

下直筋　上斜筋

C 左前半規管の刺激平面

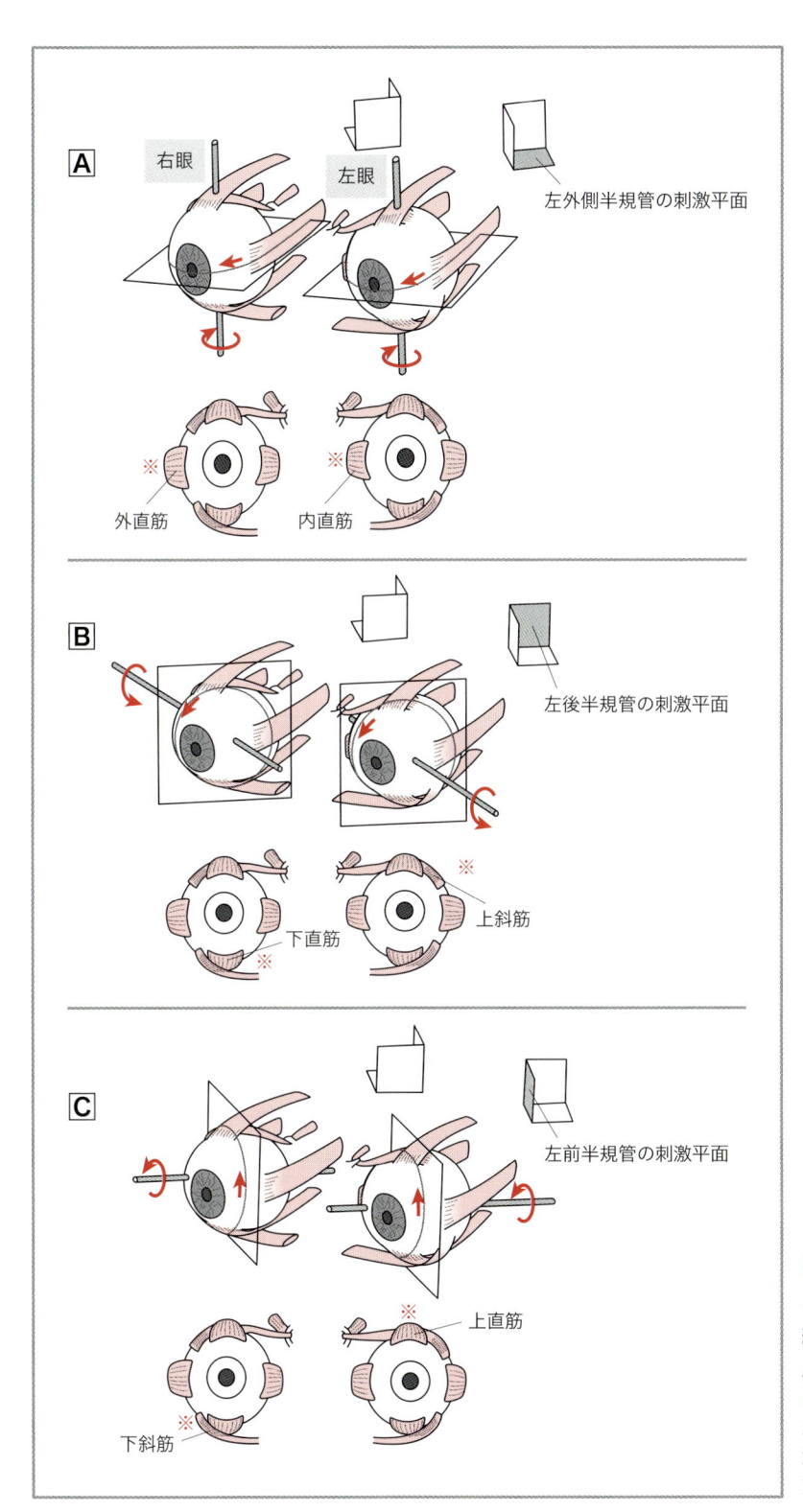

上直筋
下斜筋

図3　膨大部神経刺激によって生じる外眼筋の収縮と眼球運動

A）左外側半規管の刺激，B）左後半規管の刺激，C）左前半規管の刺激．※は刺激により収縮する筋を示す．文献9の図1-13より

第2章　Advance　主な原因疾患への対応と一歩進んだ診療のために

眼振の病態生理

向きの回旋成分と下眼瞼向きの眼球運動（図3B），前半規管からは患側向きの回旋成分と上眼瞼向きの緩徐相（図3C）が生じる．下眼瞼向きの緩徐相と上眼瞼向きの緩徐相は相殺されるため患側向きの水平性および回旋性の緩徐相が生じる．その結果，健側向きの水平・回旋混合性の眼振を認める．

5 メニエール病

メニエール病は，めまい発作をくり返し，これに随伴して蝸牛症状が反復・消長する疾患である．発作が長期にわたって継続すると聴力低下をきたしその結果，生活のQOLが著しく損なわれることがある．本疾患の病態は，内耳全体に生じた内リンパ水腫と考えられているが，その成因についてはいまだ不明である．メニエール病の眼振の特徴は，発作期と寛解期で眼振の方向が反転することである．発作期は，患側の内耳全体が興奮状態になるため，患側向きの水平・回旋混合性の眼振を認める．一方寛解期は，他の末梢性めまい疾患と同様，健側向きの水平・回旋混合性の眼振を認める．

文献・参考図書

1) 宇野敦彦 ほか：市中病院耳鼻咽喉科における最近のめまい統計．日耳鼻，104：1119-1125, 2001
2) 「医学書院 医学大辞典 CD-ROM」（伊藤正男 ほか 総編集），医学書院，2003
3) Bárány, R.: Diagnose von Krankheitserscheinungen im Bereiche des Otolithenapparates. Acta Otolaryng, 2: 434-437, 1921
4) Dix, R., et al.: The pathology, symptomatology and diagnosis of certain common disorders of the vestibular system. Ann Otol Rhinol Laryngol, 61: 987-1016, 1952
5) Schuknecht, H. F.: Cupulolithiasis. Arch Otolaryngol, 90: 113-126, 1969
6) Hall, S. F., et al.: The mechanism of benign paroxysmal vertigo. J Otolaryngol, 8: 151-158, 1979
7) Parnes, L. S., et al.: Free-floating endolymph particles; a new operative finding during posterior semicircular canal occlusion. Laryngoscope, 102: 988-992, 1992
8) 鈴木 衛 ほか：平衡覚の構造と機能．「新 図説耳鼻咽喉科・頭頸部外科講座，1 内耳」（八木聰明 編），p.129, メジカルビュー，2000
9) 篠田義一：眼球運動の解剖と生理．「眼球運動の神経学」（小松崎篤，篠田義一，丸尾敏夫 編），pp.40-41, 医学書院，1985
10) Suzuki, J. I., et al.: Head, eye, body and limb movements from semicircular canal nerved. Exp Neurol, 10: 393-405, 1964

第2章 Advance 主な原因疾患への対応と一歩進んだ診療のために

BPPV
後半規管／外側半規管型の病態生理と病歴，眼振所見の特徴

大塚康司，鈴木 衞，小川恭生

Point

- BPPVの病歴の特徴は，頭位を変えたときに起こる回転性めまいである
- 後半規管型BPPVの眼振は垂直回旋混合性で，頭位変換で方向が逆転する
- 外側（水平）半規管型BPPVのうち，半規管結石症は頭位眼振検査で方向交代性下向性眼振を示し，クプラ結石症は方向交代性上向性眼振を示す

■ はじめに

　BPPVは頭位の変化により誘発されるめまい発作を特徴とする末梢性めまい疾患で，卵形嚢斑から脱落した耳石塊が半規管に迷入して発症すると考えられている．BPPVに対して頭位療法（耳石置換法）が有効な場合が多いが，BPPVにはいくつかのバリエーションがあるため，それを見極め患側を決定してから頭位療法を行うべきである．本稿では眼振所見からのBPPVの診断と患側の決定法を概説したい．

1 BPPVの病態

　BPPVの病態として，半規管結石症[1]とクプラ結石症[2]がある（図1）．**半規管結石症**とは卵形嚢斑から脱落した耳石塊が半規管に迷入した状態で，頭位変換時に重力に従い半規管内を移動するためリンパ流動が起こり，眼振とめまいが出現すると考えられる．頭位変換後に耳石塊が半規管内を動き出し，リンパ流動が生じてクプラの偏移を起こすまでに数秒の時間を要する．頭位変換後眼振出現までに**潜時がある**のはそのためである．また，一定の頭位を維持していると耳石は半規管の最下位で停止し眼振は消失する．そのため**眼振の持続は1分以内と短い**．一方，**クプラ結石症**では迷入した耳石塊がクプラに付着し，通常はリンパと同じ比重のクプラが重くなり（heavy cupula），それにより頭位変換時にクプラが偏移して眼振とめまいが出現する．その場合，頭位変換と同時にクプラに負荷がかかるため，**潜時はほとんどない**．また，一定の頭位を続けている間は重力負荷により**眼振が持続することになる**．

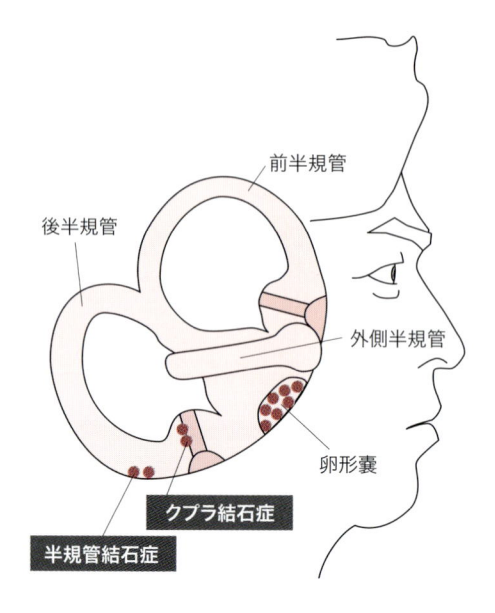

図1 半規管結石症とクプラ結石症の模式図と三半規管の位置関係

2 BPPVの臨床学的特徴と責任部位

　BPPVは末梢性めまい疾患のうちもっとも頻度の高い疾患で，中高年の女性に多い傾向がある．責任部位は後半規管がもっとも多く60〜70％程度で，外側半規管はその約半分の30％程度で，前半規管は非常に少なく1％程度といわれている．これは，半規管の解剖学的位置による（図1）．座位でも臥位でももっとも下位に位置する後半規管に耳石が集積しやすいためと考えられる．反対に前半規管はもっとも上位に位置するため，耳石は集積し難い．

3 半規管の生理機能

　BPPVの診断，治療に際して半規管の生理機能の理解が重要である．通常，頭部を回転すると回転と反対方向に眼球が動く．これは半規管への回転加速度が刺激となった前庭動眼反射による．この前庭動眼反射の生理的な意義は視線を一点に固定することである．つまり，頭が動いたとき，頭と眼がともに動くと外界は動いてみえるが，眼球が頭と逆方向に同じだけ動くと，外界は静止したままにみえる．
　Ewald第1法則は，外側半規管では膨大部向き（向膨大部流）の内リンパ流動は刺激として，反膨大部流は抑制として働き，垂直半規管ではその逆になるというものである．頭を水平面で右に回転するとリンパ流動が膨大部方向に生じ，右外側半規管が刺激される．すると左側の外直筋と右側の内直筋が収縮し，眼球は反対側に共同偏位する．半規管神経の興奮が続くと今度は元の方向へふり戻す急速な眼球運動が生じる（図2）．この運動のくり返しが眼振となる．半規管の興奮による共同偏位は緩徐なので眼振の緩徐相，ふり戻しの運動は急速なので眼振の急

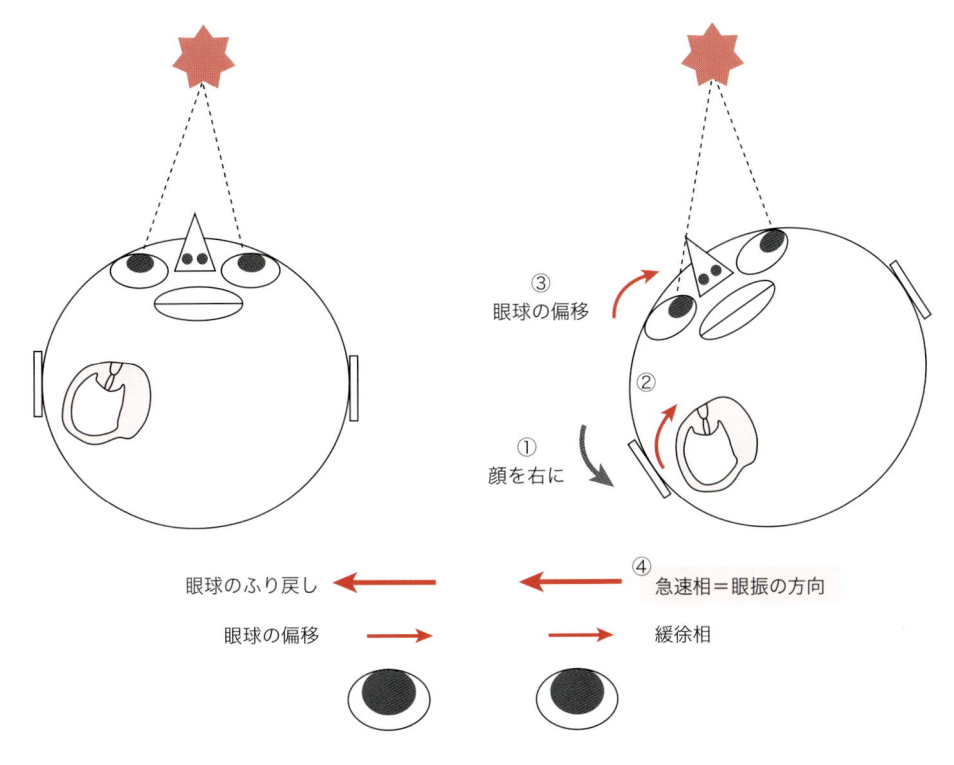

図2 前庭動眼反射と眼振（水平面の刺激）（尾側より見た図）
①顔を右に回転→②右外側半規管が刺激→③眼球は左を向く→④眼球のふり戻しが起こり急速に右を向く（眼振の方向）．刺激となる内リンパ流動はその側に向かう眼振を起こす

速相と呼び，急速相の方向を眼振の方向とする．つまり外側半規管の刺激となる内リンパ流動はその側に向かう眼振を起こす（Ewald第2法則）．

4 病歴聴取

　BPPVの病歴は特徴的で，病歴聴取のみでBPPVと予想できる場合が多い．ある特定の頭位をとると数秒から数十秒の回転性めまいが誘発され，静止したり頭位を戻すとめまいが消失する．再び特定の頭位をとるとめまいが起こるというものである．しかし病歴聴取時にそのように明確に答える症例はむしろ稀であり，うまく聞き出す必要がある．例えば，「朝からめまいがした」という場合，目覚めたときに仰臥位ですでにめまいがしたのか？ あるいは寝返りや起き上がる動作でめまいがしたのか？ を聞き出す必要がある．後者はBPPVに多い．また，「めまいが続く」という場合，持続しているのか？ あるいは断続的にくり返しているのか？ を聞き出す．後者の場合はBPPVを考える．BPPVを疑ったとき，さらに追加する質問としては，きっかけになる出来事はなかったか？ 睡眠頭位は？ などを聞いておくと参考になる．頭部外傷，長期臥床，マッサージ，耳手術などが誘因の場合もある．これらの外力や重力，振動の作用により耳石が卵形囊斑から脱落しやすくなるためと考えられる．また，BPPVはある一定の睡眠頭

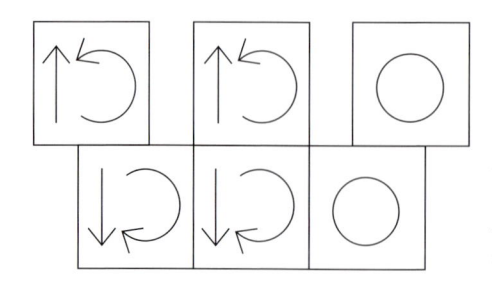

図3　右後半規管型BPPVの眼振図
座位から懸垂頭位へ頭位を変換すると，患側向きの回旋性眼振（反時計回り）と上眼瞼向き垂直成分が混在する眼振が出現する．懸垂頭位正面から座位への変換では，健側向きの回旋成分と下眼瞼向き垂直成分が混在する眼振となる

位をとる習慣があると起こりやすいとされる[3]．一定の頭位をとり続けることで耳石が脱落してもっとも下方の半規管に耳石が集まると考えられる．

また，メニエール病，突発性難聴などの内耳疾患の経過中にBPPVを認めることがあり注意が必要である．膜迷路や平衡斑の病巣が耳石障害を引き起こすと推測される．例えば，メニエール病では，本態である内リンパ水腫が卵形嚢に障害を与え，卵形嚢耳石が剥落してBPPVが生じると考えられる[4, 5]．

Tips & Pitfalls 1

くり返すめまい

既往にめまいがあったという場合，まずメニエール病を思い浮かべがちであるが，BPPVも30％ほどで再発すると報告されている．くり返すめまいをメニエール病と決めつけず，詳細な病歴聴取と検査で鑑別する必要がある．

5 眼振所見による患側の決定

BPPVについては頭位眼振検査・頭位変換眼振検査が重要である．Frenzel眼鏡，または赤外線CCDカメラ装着下に施行する．BPPVのタイプ別に眼振所見および患側決定につき解説する．

❶後半規管型BPPVの場合

典型的な眼振は**垂直回旋混合性**で，**頭位変換で眼振が逆転する**（図3）．右後半規管が病巣の場合，座位から懸垂頭位へ頭位を変換すると，患側向きの回旋性眼振（反時計回り）と上眼瞼向き垂直成分が混在する眼振が出現する．懸垂頭位正面から座位への変換では，健側向きの回旋成分と下眼瞼向き垂直成分が混在する眼振となる．これは後半規管に方向が逆の機械的刺激が働く（内リンパ流動，クプラの動き）ためである．つまり頭位変換による耳石の動きは，座位から懸垂頭位になるときは反膨大部流で興奮性となり，懸垂頭位から座位では向膨大部流で抑制性となる（図4）．**患側の決めかたとしては，懸垂頭位での眼振の打ちかたが反時計回りのときは患側右となり，時計回りのときは患側左となる．**

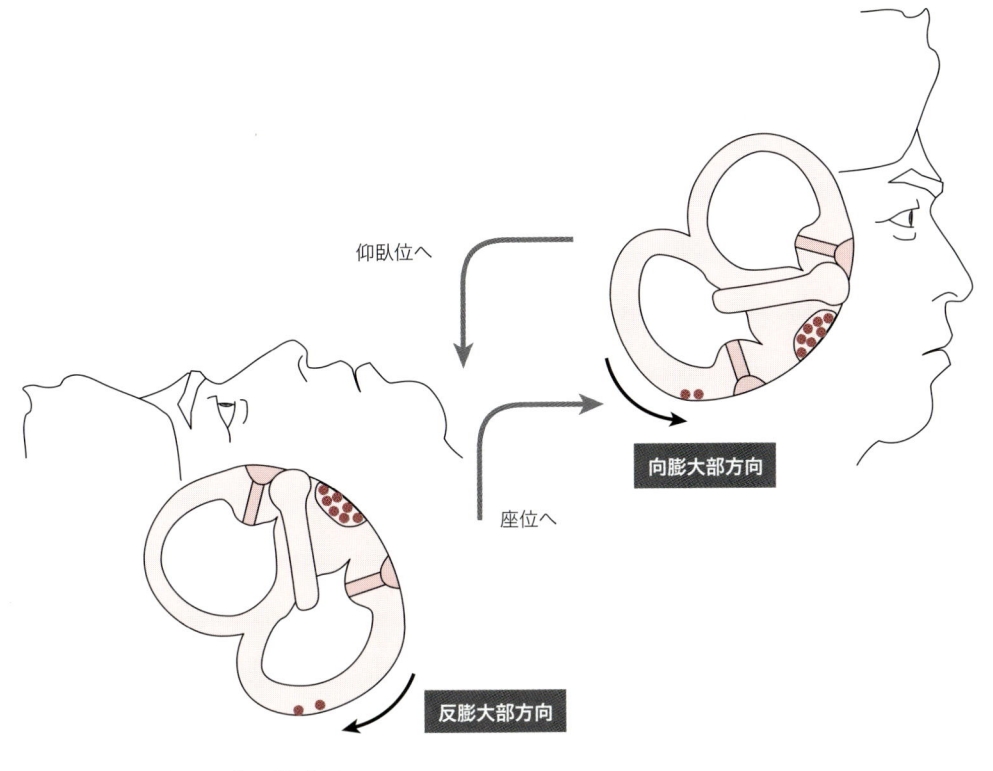

図4 後半規管結石症の模式図
仰臥位にすると後半規管内の耳石が反膨大部方向へ動き，後半規管が刺激される．座位に戻すと向膨大部方向へ動き，後半規管は抑制される

❷外側半規管型半規管結石症の場合

外側半規管型BPPVは半規管結石症とクプラ結石症に分けられる．

半規管結石症では，頭位眼振検査で**方向交代性下向性眼振**を示し，**患側を下にした方が眼振，めまいが強く出る**．これは患側を下にすると，耳石が膨大部方向へ移動し，興奮性の刺激となるためである（図5）．

> **Tips & Pitfalls 2**
>
> ### 頸椎異常，椎骨脳底動脈循環不全との鑑別
>
> **頸椎異常**や**椎骨脳底動脈循環不全**（vertebrobasilar insufficiency：VBI）でも頸椎を捻ったとき椎骨動脈の圧迫や狭窄によりめまいが起こる．それらは頭部を身体に対して捻転したときに起こるが，**BPPVでは頭部のみを捻転しても身体ごと体位を変化させてもめまいが起こる**点で鑑別できる．VBIではめまい以外にも視覚障害，意識障害が生じることがあり，注意が必要である．

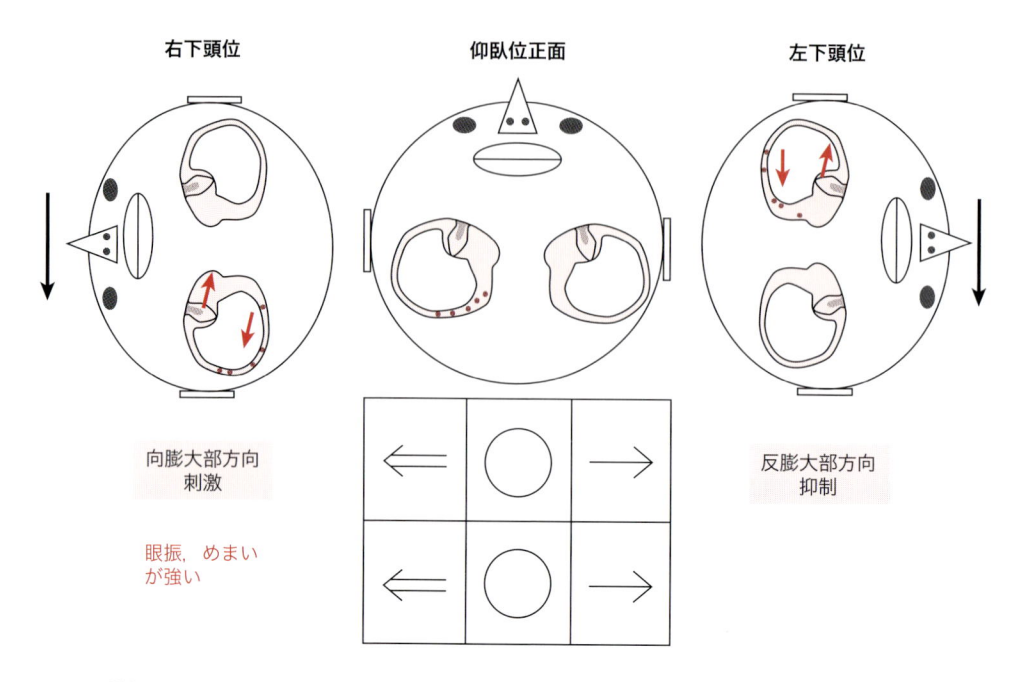

図5 外側半規管型半規管結石症の病態と眼振図（尾側より見た図）
患側は右．仰臥位から右下頭位にすると半規管内の耳石の移動により向膨大部流が発生し半規管は刺激され，右向き眼振が誘発される．左下頭位にするとリンパ流が逆となり，左向き眼振が出る．右下頭位眼振がより強い

❸ 外側半規管型クプラ結石症の場合

頭位眼振検査で**方向交代性上向性眼振**を示し，**患側を上にした方が眼振，めまいが強く出る**．これは患側を上にすると重くなったクプラが膨大部方向へ偏移し，興奮性の刺激となるためである（図6）．

> **Tips & Pitfalls 3**
> **小脳疾患との鑑別**
> 方向交代性上向性眼振を示すものには，**小脳疾患を含む中枢性病変**から生じるものがあり，注意が必要である．小脳障害の場合，めまい感に比して，起立や歩行の障害が強く出ることが多い．

6 鑑別診断

外リンパ瘻は中耳や内耳の急激な圧変化によって前庭窓あるいは蝸牛窓の膜様部破裂のために外リンパや髄液の漏出が生じ，難聴，耳鳴，めまいなどをきたす疾患であるが，症例によっては頭位・頭位変換によって眼振を認める場合があり，BPPVとの鑑別が問題となる．病歴聴

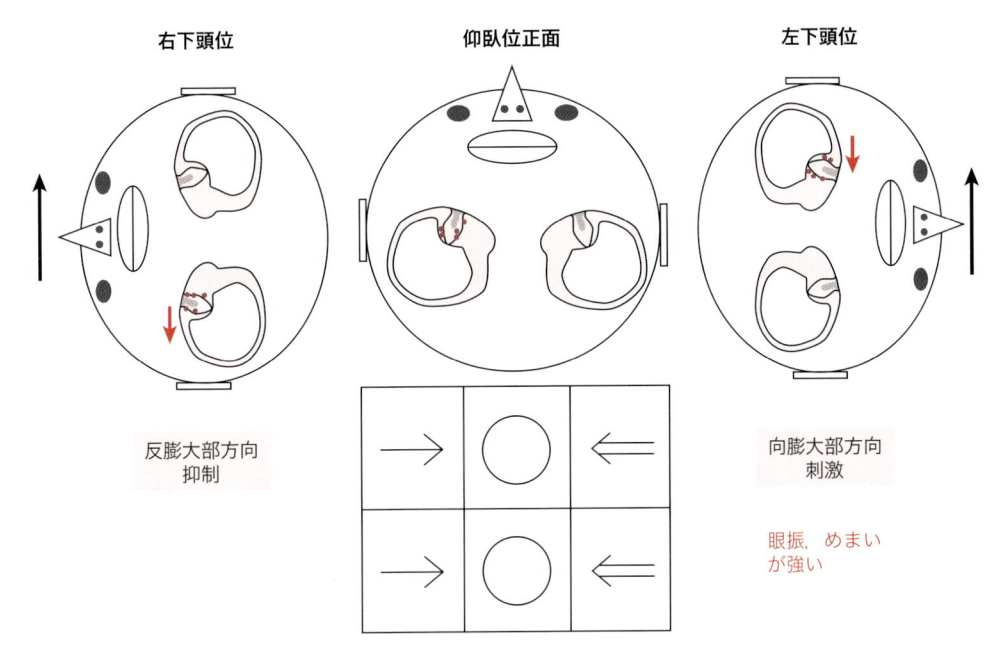

図6 外側半規管型クプラ結石症の病態と眼振図（尾側より見た図）
患側は右．仰臥位から右下頭位にするとクプラに付着した耳石により反膨大部方向の力が発生し半規管は抑制され，左向き眼振が誘発される．左下頭位にするとその逆となり，右向き眼振が出る．左下頭位眼振がより強い

取が診断に重要であるが，外リンパ瘻では眼振出現の潜時が短くかつ持続時間が長いことが特徴である．

方向交代性下向性眼振または上向性眼振は，**めまいを伴う突発性難聴，メニエール病，前庭神経炎**の経過中や内耳機能の回復過程でもみられるのでBPPVと鑑別する必要がある[6]．

文献・参考図書

1) Hall, S. F., Ruby, R. R., McClure, J. A. : The mechanics of benign paroxysmal vertigo. J Otolaryngol, 8 : 151-158, 1979
2) Schuknecht, H. F. : Cupulolithiasis. Arch Otolaryngol, 90 : 113-126, 1969
3) 重野浩一郎：難治性BPPVに対する検討．Equilibrium Res, 65 : 132-143, 2006
4) 室伏利久：内耳疾患と頭位性めまい．JOHNS, 22 : 206-210, 2006
5) 稲垣太郎，湯川久美子，市村彰英 ほか：内耳疾患の経過中に発症したBPPV様症候の検討．Equilibrium Res, 67 : 18-23, 2008
6) 市村彰英，鈴木 衞，堀口利之 ほか：方向交代性頭位眼振症例の検討．Equilibrium Res, 62 : 88-95, 2003

関連項目
第2章 One More Experience ②
EpleyかSemontかLempertか（耳石置換法）―方法と適応 ▶p.158

One More Experience ❷

EpleyかSemontかLempertか（耳石置換法）——方法と適応

嶋原俊太郎

関連項目　第2章 Advance 4. BPPV　▶P.151

Point
- Epley法，Semont法は後半規管型良性発作性頭位めまい症の治療として有効である
- Epley法では頸椎の後屈により椎骨脳底動脈系の循環不全を起こすことがあり注意が必要である
- Lempert法は水平（外側）半規管型を対象に行うが，難治例が対象となることが多く，必ずしも治療成績は良いとはいえない

●はじめに

　良性発作性頭位めまい症は難聴を伴わない頭位性めまいを数日から数カ月にかけてくり返す疾患で，もっとも頻繁にみられるめまい疾患である．原因としては耳石器（卵形嚢）から耳石が脱落し，その浮遊耳石が半規管内に迷入して起こるとされている[1]．しかしながら実際の臨床では小脳疾患，頸椎疾患などで良性発作性頭位めまい症と類似の頭位性めまい症状，頭位眼振がみられることがあり，診断には注意が必要である．

❶ 耳石置換法

　耳石置換法は頭位変化による重力方向の変化や頭部運動による慣性を利用し，半規管内に侵入した耳石を前庭器方向へ戻し，症状の改善を図る方法である．

❷ Epley法

　Epleyのcanalith repositioning procedure（以下Epley法と略す）[2]は後半規管型半規管結石症の理学療法として広く認知されている（図1）．後半規管は患側向きの懸垂頭位により垂直になるため浮遊耳石がもっとも動きやすく，後半規管が刺激され眼振が出現する．Epley法では眼振が明瞭でめまいが強い頭位を患側とし，Dix-Hallpike法と同様に座位で患側向き45°に頭位を回転し，まず患側懸垂頭位に倒す．次にこの位置から逆側の頭位つまり健側向きの懸垂

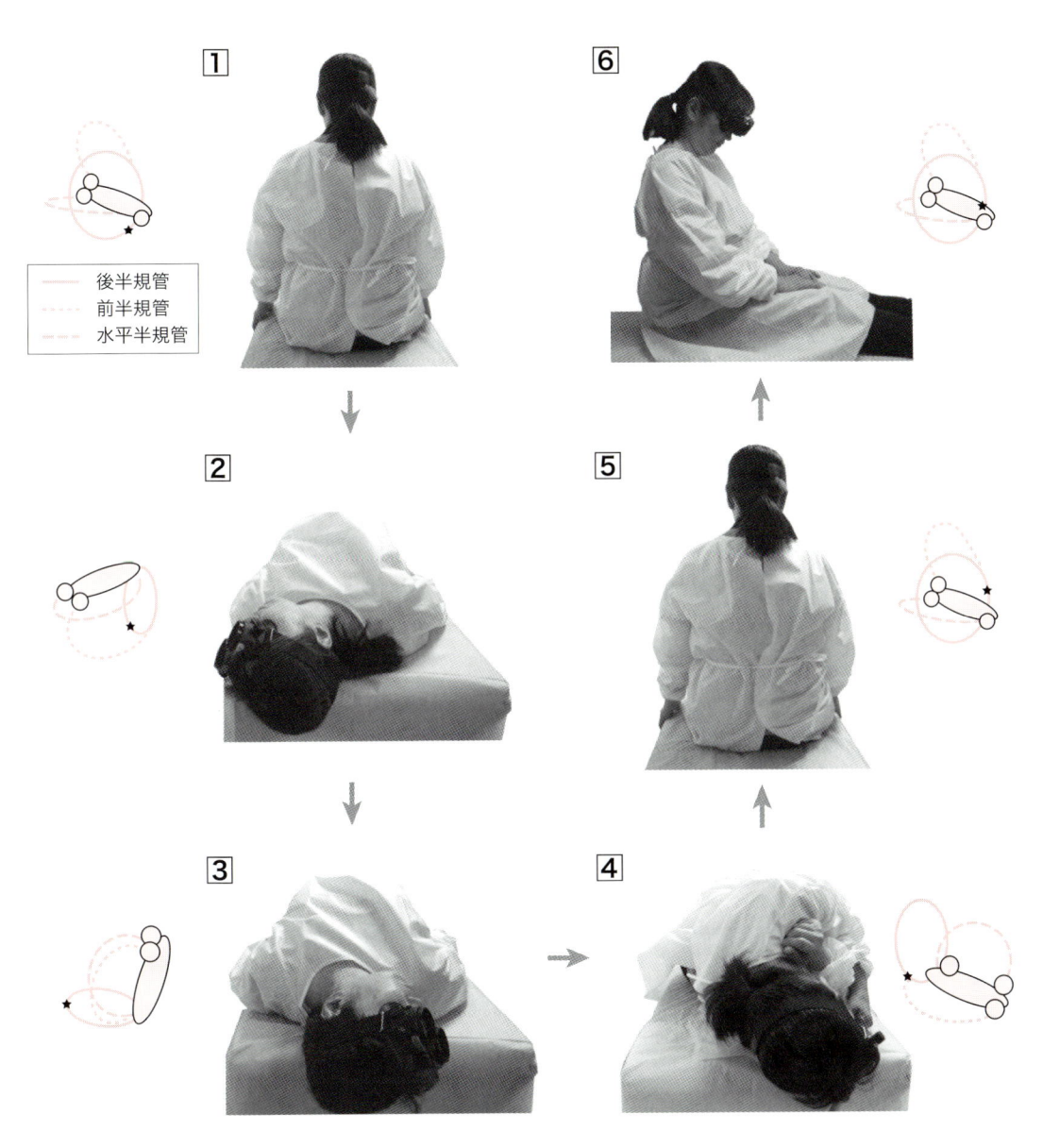

One more Experience

図1　Epley法[2]（患側は左とする）
★は浮遊耳石を示す．①座位，②強いめまいを示す側（患側）への懸垂頭位（Dix-Hallpike法），③健側懸垂頭位，④さらに90°健側向きに変換（腹臥位方向へ），⑤座位へ戻す，⑥オトガイを引く

―― 後半規管
‐‐‐ 前半規管
— — 水平半規管

頭位に変換する．さらに90°腹臥位に近い位置まで同方向に頭位を変換し，最後に座位に戻してオトガイを引く．この一連の運動で浮遊耳石を後半規管から卵形嚢に落とす．浮遊耳石を卵形嚢方向へ十分に動かすために，眼振やめまい感が消失するのと同時に頭位を変換するが，タイミングがわからない場合には90°ずつ1分30秒～2分程度同じ位置を維持してから頭位を変換していく．また後半規管の位置がイメージできないときは患側の耳介を後半規管にみたてて

行うとよい．この場合頭側が総脚側，足側が膨大部側である．

また施行後は48時間就寝時に枕を高くして頭位を高く維持し，再度浮遊耳石が半規管内へ迷入するのを防ぐ．

Epley法の有効率は61〜100％[2〜4]とされており，その有効性はほぼ認知されている．

Epley法について重大な副作用は報告されておらず，副作用として頻度の高いものは悪心，嘔吐，**他の半規管型への移行（canal switch）**である．canal switchは6％程度にみられるといわれ[5]，Epley法により後半規管から卵形嚢に移行した浮遊耳石が他の半規管，特に水平半規管に迷入するもので，水平半規管に迷入した場合は垂直回旋混合性眼振が水平性眼振に変化するが，良性発作性頭位めまい症の発症機序と耳石置換法の作用を考えれば当然起こるべきことである．

その他Epley法施行時には頸椎病変，血管病変，網膜剥離などの存在に注意が必要であると報告されている[6]．

以下の症例は筆者が出張先病院で経験した症例である．

症例 1

良性発作性頭位めまい症が疑われ，意識の低下をきたした1例

65歳，女性
主　訴：頭位性めまい
現病歴：3日前から起き上がるときにめまい感があり，脳神経外科に受診入院していた．注視下または遮眼下の自発眼振はなく，やや平衡障害が強いがMRIでは明瞭な病変は指摘されていなかった

良性発作性頭位めまい症の可能性を考え，頭位眼振の検出のため左側へ頭部を後屈させ，左懸垂頭位をとらせたところ，意識状態の一時的な低下がみられた．懸垂頭位の解除をしたところ，30秒程度で改善したが，その後めまい感が数分持続した．MRAのみ施行されていたが左椎骨動脈は描出不良で，左頸部念転で，右椎骨動脈が圧迫され，後頭蓋窩の虚血をきたしたものと考えられた．めまいは循環改善薬と血小板凝集抑制薬の投与により改善して退院となり，脳神経外科で経過観察となった．

本例では血管造影がなされなかったため，確定的な診断はできなかったが，佐藤ら[7]は頭位眼振検査で半規管結石症と類似の眼振を示し，眼振出現時に血管造影上で頸部念転によって椎骨動脈が圧迫される所見を示したBow hunter's症候群症例を報告している．頭位性めまいをあまり安易に半規管結石症と決めつけ，頸椎病変を有している可能性のある高齢者などに無理な懸垂頭位をとらせることは避けるべきであると考える．

Epley法の手技を図に示す[8]（図1）．

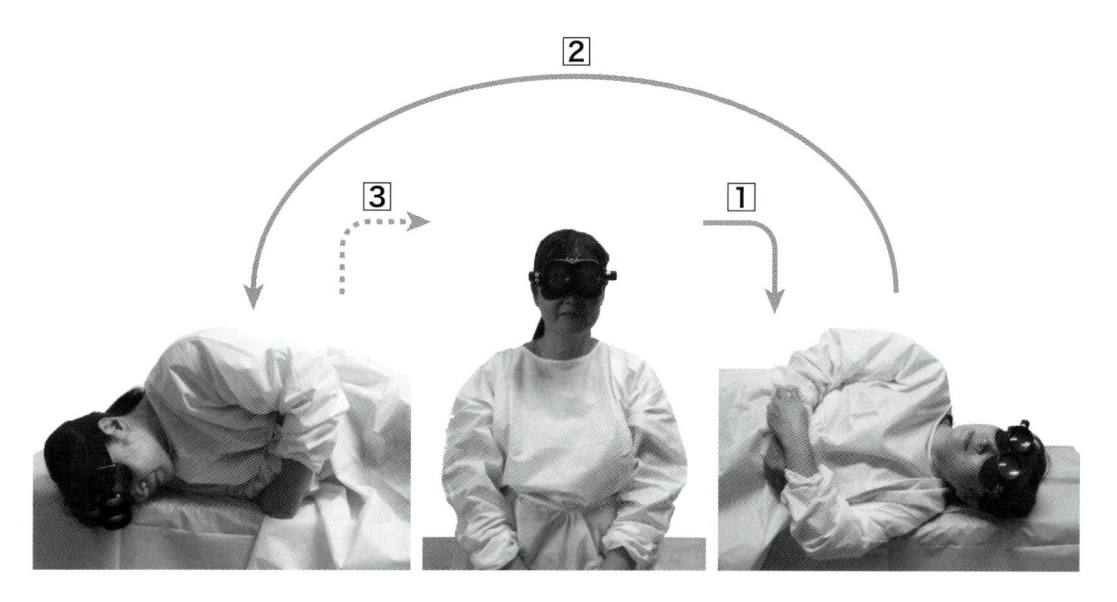

図2　Semont法の実際[11]（患側は左とする）
①頭位を健側へ45°向け，患側向きに横臥させ，30秒維持する．②頭位を維持したまま，健側向きに横臥させ，そのまま30秒維持する．③座位へ戻る

❸ Semont法（liberatory maneuver）[9]

　liberatory maneuver（Semont法．以下Semont法と略す）は本来後半規管クプラ結石症を想定した理学療法で，より加速度を半規管にかけてクプラ結石をクプラから落とすことを目的にしている[9]．しかしながら，図2に示した頭位からみてわかるとおり，半規管結石症にも有効であると報告されている[10]．**Semont法の利点としては頸部の強い捻転がないため，Epley法より頸部病変を気にしなくてもよい点である**[11]．ただしSemont法も素早く体幹の位置を変換するため，腰痛患者など体位変換の困難な患者には配慮が必要である．またEpley法より報告では効果がやや低いこと，エビデンスも少ないことを念頭におく必要がある．Semont法の概要を図に示す[11]（図2）．

❹ Lempert法[12]

　水平半規管型は水平半規管内または膨大部クプラに付着した浮遊耳石により起こるタイプである．水平半規管内結石症は水平半規管の非膨大部側が膨大部側よりも下にあるという解剖学的理由から後半規管よりは浮遊耳石が自然排出されやすいため，発症しても軽快しやすい．眼振は水平性で，頭部の水平回転により生じる．**半規管内の浮遊耳石によるものは方向交代性下向性，膨大部クプラに沈着したものは方向交代性上向性の頭位眼振がみられる**．半規管結石症ではめまいと眼振が強い側が患側であり，クプラ結石症では減衰はみられず，めまいの弱い方の頭位が患側になる[13]（図3）．ただし，実際上は眼振，めまいともに左右に差がなく，患側の

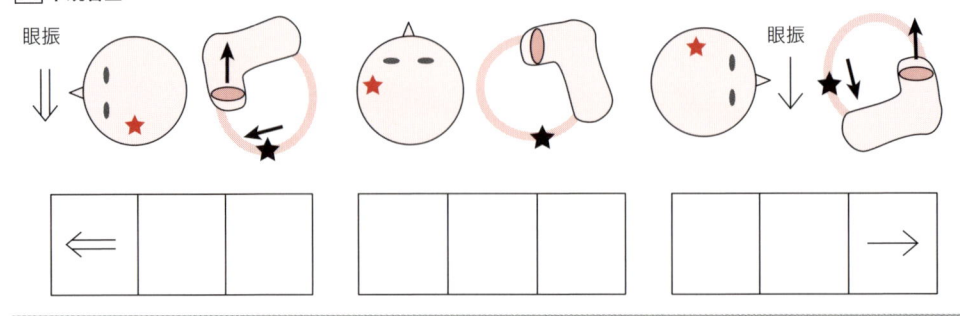

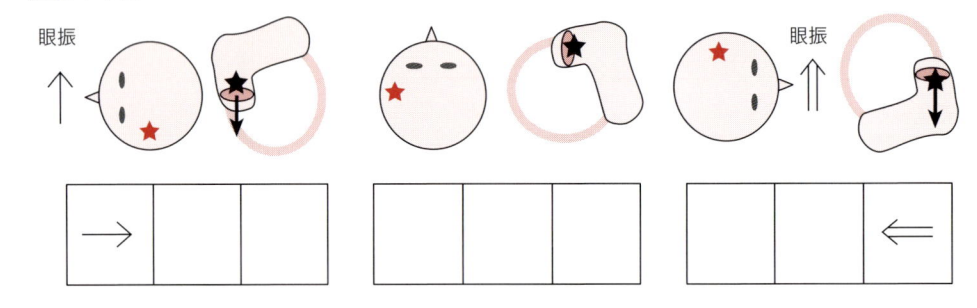

図3 水平半規管型の頭位眼振[14]（患側は左とする）

★は患側，★は耳石を示す．
A) 水平半規管型．患側向きの頭位変換により膨大部向きのリンパ流が起こり，刺激眼振が出現し，健側向きの頭位変換では反膨大部向きのリンパ流が起こるため，抑制性眼振が起こる（方向交代性下向性頭位眼振）．
B) 水平半規管クプラ型．患側向きの頭位変換によりクプラは反膨大部側に変位し，抑制性眼振が出現し，健側向きの頭位変換ではクプラは膨大部側に変位するため，刺激性眼振が起こる（方向交代性上向性頭位眼振）
文献14より

決定が困難なことが少なくない．半規管結石症では横臥時の眼振急速相方向と逆側が患側であるという報告もある[13]．

水平半規管型はEpley法など後半規管型を対象にした耳石置換法では，水平半規管が水平に近くなるため重力の影響がなくなり，効果が低い．**このためLempert法など水平半規管型に適した耳石置換法が行われる．**

Lempert法が使用されるのは
① 水平半規管型に特徴的な眼振がみられる場合
② 眼振方向がはっきりせず，後半規管型への耳石置換法が無効である場合
③ 混合型で後半規管結石症の耳石置換法を行った後，水平半規管型の所見が残った場合
④ canal switchが起きた場合
などである．

方法は後半規管結石症の耳石置換法と類似しているが，懸垂頭位をとらず，横臥またはその

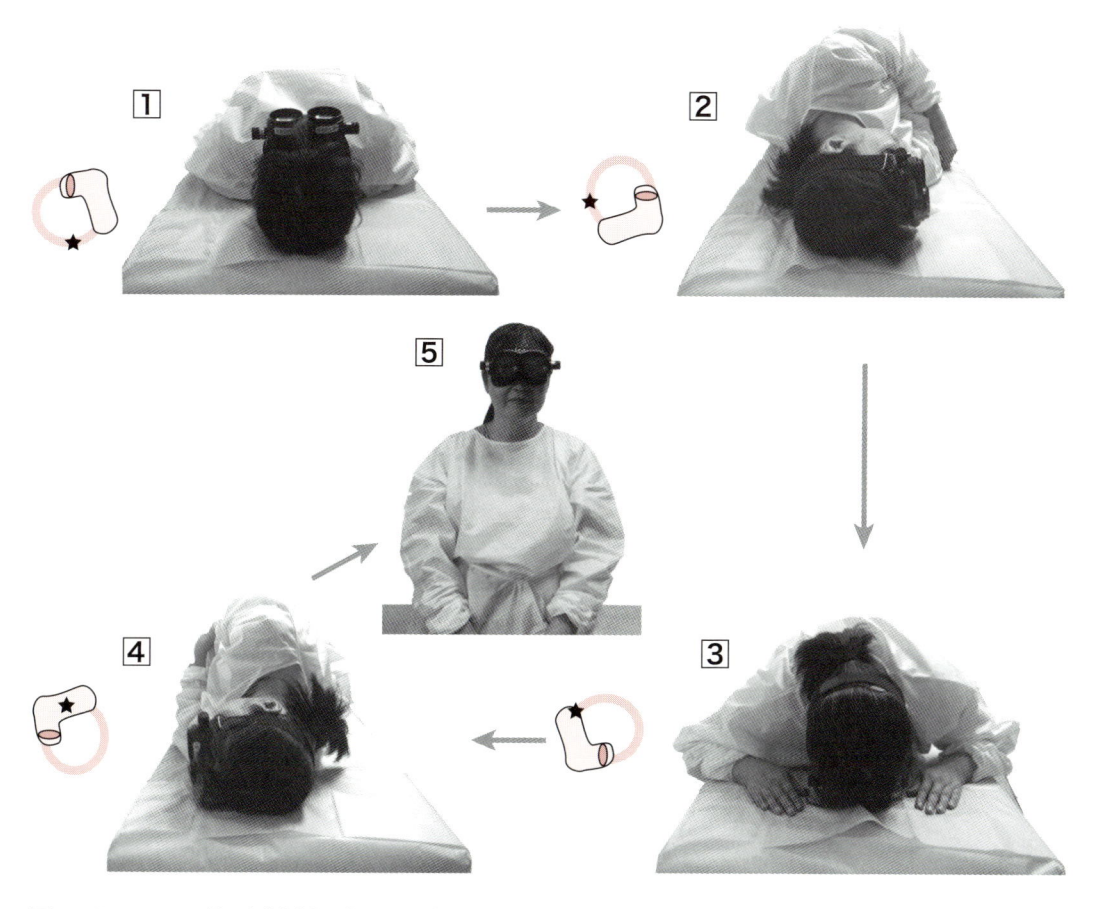

図4　Lempert法[12]（患側は左とする）
①仰臥位，②健側向き頭位，③腹臥位（頭位変換に先立ち体幹の位置を変換しておく），④患側向き頭位（頭位変換に先立ち体幹の位置を変換しておく），⑤座位

位置でややオトガイを引き，仰臥位から健側向きに30〜60秒ずつ90°ずつ回転して，270°回転させ患側向き横臥位をとった後，座位とする（図4）．必ずしもここまで回転させる必要はなく通常は腹臥位まで回転させれば十分であり，患側向きに横臥しておくだけで有効であるともされる[15]．しかしながら，前述のとおり水平半規管型自体は解剖学的に後半規管型よりも早く軽快するため，通常は自然に軽快して必ずしも耳石置換法の対象にならず，**また遷延症例によくみられるクプラ結石症には基本的に無効で**（耳石置換法のみでは無効で，慣性運動などによりクプラに付着した耳石を半規管に落とす必要がある），半規管結石症の場合でも所見が遷延するものは難治であることを考慮する必要がある[16]．

　図4にLempert法の方法を示す[12]．

●おわりに

　以上，浮遊耳石置換法は半規管の位置関係を理解すれば容易に施行できるが，患者のなかには頸椎病変などにより，施行が不適切な患者がいることと，基本的なことだが，めまいに非常に感受性が高く，この理学療法をきわめて侵襲的に感じる患者もいることを念頭におく必要がある．また患者はよく説明すれば自宅でもある程度類似した運動はすることはできるので，より治療効果を高めるために在宅時に行わせることもよい[11]．

文献・参考図書

1) Hall, S. F., Ruby, S. R. F., McClure, J. A. : The mechanics of benign paroxysmal vertigo. J Otolaryngol, 8 : 151-158, 1979

2) Epley, J. M. : The canalith repositioning procedure: for treatment of benign paroxysmal positional vertigo. Otolaryngol Head Neck Surg, 107 : 399-404, 1992

3) Wolf, J. S., et al. : Success of modified Epley maneuver in treating benign paroxysmal positional vertigo. Laryngoscope, 109 : 900-903, 1999

4) Lynn, S., et al. : Randomized trial of the canalith repositioning procedure. Otolaryngol Head Neck Surg, 113 : 712-720, 1995

5) Herdman, S. J., Tusa, R. J. : Cinplications of the canalith repositioning procedure. Arch Otolaryngol Head Neck Surg, 122 : 281-286, 1996

6) Roberts, R. A., Gans, R. E., Montaudo, R. L. : Efficacy of a new treatment maneuver for posterior canal benign paroxysmal positional vertigo. J Am Acad Audiol, 17 : 598-604, 2006

7) 佐藤　豪, 今井貴夫, 関根和教 ほか：頸性めまいを訴えたBow hunter's stroke例．Equilibrium Res, 67 : 301-306, 2008

8) 「良性発作性頭位めまい症診療ガイドライン（医師用）」（日本めまい平衡医学会診断基準化委員会 編），Equilibrium Res, 68：218-225, 2008

9) Semont, A., Freyss, G., Vitte, E : Curing the BPPV with a liberatory maneuver. Adv Otorhinolaryngol, 42 : 290-293, 1988

10) Cohen, H. S., Kimball, K. T. : Effectiveness of treatments for benign paroxysmal positional vertigo of the posterior canal. Otol Neurotol, 26 : 1034-1040, 2005

11) Neil, B., et al. : Clinical practice guideline : Benign paroxysmal positional vertigo. Otolaryngol Head Neck Surg, 139（Suppl 4）: S47-81, 2008

12) Lempert, T., Tiel-Wilck, K. : A positional maneuver for treatment of horizontal-canal benign positional vertigo. Laryngoscope, 106 : 476-478, 1996

13) Han, B. I., Oh, H. J., Kim, J. S. : Nystagmus while recumbent in horizontal canal benign paroxysmal vertigo. Neurology, 66 : 706-710, 2006

14) Honrubia, V., et al. : Paroxysmal positional vertigo syndrome. Am J Otol, 20 : 465-470, 1999

15) Nutti, D., et al. : The management of horizontal-canal paroxysmal positional vertigo. Acta Otolaryngol, 118 : 455-460, 1998

16) Sekine, K., et al. : Natural history of benign paroxysmal positional vertigo and efficacy of Epley and Lempert maneuvers. Otolaryngol Head Neck Surg, 135 : 529-533, 2006

画像診断に携わる医師・研修医に役立つ
『できる！画像診断入門シリーズ』

土屋一洋／シリーズ監修

- まず押さえておきたい疾患画像が数百点！
- 1疾患の解説が見開き完結．必須ポイントが一目瞭然！
- 鑑別すべき疾患画像を並べて比較でき，鑑別ポイントもしっかり掴める！

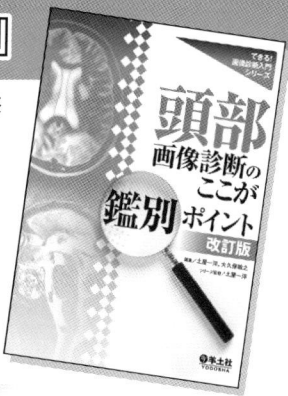

頭部画像診断のここが鑑別ポイント 改訂版

土屋一洋・大久保敏之／編

改訂で新たに疾患を追加し，計132疾患を網羅！990点もの画像を掲載しており，モダリティ・撮像法による所見の違いもよくわかる！

- 定価（本体5,400円＋税）
- B5判　308頁　ISBN978-4-7581-0773-0

腹部・骨盤部画像診断のここが鑑別ポイント 改訂版

桑鶴良平／編

待望の改訂版刊行！新たな疾患も加え，計105項目，約800点の画像で腹部・骨盤部画像診断のポイントの「今」がわかる！

- 定価（本体5,400円＋税）
- B5判　247頁　ISBN978-4-7581-0775-4

胸部画像診断のここが鑑別ポイント 改訂版

酒井文和／編

腫瘍やびまん性肺疾患など，115の重要疾患をピックアップ！900点もの疾患画像を用いて，理詰めで考えて診断できる力を伝授

- 定価（本体5,400円＋税）
- B5判　277頁　ISBN978-4-7581-0774-7

骨軟部画像診断のここが鑑別ポイント

福田国彦／編

骨軟部の画像診断で押さえておきたい疾患を，外傷から腫瘍まで98項目に分けて網羅．約800点の多彩な疾患画像を用いてポイントを解説

- 定価（本体4,800円＋税）
- B5判　244頁　ISBN978-4-7581-0771-6

発行　羊土社 YODOSHA　〒101-0052　東京都千代田区神田小川町2-5-1　TEL 03(5282)1211　FAX 03(5282)1212
E-mail：eigyo@yodosha.co.jp
URL：http://www.yodosha.co.jp/

ご注文は最寄りの書店，または小社営業部まで

[薬価基準収載]

エーザイグループの主な耳鼻科領域製品

末梢性神経障害治療剤
メチコバール® 錠250μg / 錠500μg / 細粒0.1%

処方せん医薬品：注意—医師等の処方せんにより使用すること
メチコバール® 注射液500μg
〈メコバラミン製剤〉

鎮暈剤
トラベルミン® 配合錠

処方せん医薬品：注意—医師等の処方せんにより使用すること
トラベルミン® 注

処方せん医薬品：注意—医師等の処方せんにより使用すること
日本薬局方 ベタヒスチンメシル酸塩錠
メリスロン® 錠 6mg / 12mg

処方せん医薬品：注意—医師等の処方せんにより使用すること
経口浸透圧利尿・メニエール病改善剤
メニレット® 70%ゼリ-20g ※
メニレット® 70%ゼリ-30g ※
〈イソソルビドゼリー〉

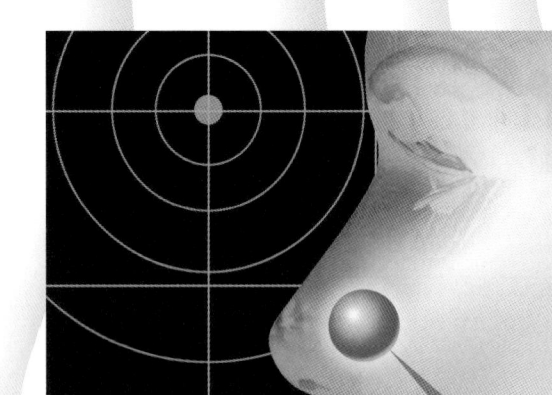

アレルギー性疾患治療剤
アゼプチン® 錠0.5mg / 錠1mg
〈アゼラスチン塩酸塩製剤〉

日本薬局方 アゼラスチン塩酸塩顆粒
アゼプチン® 顆粒0.2%

ロイコトリエン受容体拮抗剤
—気管支喘息・アレルギー性鼻炎治療剤—
プランルカスト 錠112.5/225「EK」※
〈プランルカスト水和物錠〉

ロイコトリエン受容体拮抗剤
—気管支喘息治療剤—
プランルカスト DS10%「EK」※
〈プランルカスト水和物ドライシロップ〉

処方せん医薬品：注意—医師等の処方せんにより使用すること
マクロライド系抗生物質製剤
日本薬局方 クラリスロマイシン錠
クラリスロマイシン 錠200mg「EMEC」※

処方せん医薬品：注意—医師等の処方せんにより使用すること
日本薬局方 クラリスロマイシン錠
クラリスロマイシン 錠50mg 小児用「EMEC」※
〈クラリスロマイシン製剤〉

処方せん医薬品：注意—医師等の処方せんにより使用すること
マクロライド系抗生物質製剤
クラリスロマイシン DS10% 小児用「EMEC」※
〈クラリスロマイシン製剤〉

● 効能・効果、用法・用量及び禁忌を含む使用上の注意等については添付文書をご参照ください。

Eisai エーザイ株式会社
東京都文京区小石川4-6-10

商品情報お問い合わせ先：
エーザイ株式会社 お客様ホットライン
0120-419-497 9〜18時（土、日、祝日 9〜17時）

※ エルメッド エーザイ商品情報お問い合わせ先：
エルメッド エーザイ株式会社 商品情報センター
0120-223-698（受付時間9〜17時／平日）

CV1009M01

第2章 Advance 主な原因疾患への対応と一歩進んだ診療のために

5 メニエール病の病因，診断，治療の実際
救急外来からはじめるべき事柄

山根英雄

Point

- メニエール病はまず正確な診断ができるか否かが重要である[1, 2]
- 内耳由来の反復性めまい疾患である
- 簡便には，反復する20分以上の回転性めまいに，蝸牛症状（難聴，耳鳴，耳閉感など）が現病歴，過去歴に存在すればメニエール病の可能性は高い
- 自律神経症状（嘔吐，嘔気，フラフラ感，動悸など）はあっても脳神経，錐体路，錐体外路症状はない．あれば他疾患の可能性が高い
- メニエール病としての治療にはまず急性期のめまい治療（一般的なめまい治療）と間欠期のメニエール病特有の治療がある

■はじめに

　1861年のプロスパー メニエールの内耳出血によるめまいの症例報告を端緒にメニエール病が認識されて以来，約150年が経過しようとしているが，その原因についてはいまだ不明である[1]．メニエール病はめまい疾患の代名詞に捉えられているが，それはくり返す嵐のように訪れる突然のめまいと聴覚異常（耳鳴り，難聴，耳閉感）があるが嵐が過ぎれば元の平穏な状態に戻る不思議な疾患であることと，内リンパ水腫という内耳の水ぶくれ状態が特異的な病態であることに起因すると思われる．内耳からくるめまいでのメニエール病の頻度（有病率）は高くはないが（17～35/10万人），くり返すめまいと聴覚異常は患者の生活の質を著しく低下させる．それゆえに種々の治療法が行われている．

1 メニエール病の原因

　原因には諸説があげられている．それなりの根拠を示す報告ではあるが，どれも確定的ではない．現時点では内リンパ液のlongitudinal flow（蝸牛血管条から内リンパ嚢への流れ）（図1）[3, 4]の障害と内リンパ嚢の病態への関与[5]が2大病像と考えられており，内リンパ水腫と関連づけ

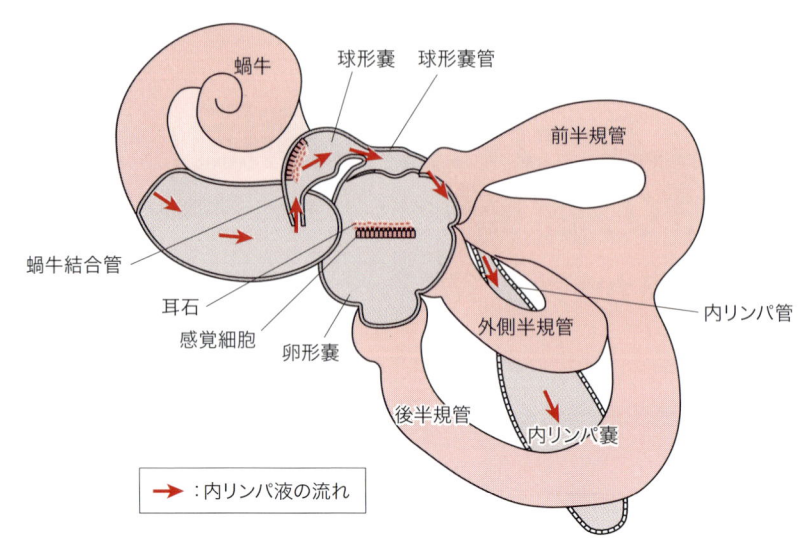

図1　内リンパ液のlongitudinal flow
正常では内リンパ管は蝸牛→球形嚢→内リンパ管→内リンパ嚢へと流れるが，メニエール病の発作時は，球形嚢落下耳石の影響で，卵形嚢へと流れると仮定される

て考えられている．以下に原因としてあげられている要因を示す．
① 内耳感染（主としてウイルス感染）〔Memo①参照〕
② 内耳循環障害〔Memo①参照〕
③ アレルギー
④ 自己免疫疾患
⑤ 内耳の水代謝異常
⑥ 側頭骨の解剖学的要因
⑦ 外傷
⑧ 種々ストレスと患者の心身的側面の適応異常
⑨ 遺伝的要因
⑩ その他（球形嚢耳石落下説[6]）〔下記補足 参照〕

MEMO ①　上記①，②は突発性難聴の原因としても考えられている．

＊補足：球形嚢耳石落下説
　　われわれは以前，屍体の観察から蝸牛結合管はその基底部が骨らせん板上を走向しており，その骨らせん板上には溝が形成されていることを認め，YT groove（YT溝）として報告した[6]．メニエール病患者のYT溝の3D CT所見は正常者と比較して有意に閉塞している様相を示していた．

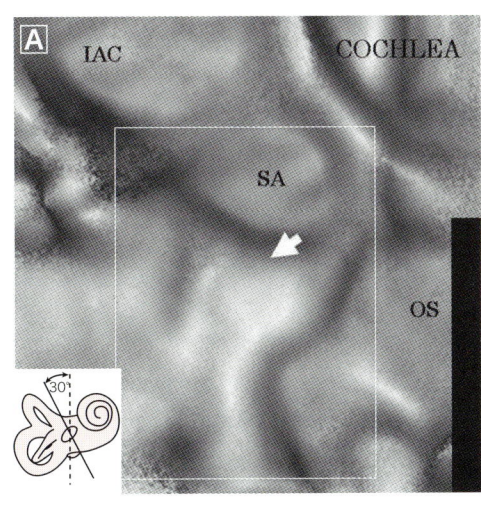

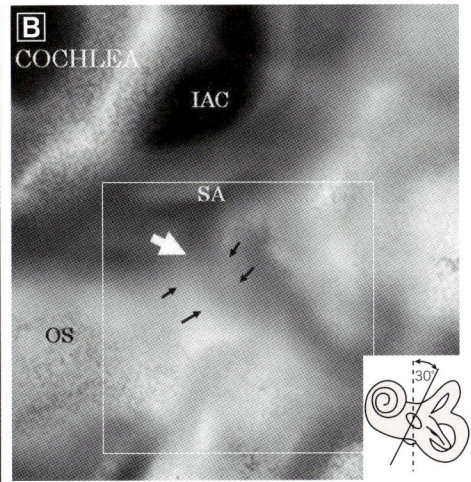

図2 メニエール病患者のA）患側耳（右）とB）健側耳（左）

A) 右メニエール病耳, B) 左正常耳. 白矢印は蝸牛結合管のYT溝の球形嚢移行部位をさす. 患側耳（右）ではYT溝が閉塞しているが正常耳では開存している（黒矢印）. IAC：内耳道, OS：骨らせん板, SA：球形嚢窩. 白カッコは前庭の位置を示す. 文献6を参考に作成

　メニエール病患者のYT溝入口部3D CT像による閉塞像は,
① 球形嚢とその直下にある蝸牛結合管との相対的位置関係
② 屍体のYT溝入口部に耳石の主成分である炭酸カルシウムを留置した場合の3D CT像がメニエール病患者のそれと類似している

などの観点から球形嚢の落下耳石による蝸牛結合管の閉塞を示しているものと結論した（図2）.

2 メニエール病の症状

　　反復するめまい，耳鳴り・難聴が主症状であり，第Ⅷ神経以外の脳神経および錐体路，錐体外路症状はない．

●診断のガイドライン

　めまいは種々の原因から起こるので，診断過程の混乱を避けるためのガイドラインが設けられているが，メニエール病の診断はその特有の症状に立脚したものである（表）．
　厚生労働省の研究班のガイドラインを概略すると，
① めまいをくり返すこと
② めまいのたびに耳鳴り，難聴，耳閉感（耳が詰まったような感じ）などが生じること
③ めまいをきたす，頭蓋内をはじめ他の疾患が除外できること

の3つである．この3つが揃えばメニエール病の確実例と診断される．めまいのみをくり返したり，あるいは逆に耳鳴り，聞こえの悪さのみがくり返す場合はメニエール病の非定型例と診断される．

表　メニエール病の診断（AAOHNS, 1995）

Certain Meniere's disease
・Definite Meniere's disease でありそれが病理組織で確認できる

Definite Meniere's disease
・20分以上のはっきりしためまい発作のエピソードが2回以上
・聴力検査で聴覚障害が少なくとも1回以上
・患側の耳鳴りまたは耳閉感がある
・他疾患が除外できる

Probable Meniere's disease
・1回以上のはっきりしためまい発作
・聴力検査で聴覚障害が少なくとも1回以上
・患側の耳鳴りまたは耳閉感がある
・他疾患が除外できる

Possible Meniere's disease
・聴覚障害はないがメニエール病様のめまいがある あるいは 変動してもしなくても聴覚障害があり，それに浮動感などがあるがはっきりしためまい発作ではない
・他疾患が除外できる

　アメリカではメニエール病の確実例を20分以上のめまいが2回以上あり，過去に蝸牛症状（難聴，耳鳴，耳閉感など）が認められた原因不明のめまい疾患と捉えている[7]．これは一見，大胆な分類のように思えるが，要所をついており実用的である．

　なお，定方向性の水平性自発眼振は末梢前庭性の病変でよくみられるが，メニエール病の発作期では患側向きの水平回旋混合性眼振がみられることが多い．患者のぐるぐる回るめまいはこのためで，おそらく患側の全半規管が刺激されたものと解釈される．

3 メニエール病の補助診断

❶聴覚検査

1）純音聴力検査

　めまい発作時の低音障害型感音難聴とめまい間欠期の正常回復時がある．進行すれば60～70 dBの感音難聴になるが聾になることはまずない．

2）蝸電図

　-SP（summating potential）の増大で内リンパ水腫の診断ができるが，上記の特有所見を有する純音聴力検査がより実用的である．

❷前庭機能検査

　一側の内耳障害から惹起される前庭機能障害から前庭動眼反射or前庭自律神経反射or前庭

脊髄反射が誘発される．

1）眼振検査

　発作初期には多くは患側向き水平回旋混合性眼振がみられ，その後，患側向きに向かう眼振が観察されることが多い．

2）温度刺激検査

　患側耳の機能低下が半数近くに認められるが，病期などで不定である．

3）内リンパ水腫判定の機能検査

　グリセロール検査，フロセミド検査で内リンパ水腫の軽減前後の聴覚，前庭機能検査を評価するが，めまい発作の急性期に行うものではない．

4）前庭誘発筋電図（VEMP）検査

　球形嚢由来の胸鎖乳突筋反射を測定するもので，球形嚢の機能検査として利用される．メニエール病患者でのVEMPの消失，振幅減弱の報告は筆者ら[6]の球形嚢耳石落下説を支持するものと思われる．

❸ 側頭骨画像検査（CT，MRI）

　目的は ①めまいを生じる可能性のある中耳および内耳道の異常病変の有無の確認と ②内リンパ水腫あるいはメニエール病の特殊所見の確認 の2つである．

　①としては中耳炎から波及する内耳感染，外リンパ瘻，内耳梅毒やWegenar肉芽腫，自己免疫病などの鑑別が主である．

　②としては鼓室にガドリニウム造影剤を投与し3テスラーのMRIによる内リンパ水腫の確認検査[8]（Memo②参照）がある．最近メニエール病では有意に蝸牛結合管が閉塞されていることが3D CTで確認されるようになった[6]．

> **MEMO ❷ 内リンパ水腫の確認検査**
>
> 　MRIの造影剤であるガドリニウム（8倍希釈）を患者の患側鼓室に穿刺注入し，24時間後に3テスラーのMRIの3D FLAIRで観察する画像診断．内リンパ水腫が存在するとその部位で外リンパ経由のガドリニウムが停滞することにより内リンパ水腫の存在が示唆される．未だ研究段階で，内耳侵襲の可能性もあり検者には注意が必要である．

4　治療

　症状（めまい，耳鳴り，難聴）を軽減する治療Ⅰとメニエール病の病態に対処する治療Ⅱに大別される．

❶治療Ⅰ：めまい救急時の治療

> ① 低分子デキストランL（250 mL） orソリタ®-T3号（500 mL）にアデホス-Lコーワ®
> 　（40 mg）点滴静注
> ② メイロン®（40〜100 mL）静注
> ③ メイロン®（250 mL）点滴静注

　①or①＋（②or③）（低分子デキストランLは出血性病変が予測されるときは使用しない．また，連続5日以上は使用しない）を行う．

- 不安感が強いとき　　　　　→　セルシン®（10 mg）　　　筋注 or 点滴静注
- 悪心，嘔吐が強いとき　　　→　プリンペラン®（10 mg）　筋注 or 点滴静注
- めまい感が強いとき　　　　→　トラベルミン®（1 mL）　　皮下注 or 筋注

を追加する．

❷治療Ⅱ：メニエール病固有の治療

1）内リンパ水腫を軽減する種々の治療

1. 生活指導（寝不足，深酒や精神的ストレスを避け適度な運動を行う）
2. 食塩制限，水分制限
3. 利尿剤の服用（イソバイド®，メニレット®など）
4. 水分摂取

    これは食塩制限，水分制限，利尿剤の服用とは逆の治療法になっている．ストレスで上昇する抗利尿ホルモンが内耳に水分貯留を起こすであろうという発想から水分負荷により血漿浸透圧を下げ，抗利尿ホルモンの分泌を抑制しようというもの．

5. ステロイド療法

    内耳の非特異的病変やアレルギーが内リンパ水腫の原因と仮定してステロイドの内服や鼓室内注入療法で，内リンパ水腫の軽減を目的としている．

6. 中耳加圧療法

    内リンパ水腫が内耳液の通過障害から生じているとの発想から中耳を経由して内耳液に圧をかけてその通過障害を改善しようとする方法．

7. 内リンパ嚢手術

    内リンパ水腫を軽減するために内リンパ嚢に内リンパ液の排出口を作成する手術．

2）内耳の異常を中枢（頭側）に伝達しない治療

1. ゲンタマイシン鼓室内注入療法

    前庭半規管に選択的毒性を有するゲンタマイシンを局所投与し，前庭感覚細胞を薬物破壊することにより中枢への異常信号の伝達を遮断し，分泌細胞にも障害をあたえて内リンパ液の分泌をも抑える目的で行われている．しかしながら，副作用としてゲンタマイシンによる蝸牛障害（耳鳴りや難聴）も起こりうる．

2. 前庭神経切断術

    前庭神経を切断し内耳の異常信号の中枢への遮断を目的とする．効果的ではあるが開頭

手術であるという抵抗感と術後フラフラ感が生じる場合がある．

文献・参考図書

1) Sajjadi, H., Paparella, M.: Meniere's disease. Lancet, 732 : 406-414, 2008
   ↑メニエール病の原因，病態，治療法についての最新の総論である．

2)「めまい診療のコツと落とし穴」（高橋正紘 編），pp.1-253, 中山書店，2005
   ↑小児から大人までの中枢性から末梢性めまいまでの診療のコツを表した書籍．

3) Guild, S. R.: Observations upon the structure and normal contents of the ductus and saccus endolymphaticus in the guinea pig (Cavia cobaya). Am J Anat, 39 : 1-56, 1927
   ↑内リンパ液のlongitudinal flowの存在を最初に示唆した論文．

4) Schuknecht, H. F., Rüther, A.: Blockage of longitudinal flow in the endolymphatic hydrops. Eur Arch Otorhinolaryngol, 248 : 209-217, 1991
   ↑46例のメニエール病患者の側頭骨標本からlongitudinal flowの閉塞部位を検討した論文．

5) Kimura, R. S., Schuknecht, H. F.: Membranous hydrops in the inner ear of the guinea pig after obliteration of the endolymphatic sac. Pract Otorhinolaryngol, 27 : 343-354, 1965
   ↑モルモットの内リンパ嚢を閉塞することにより内リンパ水腫を作成した論文．

6) Yamane, H., et al.: Blockage of reuniting duct in Meniere's disease. Acta Otolaryngol, 130（2）: 233-239, 2010
   ↑メニエール病の病態が球形嚢の落下耳石であることと3D CTでの画像診断を示した論文．

7) Committee on hearing and equilibrium : Committee on hearing and equilibrium guidelines for the diagnosis and evaluation of therapy in Meniere's disease. Otolaryngol Head Neck Surg, 113 : 181-185, 1995
   ↑アメリカAAOHNSのメニエール病の診断治療効果判定ガイドライン．

8) Nakashima, T., Naganawa, S., Sugiura, M., et al.: Visualization of endolymphatic hydrops in patients with Meniere's disease. Laryngoscope, 117 : 415-420, 2007
   ↑3D FLAIR MRI画像でメニエール病患者の内リンパ水腫の存在を示した論文．

関連項目
第2章　One More Experience ③
長く続く方向固定性眼振は末梢性か？
▶ p.181

第2章 Advance　主な原因疾患への対応と一歩進んだ診療のために

6 前庭神経炎の診断，病態，治療の実際
救急外来からのアプローチ

加藤裕司

Point

- 疾患概念：蝸牛症状（耳鳴，難聴等）を伴わない自発性単発性末梢性めまいの代表的疾患
- 発症年齢：30〜60歳に好発．小児では稀，性差はない
- 病因：血管障害説，ウイルス感染説がある
- 経過・予後：以下により1〜6週間で自然回復する
- 治療：薬物療法（抗めまい薬），理学療法（前庭体操）
- 鑑別診断：良性発作性頭位めまい症，心因性めまい症，前下小脳動脈循環障害，小脳腫瘍など

■ はじめに

前庭神経炎は1909年にRuttin[1]により最初に報告され，1952年Dix & Hallpike[2]が100例の症例を報告して以降，末梢性前庭機能障害としての前庭神経炎の疾患概念が確立した．本稿では，めまいの代表的疾患である前庭神経炎を中心に解説する．

1 診断

前庭神経炎は耳鳴，難聴などの蝸牛症状を伴わず，前庭症状のみを呈する自発性単発性末梢性めまいの代表的疾患である．診断に際しては，日本平衡神経科学会（現在は日本めまい平衡医学会）による前庭神経炎の診断基準（1987年）に基づきなされる（表）[3]．

2 病態

前庭神経炎の病因・病態は不明であるが，血管障害説，ウイルス感染説が考えられている．前庭神経炎の病巣は主に水平半規管や前半規管由来の前庭神経の障害と考えられ，一般に後半規管は障害されない．

表　診断基準

病歴からの診断
1）突発的なめまい発作を主訴とする 2）大きなめまいは1度のことが多い 3）めまいと直接関連をもつ蝸牛症状（聴力低下あるいは耳鳴）を認めない 4）めまいの原因，あるいはめまいを誘発すると思われる疾患を既往にもたない 5）めまいの発現に先行した7～10日前後に上気道感染症，あるいは感冒に罹患していることが多い 　［註］1），2），3），4）の条件がある場合，本症を疑う

検査からの診断
1）聴力検査で，正常聴力または，めまいと直接関係しない聴力像を示す 2）温度眼振検査で患側の温度反応高度低下，または無反応を示す．ときに，両側性のものがある 3）めまい発作時には自発および頭位眼振検査で方向固定性水平性（ときに水平・回旋混合性）眼振をみる．通常健側向きである 4）神経学的検査で前庭検査以外の神経障害所見なし 　［註］1），2），3），4）の条件がある場合，本症と診断する

付　補助診断検査
1）神経学的検査で指標追跡検査，視運動性眼振検査は正常所見を示す 2）電気性身体動揺検査（GBST）および電気性眼振検査で患側の反応低下を示す 3）血清ウイルス抗体価検査で，異常所見をみることあり（註：単純ヘルペス，EBウイルスが多い） 4）髄液検査で総蛋白量の増加をみることがある

GBST：galvanic body sway test．文献3より引用

1）血管障害説

前庭系の血流支配を図1[4]に示す．血流支配は図に示すようにanterior inferior cerebellar artery（AICA：前下小脳動脈）の分枝からなるが，水平半規管と前半規管は同一のanterior vestibular artery（AVA：前枝）によって支配される．一方，後半規管はcommon cochlear artery（総蝸牛動脈）の分枝（後枝）に支配される．前庭神経炎では，水平半規管や前半規管が主に障害されることから血管障害によって前庭神経炎が生じるという説が考えられた（血管障害説）（図2A）[5]．

2）ウイルス感染説

一方で，ウイルス感染を原因とする説もある．前庭神経炎患者の病理学的検討により，ウイルスによる障害部位は主に水平半規管膨大部神経であり，後半規管へは炎症が波及しにくいことが示された（図2B）[5]．

ウイルス性病因の論拠としては以下のものがある．

① 前庭神経炎は1年のうちのある時期に流行的に発生し，上気道炎の先行例が多い．しかし，Epidemic vertigo[6]としての報告はあるが，温度眼振反応が正常な例が多く含まれており，前庭神経炎と同一に扱えず，これらの疫学的論拠の意義については批判的評価が必要である[7]．

② 前庭神経炎における前庭神経の組織像は耳性帯状疱疹による前庭系変化との類似性が指摘されている[8]．

③ 脳脊髄液検査では前庭神経炎の発症2週間後から蛋白上昇が認められる．これは血液脳関門の破壊による血漿蛋白の流入，局所免疫グロブリン産生または脱髄によって起こる可能性がある[9]．

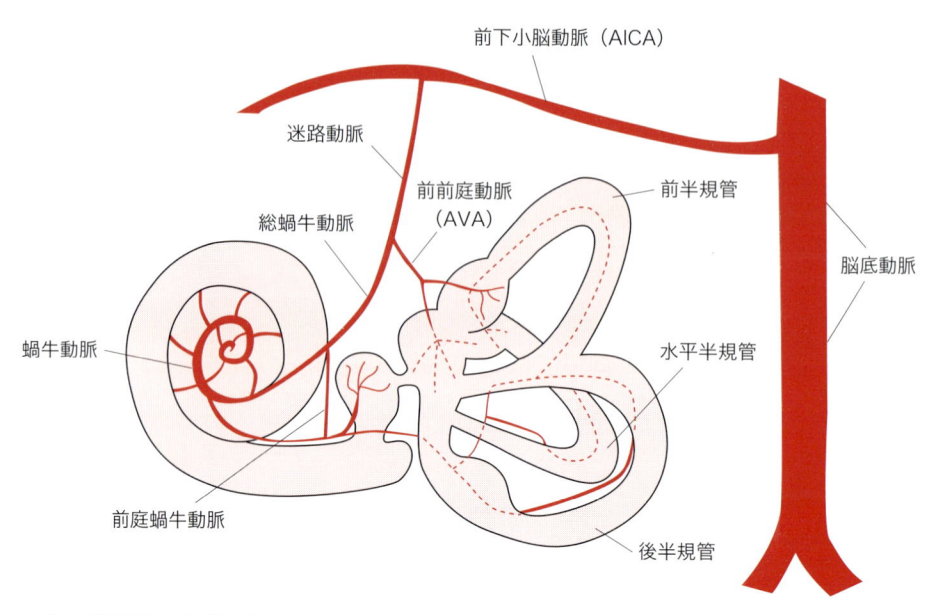

図1 前庭系の血流支配
血流支配は図に示すようにAnterior inferior cerebellar artery（AICA）の分枝からなるが、水平半規管と前半規管は同一のAnterior vestibular artery（AVA：前枝）によって支配される。一方、後半規管は総蝸牛動脈の分枝（後枝）に支配される。文献4より

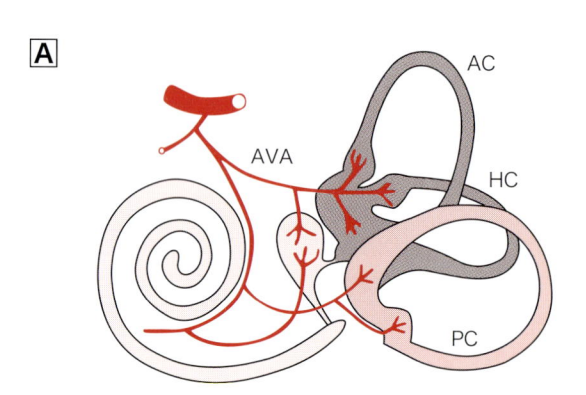

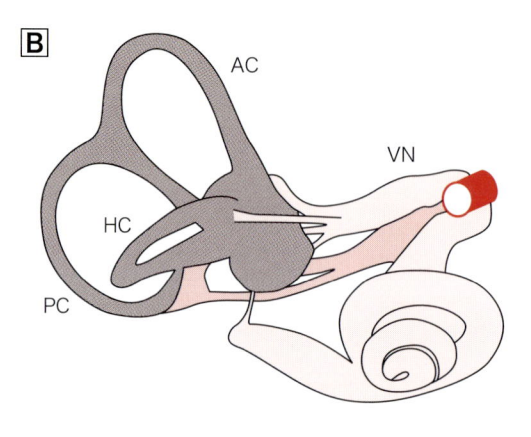

図2 前庭神経炎の病因
A) 血管障害説：AVAだけが障害され、後半規管を灌流する後枝は障害を免れていると考えられる。
B) ウイルス感染説：ウイルスによって前庭神経の一部分、特に水平半規管膨大部神経が障害されるというものである。

AVA：anterior vestibular artery（前前庭動脈）、AC：anterior canal（前半規管）、HC：horizontal canal（水平半規管）、PC：posterior canal（後半規管）、VN：vestibular nerve（前庭神経）
文献5より引用

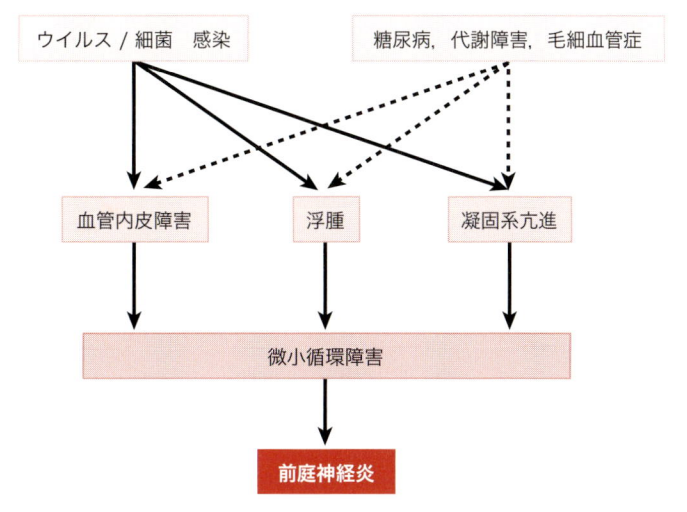

図3 acute genuine vestibular dysfunction
文献10より改変

3）微小循環障害説

　筆者の立場としては，血管障害説に重きをおき，Pfalz & Meranが循環障害の面から提唱したacute genuine vestibular dysfunctionの発症機序図[10]を改変し（図3）微小循環障害説の立場をとりたい．しかし，前庭神経炎が循環障害によるものと裏づける報告も乏しいのも事実である．

3 症候

　前庭神経炎は突然激しい回転性めまいで発症し，一般に悪心，嘔吐を伴うが，耳鳴，難聴などの蝸牛症状や他の神経症状を伴わない．上気道感染が先行することが多い．前庭性自発眼振は常に病変から離れる方向の水平・回旋混合性眼振である（Frenzel眼鏡で観察するのがよい）．あたかも自分の身体が動いているように感じる初期の感覚（めまい）も病変から離れる方向である．

＊眼振の特徴

　側方に向かせ静止した指標を固視させた場合，自発眼振は，患側耳方向を注視した場合には抑制され健側耳方向を注視させた場合には増強する（図4上段）[5]．右が患側の場合，外耳道を44℃の温水で刺激すると（温度刺激試験），障害のある右水平半規管の無反応と左水平半規管の正常反応が証明される（図4下段A, B）[5]．温水は44℃，冷水は30℃のものを用いる．約20 mLの水を注射器で外耳に10秒間で注入する．温水では注入側に向かう眼振（図4下段B）[5]を，冷水では注入したのと反対側に眼振（図4下段D）[5]を生じるのが正常である．左右いずれかの反応欠如がしていれば，その側に前庭神経障害があると考えられる．

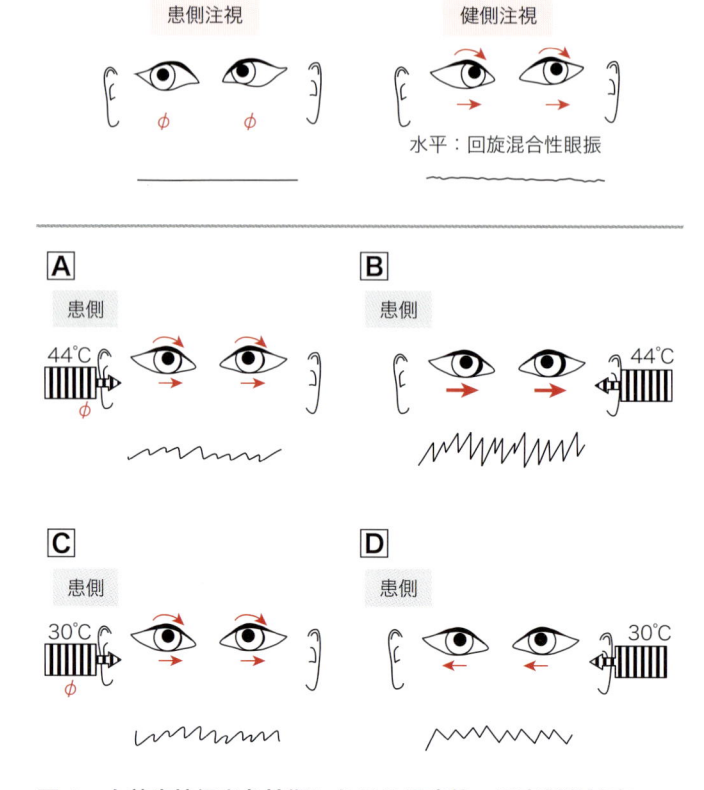

図4 右前庭神経炎急性期における眼症状，温度刺激検査
温水では注入側に向かう眼振（B）を，冷水では注入したのと反対側に眼振（D）を生じるのが正常である．患側では温水に対する反応が欠如しており（A），患側の冷水刺激では，右側前庭神経炎に伴う水平・回旋混合性眼振が出現している（C）．文献11より改変

4 治療

　治療は対症療法が主となるが，抗めまい薬，血管拡張薬，代謝改善薬，ビタミン剤などを用いる．めまいと体平衡障害は数週間の経過で次第に改善，消失する．めまいの持続が比較的長いのが特徴であるが，通常再発はない．温度眼振が改善する例も多い．ステロイドについては，最近，めまいや眼振の早期回復を促進するとの報告があり，今後検討されるものと思われる．しかし，前庭神経炎では，自覚的めまいの予後が良好であり，ウイルス感染説が一般に考えられていることから，ステロイド使用を推奨する報告は少ない．

　前庭神経炎の治療薬[11]は以下のようなものがある．

❶ 急性期治療薬
　1）抗めまい薬：7％炭酸水素ナトリウム（メイロン®）注
　　・薬理作用：詳細は不明であるが，炭酸ガスによる血管拡張，虚血に対する抵抗性の増加，虚

血による局所アルカローシスの改善，高浸透圧による効果と考えられている．また，耳石に作用して加速刺激感受性を低下させ，内耳血管を拡張して効果を発揮するとも考えられている．
- 使用法：1回40 mL静注

2）鎮吐薬：メトクロプラミド（プリンペラン®）
- 薬理作用：ドパミン作動性神経を抑制し，制吐作用を発揮する．
- 使用法：10 mg静注または筋注

3）抗不安薬：ジアゼパム（セルシン®）
- 薬理作用：大脳辺縁系に特異的に作用し，馴化・沈静作用をあらわし，脊髄反射を抑制することにより，筋の過緊張を寛解する．
- 使用法：10 mg筋注

❷慢性期治療

1a）抗めまい薬：ベタヒスチンメシル酸塩（メリスロン®）
- 薬理作用：微小循環系，特に内耳の毛細血管前括約筋を弛緩し，内耳血管条の血流を増加させるほか，内耳毛細血管の透過性を調整することにより，内リンパ水腫を除去する．
- 使用法：1回6～12 mg 1日3回

1b）抗めまい薬：ジメンヒドリナート（ドラマミン®）
- 薬理作用：迷路機能亢進の抑制作用があり，眼振，動揺病に対し抑制作用がある．
- 使用法：1回50 mg 1日3回

1c）抗めまい薬：ジフェニドール塩酸塩（セファドール®）
- 薬理作用：アンギオテンシンⅡにより攣縮した椎骨脳底動脈を弛緩し，脳血流を増加させる．末梢前庭神経からの異常なインパルスを遮断し，前庭神経路の調節作用を示す．眼振抑制作用も示す．
- 使用法：1回25～50 mg 1日3回

2）鎮吐薬：メトクロプラミド（プリンペラン®）
- 薬理作用：前出
- 使用法：1回5～10 mg 1日3回

3）抗不安薬：ジアゼパム（セルシン®）
- 薬理作用：前出
- 使用法：1回2 mg 1日3回

■最後に

前庭神経炎の病因・病態については，いまだに不明な点が多い．今後，病態がさらに解明され，治療に反映されることが望まれる．

文献・参考図書

1) Ruttin, B. : Zur Differentialdiagnose der Labyrinth- und Hornerverkrankugen. Z Ohrenheilk, 57 : 327-331, 1909

2) Dix, M. R., Hallpike, C. S. : The pathology, symptomatology and diagnosis of certain disorders of the vestibular system. Proc R Soc Med, 45 : 341-354, 1952

3) 小松崎篤, 二木 隆, 原田康夫 ほか：めまいの診断基準化のための資料. 1987年めまいの診断基準化委員会答申書. 6. 前庭神経炎. Equilibrium Res, 47 : 255-256, 1988

4) Luxon, L. M. : The anatomy and physiology of the vestibular system. Vertigo（Dix, M. R., Hood, J. D.）, John Wiley and Sons, New York, 1984

5) 前庭神経炎. 「めまい 改定第2版」（國弘幸伸, 神崎 仁 ほか 監訳／Brandt, T. 原著）, 診断と治療社, pp.63-76, 2003

6) Merifield, D. O. : Self-limited idiopathic vertigo（Epidemic vertigo）. Arch Otolaryngol, 81 : 355-358, 1965

7) Tran Ba Huy, P. : Physiopathology of peripheral non-Meniere's vestibular disorders. Acta Otolaryngol（Stockh）, Suppl. 513 : 5-10, 1994

8) Schuknecht, H. F., Kitamura, K. : Vestibular neuritis. Ann Otol Rhinol Laryngol, 78, Suppl. : 1-19, 1981

9) Matsuo, T. : Vestibular neuronitis serum and CSF virus antibody titre. Auris Nasus Larynx, 13 : 111-134, 1986

10) Pflaz, C. R., Meran, A. : Vestibular neuronitis syndrome or nosologic entity. Proceedings Fifth Extraordinary Meeting of The BaRany Society（Morimoto, M., ed.）, pp.264-269, 1975

11) 渡部一宏, 井上忠夫：めまい治療薬と患者への説明. 薬局, 53 : 373-388, 2002

関連項目

第2章　One More Experience ③
長く続く方向固定性眼振は末梢性か？
▶ p.181

One More Experience ③

長く続く方向固定性眼振は末梢性か？

今井貴夫

関連項目
- 第2章 Advance 5. メニエール病の病因，診断，治療の実際 ▶P.167
- 第2章 Advance 6. 前庭神経炎の診断，病態，治療の実際 ▶P.174

Point

- 一側の末梢性前庭障害後に前庭代償が遅延した場合や，一度完成した前庭代償が破綻して脱代償が生じた場合に，長く続く方向固定性水平性眼振が認められる
- 長く続く方向固定性垂直性眼振は，中枢前庭障害により出現する
- 末梢性前庭障害による方向固定性水平性眼振は，経時的に眼振の方向が変化する場合がある

● はじめに

　頭位により方向が変化しない一定方向の眼振を方向固定性眼振と呼ぶ．一側の末梢性前庭障害が生じると，左右の前庭機能の不均衡により，方向固定性水平性眼振が出現する[1]．この方向固定性水平性眼振は，末梢前庭機能が回復すると消失する．しかし，末梢前庭機能が回復しない場合でも，中枢神経系の前庭代償により，方向固定性水平性眼振は消失する[1, 2]．ところが，前庭代償が遅延する場合や，一度完成した前庭代償が破綻した場合には，末梢性前庭障害による方向固定性水平性眼振が長く続く．一方，中枢前庭障害では，長く続く方向固定性垂直性眼振が認められる．

❶ 長く続く方向固定性水平性眼振

　一側の末梢性前庭障害によるめまい発作の急性期には，健側向き麻痺性水平性眼振が出現するが（図1A），次第に減弱して消失する（図1B）．この眼振は，左右の前庭機能の不均衡が水平性前庭–動眼反射（vestibulo-ocular reflex：VOR）を介して生じる前庭性眼振である．障害された前庭機能が回復した場合や，回復しない場合でも前庭神経核や小脳を中心とした中枢神経系のネットワークで形成される前庭代償により，左右の前庭機能の不均衡が是正されて方向固定性水平性眼振は消失する[2]．

　末梢性前庭障害の後，方向固定性水平性眼振が長く続く場合には，前庭代償が遅延した場合

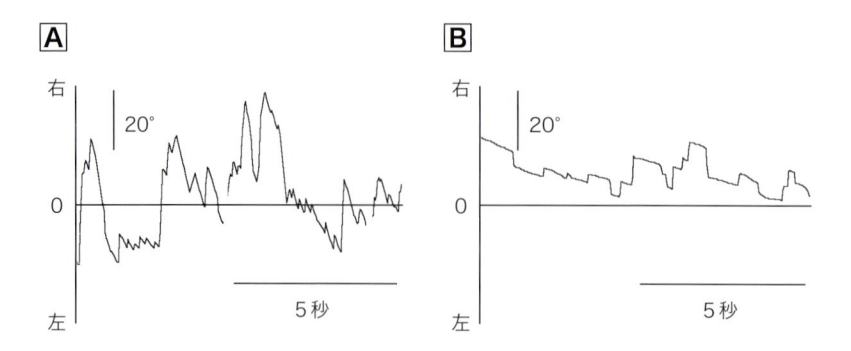

図1　60歳男性　前庭神経炎
A）来院時の眼振，B）来院から2時間後の眼振

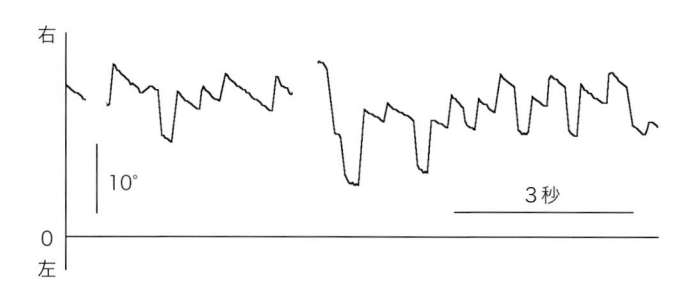

図2　53歳男性　迷路外傷
仕事中にコンテナが右眼球に当たり，右眼球破裂，右視力の高度低下とともに，回転性めまい出現．頭部CT，MRIにて脳には異常認めず．カロリックテスト時，右耳は5℃冷水注入時に無反応であった．その後，左眼に交感性眼炎を生じ，左眼視力低下を生じた．事故から1年半年後の方向固定性水平性眼振を示す

と，前庭代償が完成した後に代償が破綻して脱代償が生じた場合とがある[3]．前庭代償による左右の前庭機能の不均衡の是正には，対側の末梢前庭機能だけでなく，視覚や体性覚も重要な役割を担っている[4]．そのため，視覚障害や長期臥床は前庭代償を遅延させる（図2）．前庭代償は中枢神経系の可塑性に基づいているため，アルコール，フェノバルビタール，クロルプロマジン，ジアゼパム，ACTH拮抗薬などの中枢神経系を抑制する薬剤は，前庭代償を遅延させる可能性がある[5]．また，高齢者は若年者より前庭代償が遅延する．前庭代償が遅延すると，健側向きの方向固定性水平性眼振が長く続く．

一方，前庭代償が完成した後に，脳血管障害などが原因で前庭神経核や小脳を中心とした中枢神経系のネットワークが障害され，前庭代償が破綻することがある．この場合には，脱代償が生じて是正されていた左右の前庭機能の不均衡が再び出現し，健側向きの方向固定性水平性眼振が長く続く[3]．

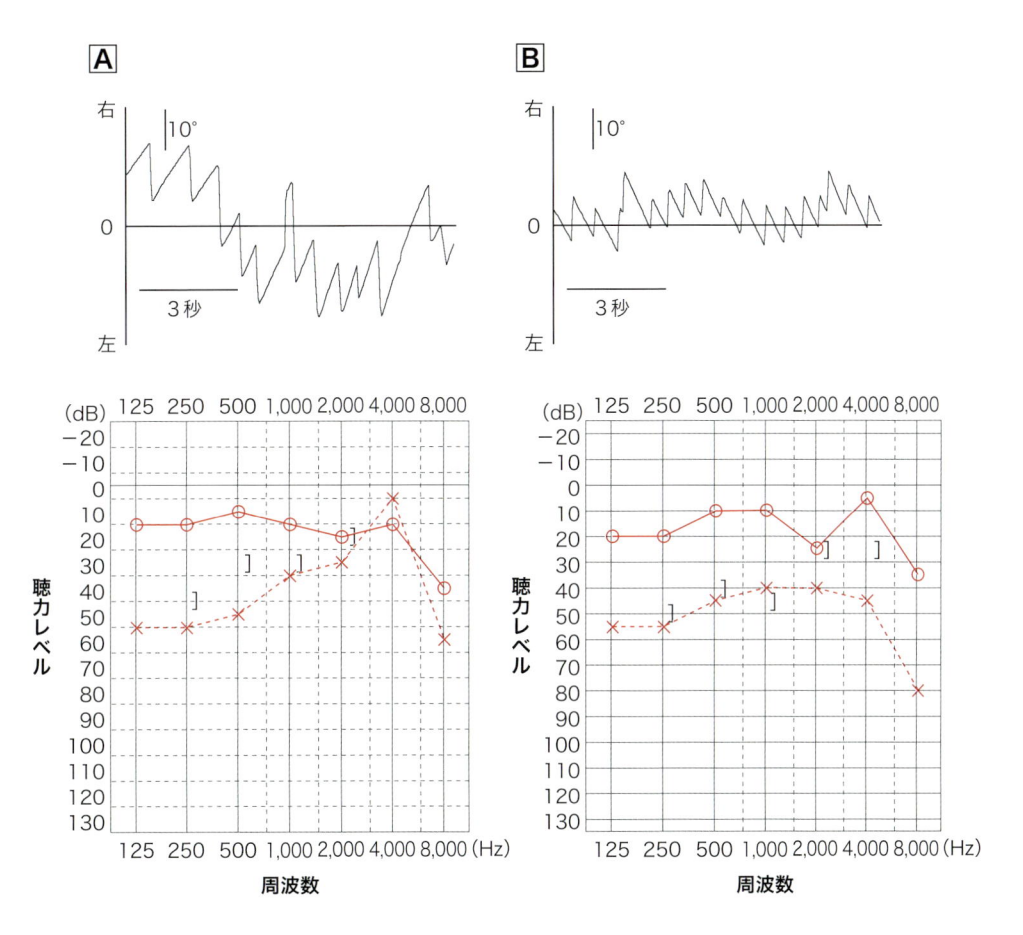

図3　72歳男性　メニエール病
A) 初診日の眼振（上），純音聴力検査結果（下）．初診日には左向き水平性眼振を認めた．
B) 初診日より17日目の眼振（上），純音聴力検査結果（下）．右向き水平性眼振を認め，初診日に比べ左聴力は低下していた．
〇：右耳気導域値，×：左耳気導域値，]：左耳骨導域値

*経時的に眼振の方向が変化する場合

　前庭神経炎やメニエール病の発作期に観察される方向固定性水平性眼振は，頭位により方向が変化することはないが，経時的に方向が変化する場合がある．メニエール病のめまい発作期には，まず患側向きの刺激性眼振（図3 A）が認められることが多く，時間の経過とともに健側向きの麻痺性眼振（図3 B）に変化する[6]．内リンパ水腫によりReissner（ライスネル）膜の一部が破れると，高K^+の内リンパ液が前庭に流入して前庭の有毛細胞や前庭神経が興奮し，めまい発作が発症すると同時に刺激性眼振が出現する．その後，次第に前庭機能が低下し，麻痺性眼振へと変化する．メニエール病では，めまい発作とともに聴力の変動を伴うことが多い．
　前庭神経炎，めまいを伴う突発性難聴，Hunt症候群では，めまい発作時には健側向きの麻痺性眼振が認められるが，発作の初期に一時的に患側向きの刺激性眼振が認められる場合がある．

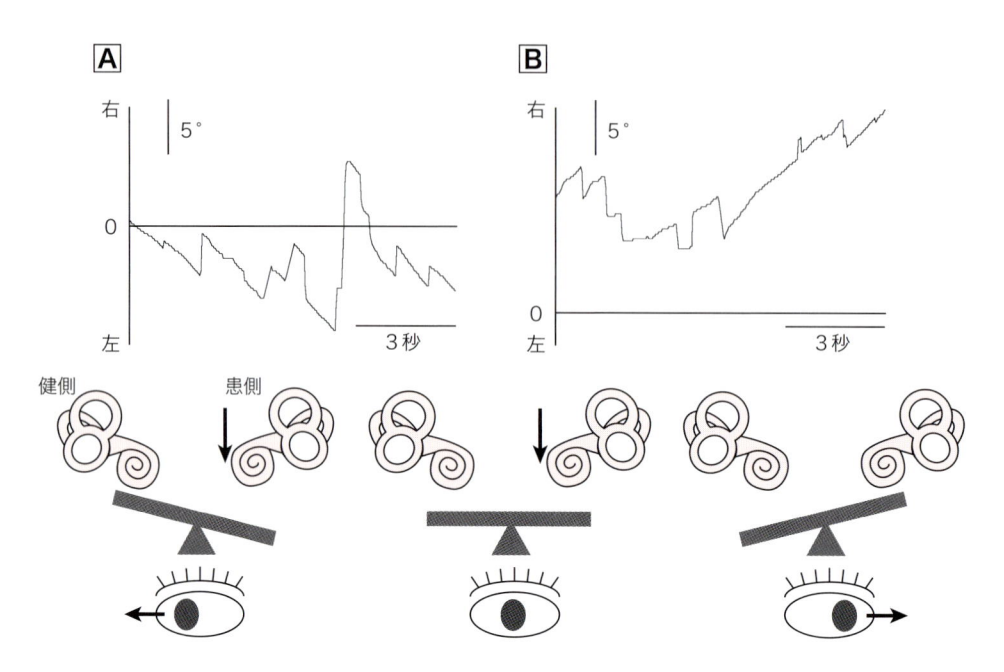

図4　60歳女性　前庭神経炎
A）回転性めまい発作にて救急搬送された日の眼振．B）救急搬送日から4日後の眼振

　さらに，めまい発作後の回復過程において，健側向きの麻痺性眼振（図4A）から患側向きの回復期眼振[7]（図4B）へ方向が変化する場合がある．末梢性前庭障害により生じた左右の前庭機能の不均衡により麻痺性眼振が出現するが，前庭代償が進行する過程で障害された末梢性前庭機能が回復した場合，相対的に健側の前庭機能低下状態となって逆の不均衡が生じ，患側向き眼振が認められる（図4挿入図）．これを回復期眼振と呼び，前庭神経炎で認められることが多く，予後良好と考えられている．

❷ 長く続く方向固定性垂直性眼振

　垂直性眼振は，垂直性VORの不均衡により生じる前庭性眼振である[8]．垂直性VORに関与する経路の障害により，下眼瞼向き眼振や上眼瞼向き眼振が発現する（図5）．前半規管の入力は上前庭神経核から結合腕を経由して上直筋を収縮させ，眼球を上転させる．この経路は小脳片葉より抑制を受けている．小脳片葉が障害されると脱抑制が生じ，眼球を上転させる力が強まり，眼球の上転とそれを補正する急速性眼球運動により，下眼瞼向き眼振が発現する．下眼瞼向き眼振の原因疾患としてはArnold-Chiari奇形[9]，小脳脊髄変性症などがあり，長く続く方向固定性下眼瞼向き眼振が認められる．
　一方，結合腕が障害された場合には，前半規管からの眼球を上転させる力が弱まり，眼球の下転とそれを修正する急速眼球運動により，上眼瞼向き眼振が出現する．また，前半規管の入力は別の経路として腹側被蓋路，対側動眼神経核を経由して，同側の眼球の上直筋と対側の眼

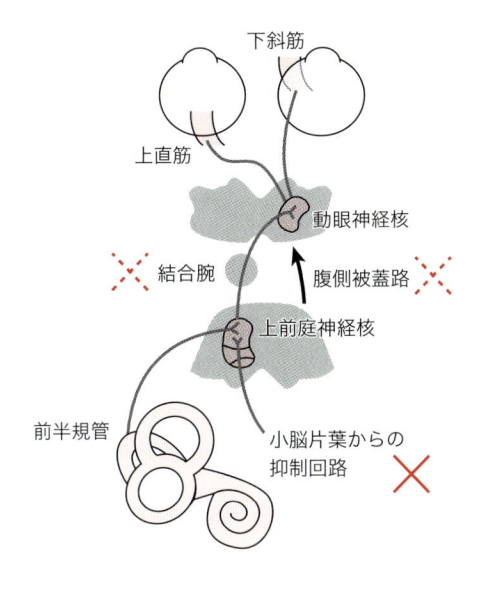

図5 垂直性眼振に関する神経回路
✕部の障害で下眼瞼向き眼振が，∴部の障害で上眼瞼向き眼振が発現する

球の下斜筋に至り，眼球を上転させる．腹側被蓋路が障害されると眼球の下転とそれを補正する急速眼球運動により，上眼瞼向き眼振が発現する．上眼瞼向き眼振の原因疾患としては，Wernicke脳症などがあり，長く続く方向固定性上眼瞼向き眼振が認められる[10]．

> **ポイント**
> 方向固定性垂直性眼振はまず中枢性病変の存在を考える．

謝辞
本稿での症例呈示に関しご協力いただきました大阪大学大学院 医学系研究科耳鼻咽喉科・頭頸部外科学 真貝佳代子 助教，および本稿に対し，貴重なご意見をいただきました徳島大学医学部 耳鼻咽喉科 武田憲昭 教授に深謝いたします．

文献・参考図書

1) 北原 糺：前庭代償．Equilibrium Res, 59：103-111, 2000
   ↑前庭代償に関与する中枢神経系回路，神経伝達物質について解説．

2) 山中敏彰：前庭代償の薬理．Equilibrium Res, 59：543-555, 2000

3) Kitahara, T., et al.：Role of the flocculus in the development of vestibular compensation：Immuno-histochemical studies with retrograde tracing and flocculectomy using Fos expression as a marker in the rat brainstem. Neuroscience, 76：571-580, 1997
   ↑前庭代償急性期に小脳片葉を破壊したところ，脱代償が生じた．

4) Lacour, M., Xerri, C. : Vestibular compensation : new perspectives. Lesion-induced neuronal plasticity in sensorimotor systems（Flohr, H., Precht, W., eds.）, Springer, Berlin, pp.240-253, 1981

5) Zee, D. S. : The management of patients with vestibular disorders.Vestibular disorders（Barber, H. O., Sharpe, J. A., eds.）, Yearbook Medical Publishers, Chicago, pp.254-274, 1988

6) 武田憲昭：めまい診療のガイドライン．「めまい診療のガイドライン」（武田憲昭 編），pp.2-15, 2001
　↑めまいの診断と治療に関する臨床的な問題を患者指向型で解説．

7) Brandt, T. : Vestibular neuritis. Vertigo : its multisensory syndromes（Brandt, T., ed.）, pp.29-40, 1991
　↑前庭神経炎の臨床症状，病因と病変部位，治療について解説．

8) 武田憲昭：中枢性眼振の神経機序．Equilibrium Res, 55：335-342, 1996
　↑注視眼振，垂直性眼振，回旋性眼振の神経機序について解説．

9) Spooner, J. W., Baloh, R. W. : Arnold-Chiari malformation. Improvement in eye movements after surgical treatment.
　↑下眼瞼向き眼振を示すArnold-Chiari奇形症例に対し手術を行った．

10) Brandt, T. : Upbeat nystagmus/vertigo syndrome. Vertigo : its multisensory syndromes（Brandt, T., ed.）, pp.109-116, 1991
　↑上眼瞼向き眼振の病態機序，病巣部位について解説．

One More Experience ④

救急で悪性発作性頭位めまいを見落とさないために
日常診療からの発信

田渕　哲，寺本和弘，山中　伸

Point

- 頭位を変えるのを極端に嫌がる（Bruns徴候）
- 嘔吐する頭位めまい
- 腰砕け
- 体平衡検査と眼振所見との乖離
- 自覚症状と眼振所見の乖離

●はじめに

　救急外来を受診するめまい患者は多いが，そのなかで見逃してはならない疾患に悪性発作性頭位めまい（malignant paroxysmal positional vertigo：以下MPPV）がある．MPPVは，発作性頭位めまいの1つで，小脳下虫部障害によって生じるとされている疾患群である．坂田より小脳虫部の占拠性病因などに起因するMPPVの概念が示されている[1]．本稿では小脳下虫部障害によるMPPVについて解説する．

１ 発作性頭位めまい

　ある頭位をとるとめまいが生じる症候は発作性頭位めまいといわれる．頭位によってめまいを訴えるときは，内耳前庭系（耳石系）または小脳にトラブルが生じていると考えてよい．
　発作性頭位めまいには良性発作性頭位めまい症（以下BPPV），とMPPVとその他の発作性頭位めまい〔仮称：中枢性発作性頭位めまい：central paroxysmal positional vertigo（以下CPPV）〕の3群に分類される[2,3]．BPPVは内耳障害によるが，CPPVとMPPVは小脳虫部に障害が及んでいると考えられる．

２ 悪性発作性頭位めまいの診断に役立つ特徴的症候

　MPPVと後半規管型BPPVとの鑑別は容易であるが，水平半規管型BPPVとの鑑別に悩むこ

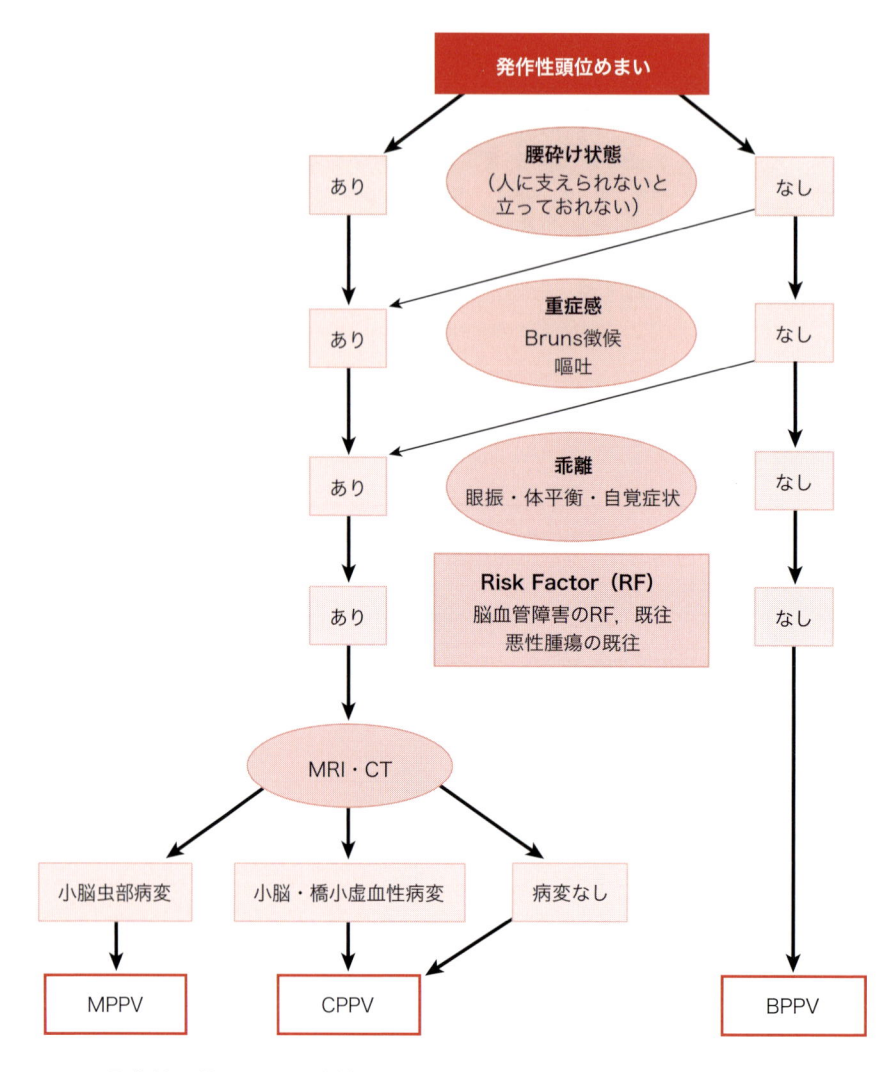

```
                    ┌─────────────────┐
                    │ 発作性頭位めまい │
                    └─────────────────┘
                             │
         ┌───────────────────┴───────────────────┐
         ↓                                       ↓
      ┌─────┐       ┌───────────────┐         ┌─────┐
      │ あり│ ←──── │   腰砕け状態  │ ────→   │ なし│
      └─────┘       │(人に支えられ  │         └─────┘
         │          │ないと立って   │            │
         │          │おれない)      │            │
         │          └───────────────┘            │
         ↓                                       ↓
      ┌─────┐       ┌───────────────┐         ┌─────┐
      │ あり│ ←──── │    重症感     │ ────→   │ なし│
      └─────┘       │  Bruns徴候    │         └─────┘
         │          │    嘔吐       │            │
         │          └───────────────┘            │
         ↓                                       ↓
      ┌─────┐       ┌───────────────┐         ┌─────┐
      │ あり│ ←──── │     乖離      │ ────→   │ なし│
      └─────┘       │ 眼振・体平衡・│         └─────┘
         │          │   自覚症状    │            │
         │          └───────────────┘            │
         ↓                                       │
                    ┌───────────────┐            │
                    │Risk Factor(RF)│            │
                    │脳血管障害のRF,│            │
                    │   既往        │            │
                    │悪性腫瘍の既往 │            │
                    └───────────────┘            │
      ┌─────┐                                    │
      │ あり│                                 ┌─────┐
      └─────┘                                 │ なし│
         │                                    └─────┘
         ↓                                       │
      ┌─────────┐                                │
      │ MRI・CT │                                │
      └─────────┘                                │
         │                                       │
    ┌────┼────┐                                  │
    ↓    ↓    ↓                                  │
┌──────┐┌──────────┐┌────────┐                   │
│小脳虫││小脳・橋小││病変なし│                   │
│部病変││虚血性病変││        │                   │
└──────┘└──────────┘└────────┘                   │
    ↓        ↓        ↓                          ↓
 ┌──────┐ ┌──────┐               ┌──────┐
 │ MPPV │ │ CPPV │               │ BPPV │
 └──────┘ └──────┘               └──────┘
```

図1　発作性頭位めまいの診断チャート

とがある．MPPVは，BPPVと比べ**めまいが長く続き**，嘔気のみならず嘔吐があるなど**めまい以外の自律神経症状が強く重症感が強い**．さらに頭の位置を変えるのを極端に嫌がり，躯幹失調のため1人では起立不能の「**腰砕け状態**」となることも少なくない．**眼振などの他覚所見と比べ自覚症状との乖離がある**などの特徴がある．CPPVは，症候的にMPPVと類似しているがMPPVが**より重症感が強く**，CPPVが機能性障害もしくは小さな器質性病変にとどまるのに対しMPPVは画像上で小脳下虫部に影響が及ぶ明らかな器質性病変が認められるのが大きな違いである．**CPPVは中高年齢者に多くみられ高血圧，脂質異常症，糖尿病などの脳血管障害のリスクファクターを合併していることが多く**MRIなどで小脳，脳幹（橋）に虚血病変を示唆する所見を認めることも少なくない[2]．鑑別診断のフローチャートを示す（図1）．

3 症例呈示

われわれは，開業医であり救急車で搬送されてくる患者さんは少ないが，1人では来院できず介助者の手を借りてやっと受診する患者さんは少なからずある．そのようなケースで，いつも念頭において診察に臨まなければならない疾患の1つがMPPVである．救急受診時には心配なしと言われたが後日病変がみつかったMPPV症例と，頭位変化によってめまいが生じるためにQOLの著しい低下を示した，大腸癌，肺癌などの悪性腫瘍の脳転移としてのMPPVの症例を示す．

症例 1

救急受診時に見逃された？小脳虫部梗塞症例

症　例：81歳 男性

現病歴：●月24日朝起き上がったときにフラーとしたが，静止にて軽快．
翌月10日右へ頭を動かしたときに回転性めまい出現したが，1〜2分で軽快．
22日朝うつむいていて右へ振り向いたらフラフラしその後頭位を変えると回転性めまいが生じたため玄関で動けず，家人に支えられてやっと臥床した．15年前に脳梗塞と診断され，抗血小板薬などを内服していた．同日，加療中の病院に救急受診したが，MRIで新たな病巣なしと診断され点滴処置など受け帰宅した．しかし22日以降，立ち上がるとめまいがして歩けないと，28日当院受診となった

来院時所見：右向き自発眼振が認められたが，**眼振所見のわりに症状が強い印象を受けた．人に支えられないと立っておれない状態（腰砕け）**であったこともあり，大至急でMRIを依頼した．当日に施行したMRIで小脳虫部左方に拡散強調像，T2強調像にて高信号域を認め新鮮な梗塞巣を認めた（図2）

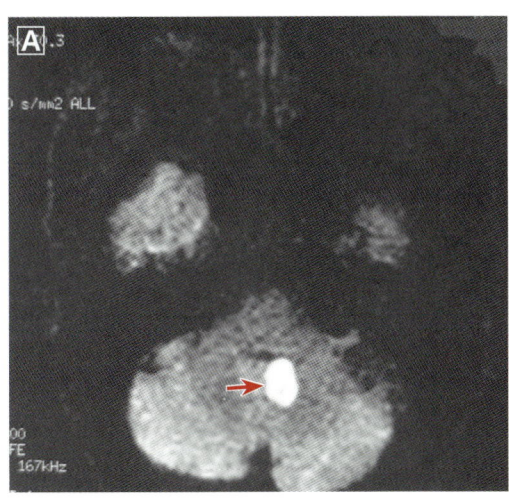

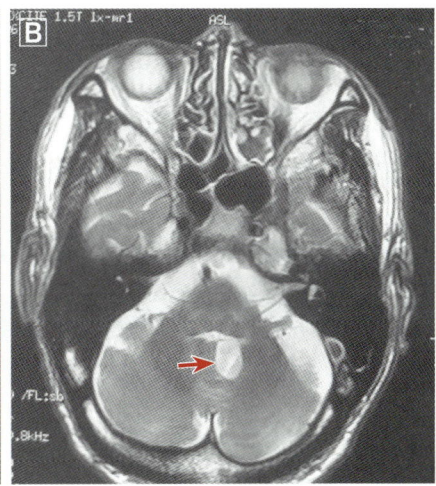

図2　症例1 MRI
左小脳虫部に拡散強調像（A）にて明瞭な高信号域（→）を認め，T2強調像でも高信号を示し（→）新鮮な梗塞像と考えられた

*症例1の注意点

　なぜ救急時，MRIで異常所見が見つからなかったのか？については推測の域を出ない．救急時に一過性脳虚血発作（Transient ischemic attack：TIA）で発症しその後，血管閉塞が進行して梗塞になったのか，新たな梗塞が生じたのか？ **初診時（超急性期）に所見を認めなくとも，臨床経過によってはMRIを再施行することが重要である．**

症例2

小脳虫部への転移性腫瘍と考えられるMPPV症例

症　例：58歳 男性

現病歴：●月1日朝起き上がろうとしたらフラフラし嘔気，頭痛が生じ入院加療．その後23日まで頭を動かすとめまいが強くなり食事がとれなかった．CT，MRIは問題ないと言われた．その後寝ているとめまいはないが体動時のフラフラは変わらず続いていると翌月12日紹介され受診した

既往歴：6年前大腸癌術後肺転移

来院時所見：左右注視眼振，右向き自発眼振，下眼瞼向き頭位変換眼振を認め小脳脳幹障害を示唆するが，**重症感がある**にもかかわらず眼振は軽微で**症状と眼振所見に乖離があった**．再度MRIの施行を依頼した結果，小脳虫部（第Ⅳ脳室背側）にT1強調像にてやや低信号，T2強調像にて高信号を示すmass shadowを認めた（図3）

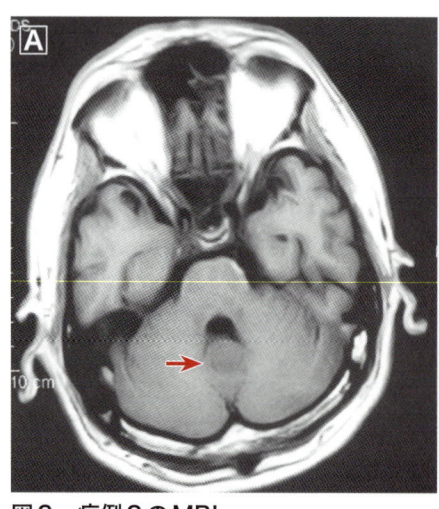

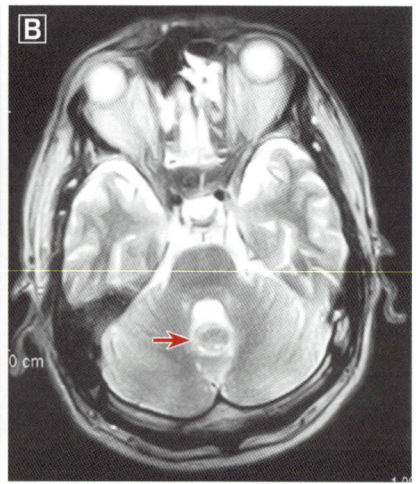

図3　症例2のMRI
小脳虫部にT1強調像にてやや低信号，T2強調像にて高信号を示すmass shadowを認めた（→）．周囲の浮腫性変化は明らかでなく，画像だけでは転移性病変とは断じ得なかった

*症例2の注意点

　症状，所見からみてMPPVを疑い小脳虫部への転移性腫瘍を念頭におき読影に臨むべきである．

One more Experience

症例 3

小脳への転移性腫瘍によるMPPV症例

症　例：63歳 男性

現病歴：●月22日から歩いていて急に一瞬右もしくは左につんのめる感じが出現した．翌月末には下の物を取ろうと頭を下げたときに嘔気を自覚するようになった．その後，頭を動かすとめまい感と嘔気が生じるようになった．約1カ月ぐらい経過した初診日前日より症状が増悪し伝い歩きの状態となったため当院受診した

既往歴：2年前に肺癌と診断され2週間前に放射線治療を受けた

来院時所見：右方眼位で右向き小打性小頻度の失調性の要素をもった眼振を認めた．頭位変換眼振検査の懸垂頭位で下眼瞼向き眼振，坐位で右向き眼振が誘発された．頭位変換眼振検査の際には強い気分不快嘔気を訴えた．

　患者は壁に手を添えるようにして診察室に入り，**医療面接中も右下に首を傾けるような頭位で（Bruns徴候？）**，頭位変化により強い嘔気，フラツキ感，頭痛を訴え，**非常に重症感があった**．しかし眼振所見は微細で，**症状と眼振所見の間の乖離がみられた**．肺癌の既往があり小脳への転移性病変が強く疑われたため，通院中の病院に至急MRIを依頼した．造影後T1強調像にて右小脳半球にリング状に造影された大きなmassを認めた（図4）．小脳虫部を左方に圧排しており，第Ⅳ脳室も狭小化していた

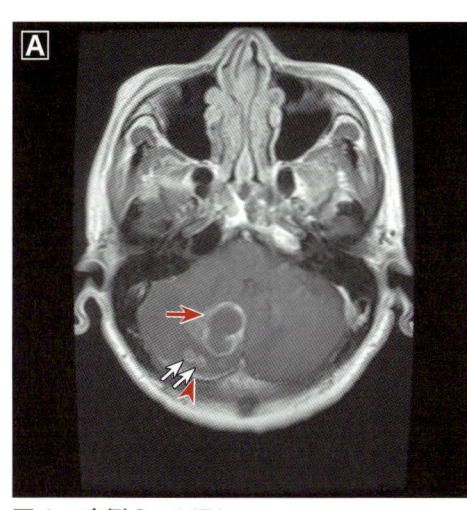

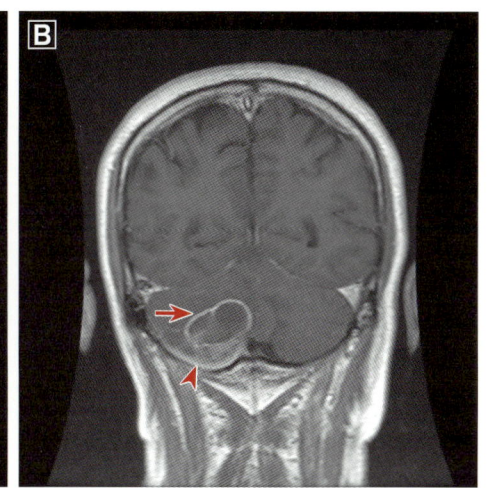

図4　症例3のMRI
造影後のT1強調像軸位断（A）と冠状断（B）．右小脳半球にリング状に造影されたmassが認められた（→）．その背側にも小さなmassが認められた（⇨）．小脳半球脳表にも造影効果を認め（▶）髄膜にも播種していると思われた．虫部は左方へ圧排され第Ⅳ脳室も狭小化していた

＊症例3の注意点

　症例2と同様であるが**MPPVを疑った場合，造影撮影すれば読影を容易にし，より確実に診断できる**．

❹ MPPVの症状に対する考察　〜小脳下虫部 症候〜

　　MPPVの発現機序としては，小脳下虫部の前庭系に対しての抑制脱落と考えられている[1,6]．片葉，小舌（Ⅰ），虫部垂（Ⅸ），小節（Ⅹ）は前庭小脳といわれる．前庭小脳は，前庭入力ばかりでなく視覚入力も受ける．視覚入力は空間における自己の定位にとって重要である．また前庭入力は頭部の前後左右方向の動きだけでなく重力方向のずれの情報も伝える[4]．このため**前庭小脳に障害が及ぶと症状はより強くなり，支持なしには直立できないような平衡異常となると考えられる**[5]．半規管系前庭一次・二次繊維が片葉を主に前庭小脳すべてに投射するのに対して，耳石器からは主にⅠ，Ⅸ，Ⅹに投射しており片葉には観察されないことが示されている[4]．MPPVでは**体平衡障害の程度と眼振所見が乖離している**．この乖離は半規管系と耳石系の投射の違いに関係しているのかもしれない．MPPVでは**めまい症状が消失しても気分不良・嘔吐を訴える**．これらの症例でみられる嘔吐は小脳下虫部から毛様体への投射経路によって直接誘発される中枢性嘔吐であり，下虫部からの前庭眼反射への投射によるものではないと推察される[6]．

● まとめ

　　めまい発作時，人の手を借りて自分の足で歩けるのか，**人に抱きかかえるなど全面的に助けてもらわないと動けない（腰砕け状態）**のかを確認することが重要である．後者であれば小脳虫部障害による躯幹失調を考えるべきである．MPPVは，BPPVに比べめまいの**持続時間が長く，気分不良，嘔気，嘔吐などの自律神経症状が強く，重症感がある**．体平衡検査と眼振検査に，また嘔気・嘔吐などの自律神経症状と眼振所見にも**乖離**があることが多い．

文献・参考図書

1) 坂田英治：悪性発作性頭位眩暈．「耳鼻咽喉科・頭頸部外科MOOK　7・メニエール病とその周辺疾患」（松永亨 編集企画），金原出版，pp.296-304，1988
　↑MPPVの原典ともいえる文献．

2) 田渕　哲，寺本和弘：発作性頭位めまいの臨床．診断と治療，95：1205-1212，2007

3) 中山杜人：「プライマリーケアー医のためのめまい診療の進め方」（亀井民雄 監），新興医学出版，pp.18-21，2008
　↑めまいの実地臨床に非常に有用．

4) 内野善生：「めまいと平衡調節」，金原出版，pp.99-105，2002

5) 平井直樹：小脳と体平衡．「CLIENT21　8．めまい・平衡障害」（小松崎 篤 担当編集），中山書店，pp.129-137，1999

6) トーマス・ブラント：「めまい」（國弘幸伸，神崎　仁，五十嵐眞 監訳），診断と治療社，pp.283-290，2003

第2章 Advance　主な原因疾患への対応と一歩進んだ診療のために

めまい理解に必要な正常解剖生理学
非耳鼻科医のために

大江洋史

Point

- 平衡機能を担う神経経路は，前庭神経系ネットワークと高次大脳機能系ネットワークで構成されており，これらのどの部分が障害されても「めまい」や「ふらつき」が生じる
- 前庭神経系ネットワークは，内耳の前庭神経から発し大脳皮質の前庭機能中枢までの神経経路で構成されており，それらはさらに6つの神経系から成り立っている
- 高次大脳機能系ネットワークは，前庭機能中枢と視覚系信号，聴覚系信号，体性感覚系信号との情報交換で成り立っていると考えられており，現在は未だその詳細は明らかでない

■ はじめに

　めまい患者に遭遇した際に必要なことは，早急にその原因を検索することである．そのためには，平衡機能をつかさどる神経解剖とその機能を十分理解し，さらに障害を起こす疾患を知っておく必要がある．以下にめまい理解に必要な神経ネットワークについて述べる．

1　平衡機能系神経ネットワーク

　平衡機能系神経ネットワークはいまだその全容は明らかになっていないが，現在までの研究結果から大きく2つのネットワークから構成されていると考えられている．1つは①内耳を出発点として前庭神経から大脳皮質の前庭機能中枢や脊髄に至る経路である**前庭神経系ネットワーク（vestibular system）**[1]，もう1つは②大脳皮質の複数の中枢（前庭機能中枢，視覚中枢，体性感覚中枢，聴覚中枢）の間で相互に情報交換しながらネットワークを形成する**高次大脳機能系ネットワーク（multisensory vestibular networks）**[1]である．これらの2つのネットワークで**平衡機能系神経ネットワーク**ができ上がっている．

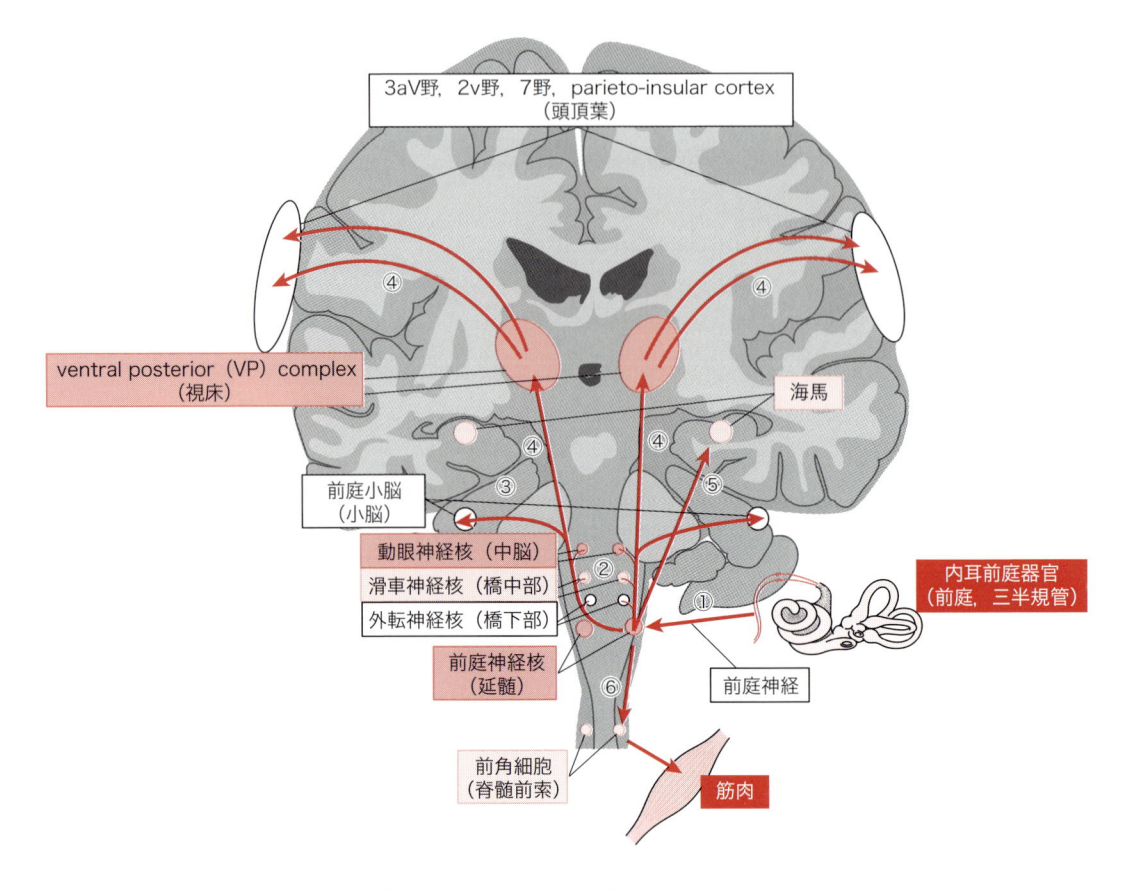

図1 前庭神経系ネットワーク（vestibular system）
前庭神経系ネットワークには6つの神経系が存在する．
① vestibular nerve system（内耳から前庭神経核までの経路）
② vestibulo-ocular system〔前庭神経核から脳幹の眼球運動にかかわる動眼神経核（第Ⅲ神経核），滑車神経核（第Ⅳ神経核），外転神経核（第Ⅵ神経核）への経路〕
③ vestibulo-cerebellar system（前庭神経核から前庭小脳に投射する経路）
④ vestibulo-cortical system（前庭神経核から視床の中継核をへて大脳皮質の前庭神経系平衡機能中枢へ投射する経路）
⑤ vestibulo-hippocampal system（前庭神経核から側頭葉内側の海馬への経路）
⑥ vestibulo-spinal system（前庭神経核から脊髄前角細胞への下行神経経路）

❶前庭神経系ネットワークの解剖とその障害

　　　前庭神経系ネットワークは次の6の神経系（図1）で構成されている[2,3]．①vestibular nerve system（前庭神経系），②vestibulo-ocular system（前庭-動眼神経系），③vestibulo-cerebellar system（前庭-小脳系），④vestibulo-cortical system（前庭-大脳皮質系），⑤vestibulo-hippocampal system（前庭-海馬系），⑥vestibulo-spinal system（前庭-脊髄系）がある．

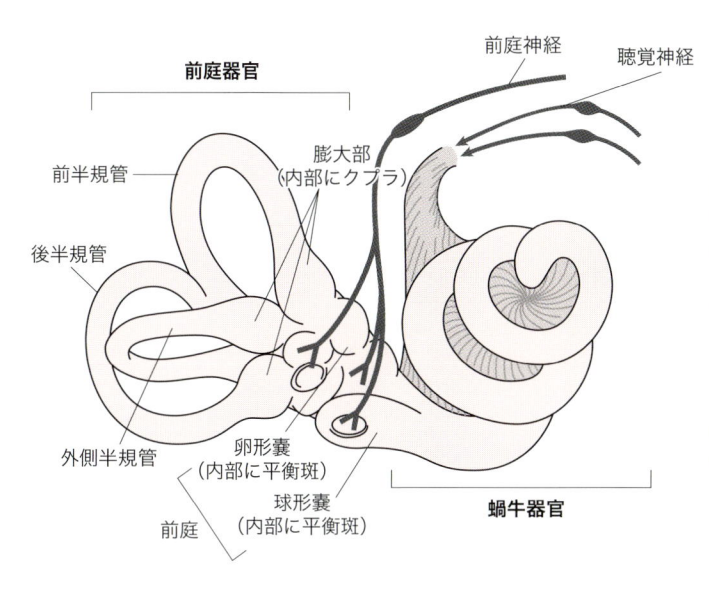

図2　内耳の解剖

内耳は大きく前庭器官と蝸牛器官から構成されている．前庭器管は前庭と半規管で構成され，前庭は卵形嚢と球形嚢から構成されている．各々の内壁には平衡信号を発する平衡斑（または耳石器）がある．また半規管は3つの後半規管・外側半規管・前半規管に分かれており互いに直角に交わっている．各半規管の付け根は少し膨隆（膨大部）し，その内部にクプラ（cupula）を伴った有毛細胞が存在する．クプラの揺れを有毛細胞が感じとり前庭神経を刺激する

MEMO ①　いくつかのめまい分類があるが，①の障害で生じるめまいを「末梢前庭性めまい」，②から⑥の障害では「中枢性めまい」と呼ぶ．

1）vestibular nerve system（前庭神経系）

　内耳の前庭器官から前庭神経を介して脳幹（延髄）に存在する前庭神経核に投射する経路．前庭器管は前庭と半規管で構成され（図2），前庭は卵形嚢と球形嚢から構成されている．各々の内壁には平衡信号を発する平衡斑（または耳石器）があり平衡斑内の耳石の動きで，上下方向や水平方向の直線加速度を感じとる．また半規管は3つの後半規管・外側（水平）半規管・前半規管に分かれており互いに直角に交わっている．各半規管の付け根は少し膨隆（膨大部）し，その内部にクプラ（cupula）を伴った有毛細胞が存在する．クプラの揺れを有毛細胞が感じとり前庭神経を刺激し回転加速度を感知する．車の加速度やエレベーターの動きを感知するのが耳石器で，体が回転する動きを感じるのが三半規管となる．

　メニエール病は蝸牛管内に流れている内リンパ液の異常で出現する．その原因には2つの説があり，①内リンパ液の内圧上昇（内リンパ水腫）により内リンパと外リンパを隔てているReissner膜が膨張し破裂するとK^+に富んだ内リンパとNa^{2+}に富んだ外リンパが混合し化学的刺激で前庭神経が刺激される説と，②内リンパ水腫により内リンパ管内の圧力が高まり，有毛細胞が力学的に刺激され前庭神経に刺激が伝達される説がある．

　良性発作性頭位めまい症（benign paroxysmal positional vertigo：BPPV）の発症機序は次の2つが考えられている．①耳石器から脱落した耳石が三半規管膨大部内のクプラ

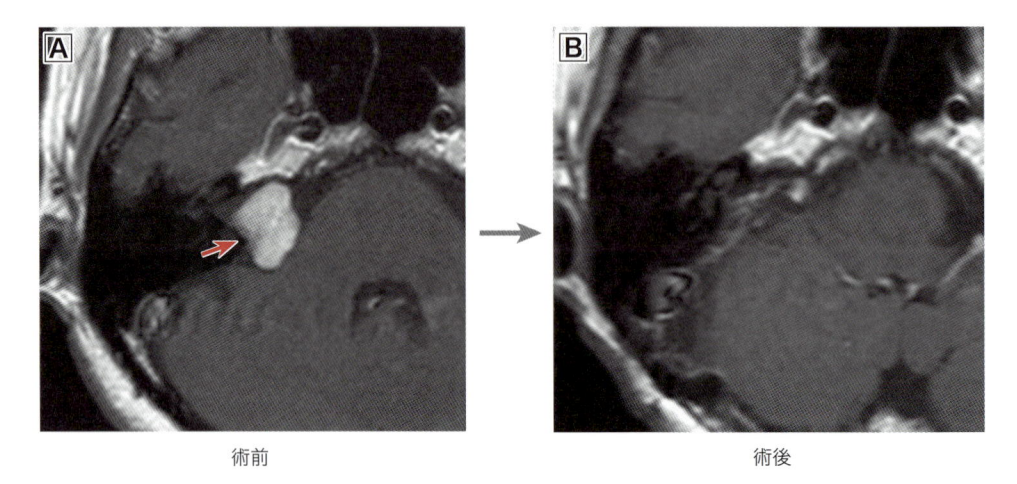

図3　聴神経鞘腫（acoustic neuroma）の造影頭部MRI　T1強調画像（水平断）
A）術前所見．右小脳橋角部に白く造影される腫瘍が認められ，右小脳半球を圧迫している．症状は右耳鳴り，聴力障害とふらつき感．
B）術後所見．右小脳橋角部の造影される腫瘍が消失し右小脳半球の圧迫も消失している．症状のふらつき感は消失した

（cupula）に触れ，クプラの揺れを有毛細胞が感じ，頭は静止しているのにめまいが出現する**クプラ結石説**と，②耳石器からはがれた耳石が三半規管に迷入し，頭を動かしたとき半規管と同時に耳石が動き，頭を止めると耳石が半規管の中をゆっくり落ちてきてリンパ液も同時に動かされめまいが出現する**三半規管結石説**がある．耳石が入り込む場所によってBPPVは後半規管型・外側半規管型・前半規管型に分類されておりBPPVの60％以上が後半器官型である．

前庭神経炎では強い回転性めまい（vertigo）が生じ，その炎症の原因はウイルス感染説，血管障害説あるいは脱髄説がある[4]．めまいの発現に先行して7〜10日前後に上気道感染症，あるいは感冒に罹患していることが多いため，ウイルスによる炎症説が有力とも考えられている[4]．

> **MEMO ❷**　前庭神経炎では，炎症はなぜか蝸牛神経には生じないため蝸牛症状（耳鳴，難聴等）を伴わないのが特徴であり，メニエール病との重要な鑑別点である．

聴神経に生じる神経鞘腫（良性腫瘍）である**聴神経鞘腫（acoustic neuroma）**（図3）では，主に初期は聴蝸牛症状（耳鳴り，聴力障害など）が出現するが，腫瘍が大きくなるとやがて脳幹や小脳の前庭神経系（以下に述べる）を圧迫するためにめまいや失調症状が出現する．

2）vestibulo-ocular system（前庭-動眼神経系）

前庭神経核から脳幹の動眼神経（第Ⅲ神経）核，滑車神経（第Ⅳ神経）核，外転神経（第Ⅵ神経）核に線維を投射し，体の回転運動に際し眼球位置を正常な位置に保つように眼球運動を制御するための頭部運動時物体固視系の神経経路である．急性発症の脳幹の脳血管障害（中脳・

脊髄小脳変性症
(オリーブ橋小脳萎縮症)

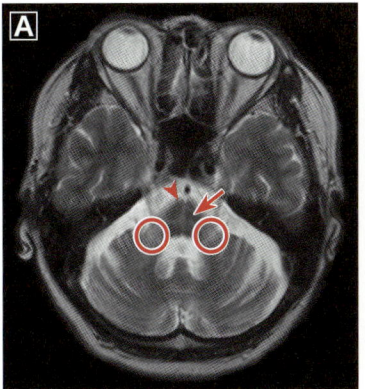

MRI-T2 強調画像　　　99mTc-HMPAO SPECT

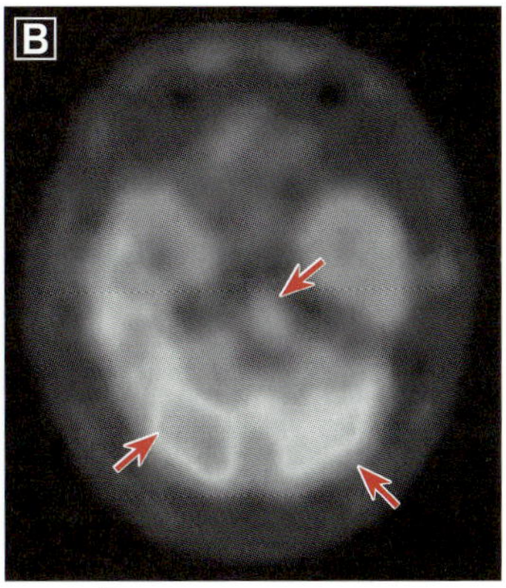

左小脳出血

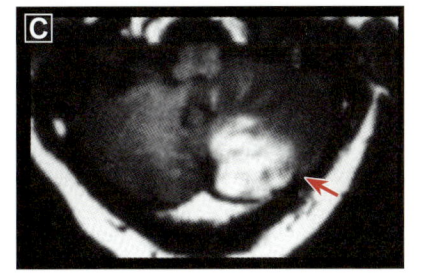

MRI-T1 強調画像

図4　vestibulo-ocular system と vestibulo-cerebellar system の障害例（巻頭 Color Atlas 参照）

A) 脊髄小脳変性症（オリーブ橋小脳萎縮症）：頭部MRI-T2強調画像で橋と両側小脳半球の萎縮，両側小脳脚の変性（〇），橋底部の前縁が平坦化（▶）し橋底部中央には十字状高信号域（"hot cross bun" sign：➔）が出現している．

B) Aと同一症例の99mTc-HMPAO SPECTでは脳幹と両側小脳半球のCBF（cerebral blood flow：脳血流量）の低下が認められる（➔）．

以上の頭部MRIと99mTc-HMPAO SPECT所見からvestibulo-ocular systemとvestibulo-cerebellar systemでの神経変性とともに機能低下がみられ慢性的な浮動性めまいが持続する．

C) 左小脳出血．頭部MRI-T1強調画像で左小脳半球の出血が高信号域として認められている（➔）．vestibulo-cerebellar systemの急性障害でめまいが出現する

橋の梗塞や出血）では，前庭神経と眼球運動調整に不均衡が生じ急性発症の回転性めまいが出現する．一方，障害が緩徐に進行する疾患，例えばオリーブ橋小脳萎縮症（olivo-ponto-cerebellar atrophy：OPCA）（図4 AB）では，延髄の下オリーブ核から橋，小脳脚，小脳半球の神経変性や萎縮を生じ，橋に存在する第Ⅳ・Ⅵ神経核や眼球運動を調節する内側縦束（medial longitudinal fasciculus：MLF），傍正中橋網様体（paramedian pontine reticular formation：PPRF）が障害され，眼振や失調性眼球運動，体動時の眼球位置調節障害が生じ，浮動性めまいが出現する．

3）vestibulo-cerebellar system（前庭−小脳系）

前庭神経核から小脳半球に投射する経路であり，前庭神経から投射する小脳部分は前庭小脳

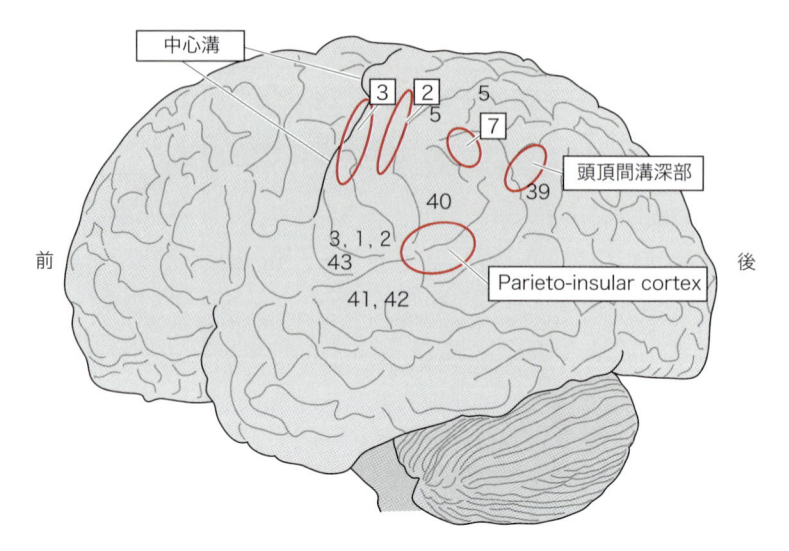

図5　大脳皮質の前庭機能中枢（ヒト：左側面像）

サルの前庭機能中枢は中心溝回の3aV野，中頭頂回の2v野，下頭頂回の7野，頭頂回から島回にかけてのparieto-insular vestibular cortex（PIVC）であるが，ヒトの前庭機能中枢と考えられている部位はBrodmannの3aV野，2v野，7野であり，サルと同部位である．サルのPIVCはヒトのparieto-insular cortexに相当する．またサルの腹側頭頂間野（ventral intraparietal cortex：VIP）も前庭入力を受ける前庭中枢として同定され，サルのVIPはヒトでの頭頂間溝深部に相当する

と呼ばれ，片葉，傍小脳，小節，虫部垂，小舌，室頂核から構成されている．この経路は体位の変化に応じて姿勢維持調節機能をつかさどる．前庭小脳の障害では前庭神経からの信号の処理ができなくなり姿勢維持不能となり体幹失調が生じる．小脳半球の急性障害である小脳梗塞や小脳出血（図4C）では，急に体のバランスがとれなくなり，歩行障害，めまい，ふらつき感，嘔気，嘔吐などが出現する．慢性的に小脳半球が萎縮する晩発性小脳皮質萎縮症（late cerebellar cortical atrophy：LCCA）やOPCA（図4AB）では慢性緩徐進行性のふらつき感，浮動感が生じる．

4）vestibulo-cortical system（前庭−大脳皮質系）

前庭神経核から視床の中継核をへて大脳皮質の平衡機能中枢へ投射する経路である．

その中継核は末梢神経と体性感覚野の中継核でもある視床の外側に位置する核でventral posterior（VP）complex（後腹側核群）と呼ばれ，ventral posterior lateral nucleus（VPL：後外側腹側核），ventral posterior medial nucleus（VPM：後内側腹側核），ventral posterior inferior nucleus（VPI：後下腹側核）の3つの核で構成されている．

大脳皮質の前庭機能中枢は動物実験で同定されているが，ヒトでもほぼ明確になってきている．サルで証明されている前庭機能中枢は，中心溝回の3aV野，中頭頂回の2v野，下頭頂回の7野，頭頂回から島回にかけてのparieto-insular vestibular cortex（PIVC：頭頂−島前庭皮質）であるが，ヒトの前庭機能中枢と考えられているBrodmannの3aV野，2v野，7野はサルと同部位であり，サルのPIVCはヒトのparieto-insular cortexに相当するとされている[5]（図

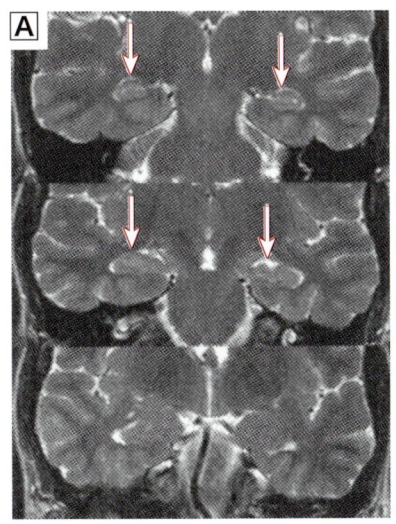

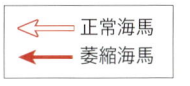

図6 両側前庭神経切除術後の両側海馬萎縮所見（頭部MRI T2強調画像 冠状断）
A）健常者（39歳女性）の両側側頭葉内側の海馬所見（健常者10例の平均両側海馬体積は4.98 mL）.
B）両側前庭神経切除術後10年の40歳女性の海馬所見（両側海馬体積は3.9 mL）.
両側前庭神経切除により両側海馬が有意に萎縮することより，前庭神経系と海馬にはネットワークが存在する.
文献3よりOxford University Pressの許可を得て転載

5）．このように3aV野，2v野，7野，parieto-insular cortexはヒトの前庭神経系が投射する前庭機能中枢（vestibular center）とされている．またサルで弓状溝周囲皮質，腹側頭頂間野（ventral intraparietal cortex：VIP）も前庭入力を受ける前庭中枢として同定され，サルのVIPはヒトでの頭頂間溝深部に相当する[1]．

5）vestibulo-hippocampal system（前庭-海馬系）

海馬は以前から記憶過程で重要な部位であることはわかっていたが，その後，空間的地誌的記憶にも関係している可能性が示唆されて以来，それを裏付けるさまざまな研究が報告されている．そのなかでもBrandtらは，ヒトでの神経鞘腫による両側性前庭神経切除術後5年から10年経過した慢性期での後天的な両側前庭神経障害症例において，頭部MRIで両側の海馬が萎縮し空間的地誌的記憶障害が出現すると報告した（図6）[3]．この報告で前庭神経からの前庭神経系ネットワークは，海馬とのネットワークをも形成し自らの位置を認知する空間的地誌的認知に関係があることが提唱された．また筆者は知的機能障害と浮動性めまいが共存する場合が多いことを報告[6]しているが，海馬の障害により記憶障害と空間認知障害を引き起こすことがその原因である可能性が考えられる．

6）vestibulo-spinal system（前庭-脊髄系）

延髄の前庭神経核から起こり，交叉せずに下行し小脳からのインパルスを脊髄へ伝達する脊髄前索を下行する前庭脊髄路（図7）がある．前庭脊髄路は刺激系（外側前庭脊髄路：lateral vestibular spinal tract；前庭神経外側核から延髄の疑核を通り脊髄前索を下行し，筋肉の伸筋

図7 脊髄の解剖（vestibulo-spinal system）：脊髄の水平断面像（腹側が下方で背側が上方）

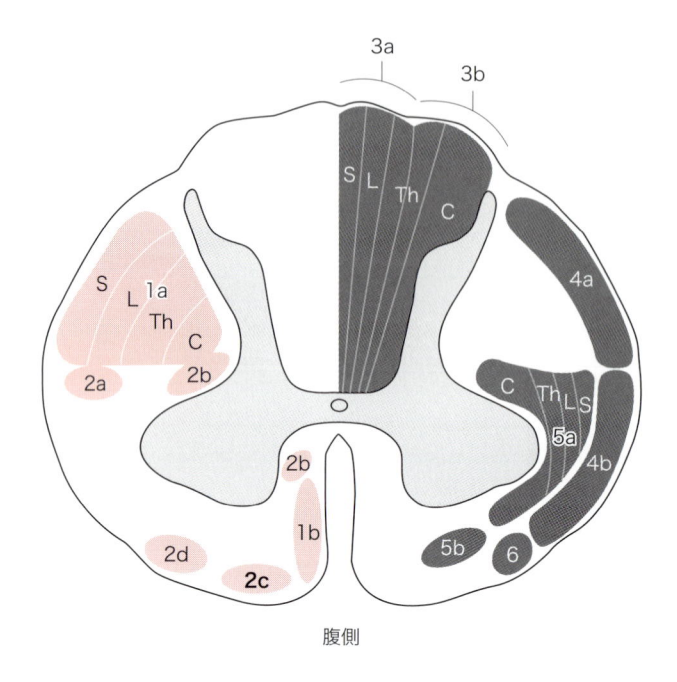

運動系（下行線維）
1 錐体路（皮質脊髄路）
　1a：外側皮質脊髄路
　1b：前皮質脊髄路
2 錐体外路
　2a：赤核脊髄路
　2b：網様体脊髄路
　2c：前庭脊髄路
　2d：オリーブ脊髄路

感覚系（上行線維）
3 後索
　3a：楔状束核
　3b：薄束核
4 脊髄小脳路
　4a：後脊髄小脳路
　4b：前脊髄小脳路
5 脊髄視床路
　5a：外側脊髄視床路
　5b：前脊髄視床路
6 脊髄オリーブ線維

2c）前庭脊髄路：脊髄前索を下行する神経線維．延髄の前庭神経核から，交叉せずに下行し小脳からのインパルスとともに脊髄前索に到達し，四肢体幹の骨格筋の伸展収縮情報をやり取りし，体位を維持し頭部運動時の姿勢制御を行う．

3）脊髄後索：脊髄の背面に位置する部分．位置覚，関節覚，振動覚，重力覚の深部感覚の求心線維が末梢の感覚器から後根を経由して脊髄に入り神経線維束となり上行性線維として走行，脊髄後索を上行した線維が脳幹，大脳半球内の視床を介して中心後回の体性感覚野に到達して体性感覚として知覚する

C：cervical（頸髄），Th：thoracic（胸髄），L：lumbar（腰髄），S：saclar（仙髄）

群を支配する）と抑制系（内側前庭脊髄路：medial vestibular spinal fibers；前庭神経内側核から内側縦束を下行し胸髄レベルで終わる）の2種類の下行性神経路系で構成されている．前庭と三半規管からのバランス信号が脊髄前角細胞に伝達され，四肢体幹の骨格筋の伸展収縮情報をやり取りし，体位を維持し頭部運動時の姿勢制御を行う．また，脊髄前角細胞は小脳からの興奮性インパルスをも受けており，四肢体幹の骨格筋の筋トーヌスが制御されている．

　変形性頸椎症や脳脊髄液減少症などでは，脊髄前角細胞や脊髄前索の前庭脊髄路の障害で前庭神経と骨格筋との間の情報バランスの不均衡が起こりふらつきが生じると考えられている．

　また，後頸部には頸部交感神経節があり，肩こりや頸部筋緊張異常，頸部捻挫，むち打ち損傷などの頸部外傷で交感神経刺激状態が出現し，頸部交感神経支配である視床下部や脳幹の血流障害をきたし，浮動性めまい感，ふらつき感が出現，これらはBarré-Lieou症候群や頸性めまい（cervical vertigo）[7]と呼ばれている．

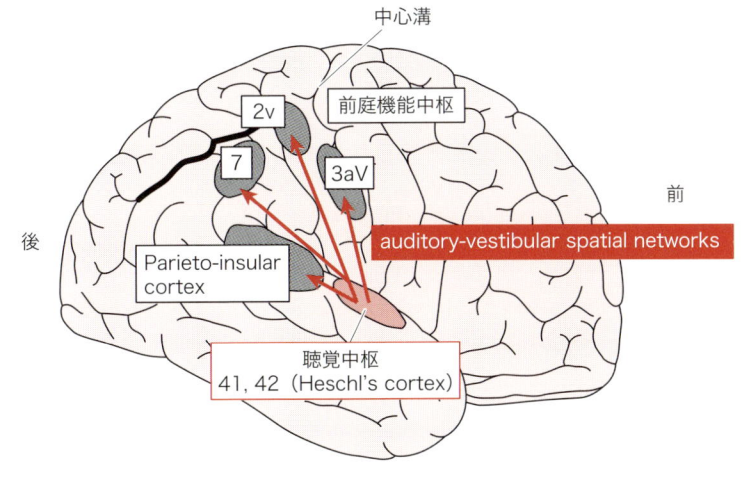

図8 前庭機能中枢と聴覚野とのネットワーク
Brodmannの7野は，Brodmann41・42野のHeschl's cortexに存在する聴覚中枢との間で右側大脳半球有意にauditory-vestibular spatial networksを形成している．このネットワークは自己の頭や身体が動いていても音の位置を認識できる音の空間認知（auditory spatial perception）に関与している．
3aV：central sulcus（中心溝回），2v：tip of intraparietal sulcus（頭頂間溝の先端），7：inferior parietal cortex（下頭頂回），Parieto-insular cortex：頭頂-島皮質，41，42：superior temporal gyrus（上側頭回）
文献5より

❷ 高次大脳機能系ネットワークの解剖と機能

前庭機能中枢には前述のBrodmann 3aV野，中頭頂回の2v野，下頭頂回の7野，頭頂回から島回にかけてのparieto-insular cortexと海馬がある（図5，8）．また後頭葉の視覚中枢，側頭葉の聴覚中枢，頭頂葉の中心後回や視床の体性感覚中枢などが前庭神経系の前庭機能中枢と情報交換し**高次大脳機能系ネットワーク（multisensory vestibular networks）**[1]と呼ばれる大脳全体の大きなネットワークを形成している．このネットワークは視覚情報，体性感覚情報，聴覚情報，前庭情報の情報交換を相互に行い，ヒトはいかなる状況においても自己の3次元的な空間認知を行い，バランスを崩すことなく生活を送っている．しかし，ネットワークの一部の障害で情報交換の不一致（mismatch）を起こすと自己がおかれている空間認知障害が起こり浮動性めまいが出現する[1]．しかしながら，高次大脳機能系ネットワークはその全容はいまだに明らかにはされておらず，Dieterichらは，『まるで複雑なパズルを完成させていくように，今もなお1つ1つが解き明かされつつある』[1]と述べているほど複雑である．以下に現在解明されている中枢の相互作用について述べる．

1）前庭機能中枢と聴覚系の相互作用

Weeksら[8]とLewaldら[9]は，前庭機能中枢の1つであるBrodmannの7野は，Brodmann41・42野のHeschl's cortexに存在する聴覚中枢との間で右側大脳半球有意にauditory-vestibular spatial networks（聴覚-前庭系空間ネットワーク）を形成しているとしている．このネットワークは自己の頭や身体が動いていても音の位置を認識できる音の空間認知（auditory spatial perception）に関与している（図8）．右側大脳半球の島皮質の後方から聴覚中枢を含む領域の脳梗塞症例では1週間以内で良くなる回転性めまい，嘔気，歩行障害が認められたと報告がある[10]．

2）前庭機能中枢と体性感覚系の相互作用

延髄の前庭神経核から大脳皮質に投射する経路のなかで中継地点に相当する視床核（ventral posterior complex）は体性感覚系の情報入力の中継点でもあり，前庭神経情報と体性感覚系情報の相互作用を行っている[1]．視床後外側梗塞患者で，梗塞と同側の三半規管を刺激すると同側頭頂葉の前庭機能中枢の賦活が有意に抑制される現象より，視床の後外側腹側（VPL）核が前庭神経系の重要な中継地点であることが証明された[1]．視床梗塞患者で浮動性ふらつき感を自覚するのは，体性感覚系と前庭神経系の情報の不一致（mismatch）が生じるためであると考えられる．

3）前庭機能中枢と視覚系の相互作用

Benseらは一側のカロリックテストにて島皮質後方に位置する前庭機能中枢は両側性に賦活され，同時に後頭葉の視覚野の賦活が両側性に抑制される現象を報告している[11]．この結果から前庭機能中枢と視覚中枢の間には，reciprocal inhibitory sensorisensory interactionが存在し，末梢前庭系からのバランス信号を視覚系信号で調整していると考えられた[11]．サルのparieto-insular vestibular cortex（PIVC）に相当するヒトのparieto-insular cortexは，後頭葉からの視覚系信号入力を受けて，自己身体の加速や速度を感知し相互的作用で3次元的空間認知の役割をはたしている[11]としている．

Tips & Pitfalls 1

回転性めまいと浮動性めまい

前庭神経から大脳皮質に投射する前庭神経系ネットワークや高次大脳機能系ネットワークのどの部分の障害でもめまいが出現するが，発症するめまいが回転性か，浮動性かの相違はどこにあるのか．

ネットワークの障害部位のみからは，回転性めまいか，浮動性めまいかの出現機序には確固とした一定の法則は見出されていない．ただ，ネットワークの急性障害では「回転するめまい」になりやすく，慢性障害ではフワフワした「浮動性めまい」が出現しやすい傾向にある．その理由として，末梢前庭神経系の急性障害では，バランス調節機能が急激に破綻し「回転性」として感じ，緩徐に障害される慢性障害では，補助的統合機能が働きバランス破綻が補正されることで「浮動感，フワフワ感」として感じられることが考えられる．vestibulo-cerebellar，vestibulo-cortical systemの急性障害である脳血管障害（延髄背外側梗塞，小脳梗塞，視床出血，橋出血，小脳出血など）の場合では，悪心，嘔吐を伴う「回転性のめまい」を生じ，緩徐進行性障害である腫瘍，変性疾患，例えば脊髄小脳変性症では「浮動性めまい」が出現する．

一方，各中枢のconnectionが急性にまたは慢性に障害される高次大脳機能系ネットワークの障害では，各感覚系の情報のmismatchが生じ「浮動性めまい」が出現する傾向にある．

2 末梢性・脊髄性の体性感覚系とのネットワーク

視床障害（例えば，視床梗塞や視床出血など）で体性感覚系からの信号が中継核の異常により障害され，前庭神経情報と体性感覚系情報の不一致でのふらつき感，浮動性めまいが出現することは前述した．大脳半球皮質の体性感覚中枢に信号を送る末梢器官である末梢神経や脊髄での主に深部感覚系の障害でふらつき感を生じる．

❶ 末梢神経障害

末梢神経の感覚神経には表在知覚（温度覚，痛覚，触覚）と深部知覚（位置覚，振動覚，関節覚，重量覚）を担う神経が存在するが，末梢神経障害による深部知覚障害が出現すると，立位や歩行時の自らの足底部触覚と床面との接触感覚との異常で自分の足の位置が明らかでなくなり，歩行時のふらつき感，浮動感が出現する．末梢神経炎を起こす糖尿病性ニューロパチーやアミロイドーシス，アルコール性ニューロパチーなどでは感覚神経障害で深部感覚障害が出現し，歩行・体動時の浮動性めまい，ふらつき感が出現する．

❷ 脊髄障害

脊髄後索は深部感覚をつかさどる感覚神経の求心線維が後根から脊髄に入り神経線維束となり上行性線維として走行している脊髄の背面に位置する部分である（図7）．脊髄後索を上行した線維が脳幹，大脳半球内の視床を介して中心後回の体性感覚野に到達して体性感覚として知覚する．この経路のうち後索が障害されても深部感覚障害による平衡機能障害が出現する．脊髄後索が選択的に障害される神経疾患には，フリードライヒ（Friedreich）病，亜急性連合性脊髄変性症，脊髄癆などがあり，深部感覚と平衡感覚異常をきたし後索性失調症状としてのRomberg徴候が陽性となり，歩行時のふらつき，浮動性めまいが生じる．

文献・参考図書

1) Dietrich, M., Brandt, T. : Functional brain imaging of peripheral and central vestibular disorders. Brain, 131 : 2538-2552, 2008
   ↑末梢前庭神経障害患者や中枢性の脳幹・視床・小脳半球障害患者でPETやfMRIを用いてヒトのmulti-sensory vestibular networks（高次大脳機能系ネットワーク）が証明され，平衡機能系神経ネットワークの全容が明らかになりつつある．

2) Luxon, L. M. : The anatomy and physiology of the vestibular system. "Vertigo" (Dix, M. R. & Hood, J. D., eds.), pp.1-36, John Wiley and Sons, Chichester, 1984
   ↑前庭神経系の解剖学と生理学の教科書．

3) Brandt, T., et al. : Vestibular loss causes hippocampal atrophy and impaired spatial memory in humans. Brain, 128 : 2732-2741, 2005
   ↑両側性神経鞘腫による両側前庭神経切除患者において，慢性期に空間的地誌的記憶障害やナビゲーション異常が認められ，また頭部MRIで両側海馬に有意な萎縮が認められた．これらより，前庭神経と海馬の間には空間的地誌的な認知に関係する神経経路が存在することを証明した．

4) 日本めまい平衡医学会「めまいの診断基準化のための資料—1987年めまいの診断基準化委員会答申書—」，前庭神経炎
   http://memai.jp/shindan/shindan-frame.html
   ↑日本めまい平衡医学会から出された前庭神経炎の診断基準．

5) Brandt, T., et al. : Vestibular cortex lesions affect the perception of verticality. Ann Neurol, 35 : 403-413, 1994

　↑サルで証明されている前庭機能中枢は中心溝回の3aV野，中頭頂回の2v野，下頭頂回の7野，頭頂回から島回にかけてのparieto-insular vestibular cortex（PIVC）であるが，ヒトでもBrodmannの3aV野，2v野，7野はサルと同部位であり，サルのPIVCはヒトのparieto-insular cortexに相当する．

6) Oe, H., Kandori, A., Murakami, M., et al. : Prolonged interhemispheric neural conduction time evaluated by auditory-evoked magnetic signal and cognitive deterioration in elderly subjects with unstable gait and dizzy sensation. International Congress Series 1270C, 177-180, 2004

　↑歩行障害と慢性の浮動性めまい症をもつ高齢患者で，記憶を含む知的機能と脳磁計を用いた聴覚誘発磁界反応で大脳半球間伝達時間を計測観察した．その結果，高齢者の慢性の浮動性めまい患者では，知的機能低下が強いほど，大脳半球間神経伝達時間が延長し，浮動性めまいが強いことが明らかとなった．知的機能障害と浮動性めまいは共存することが明らかとなった．

7) Ryan, G. M., Cope, S. : Cervical vertigo. Lancet, 31 (296) : 1355-1358, 1955

　↑頸髄障害例で生じるめまいをcervical vertigo（頸性めまい）として最初に報告．

8) Weeks, R. A., et al. : A PET study of human auditory spatial processing. Neurosci Letters, 262 : 155-158, 1999

　↑ヒトで空間的聴覚刺激を入力しpositron emission tomography（PET）で賦活部位を測定すると，空間的な聴覚信号で両側の頭頂葉下部が賦活部位を認めたが，右側に有意であった．空間的聴覚神経ネットワークは右大脳半球の聴覚中枢から頭頂葉下部にかけて形成されている．

9) Lewald, J., et al. : Vestibular influence on human auditory space perception. J Neurophysiol, 84 : 1107-1111, 2000

　↑Heschl's cortexに存在する聴覚中枢と前庭機能中枢の間でのauditory-vestibular special networksが形成されており，このネットワークで自己の頭や身体が動いていても音の位置を認識できる音の空間認知（auditory special perception）を行っている．

10) Brandt, T., Dieterich, M. : The vestibular cortex. Its locations, functions, and disorders. Ann NY Acad Sci, 871 : 293-312, 1999

　↑右側大脳半球の島皮質の後方から聴覚中枢を含む領域の脳梗塞症例では1週間以内で良くなる回転性めまい，嘔気，歩行障害が認められた．右大脳半球の聴覚中枢41,42野と前庭機能中枢は前庭神経系ネットワークとして関連あり．

11) Bense, S., Deutschlander, A., Stephan, T., et al. : Preserved visual-vestibular interaction in patients with lateral vestibular failure. Neurology, 63 : 122-128, 2004

　↑一側のカロリックテストにて島皮質後方に位置する前庭中枢は両側性に賦活され，同時に両側性後頭葉の視覚野の賦活が抑制される現象を報告．この結果から前庭機能中枢と視覚中枢の間には，reciprocal inhibitory sensorisensory interactionが存在し末梢前庭系からのバランス信号を視覚系信号で調節していると考えられる．

第3章

Expertise
めまいをもっとよく知ろう！

第3章 Expertise　めまいをもっとよく知ろう！

1 「心因性めまい」の鑑別疾患

中尾睦宏

Point

- 心因性めまいを鑑別する第1ステップは，器質的・機能的な身体疾患の除外診断である
- 心因性めまいが疑われた場合，不安・うつ・身体化のいずれの症状が主か鑑別する
- 心身症はストレス性の身体疾患であり，心因性めまいではない
- 心因性めまいと身体疾患は合併することがある
- 身体疾患であっても，心理的要因はめまい症状に影響を及ぼしうる

■ はじめに

　めまいは日常診療でよくみる症状である．例えば大学病院の心療内科では，初診外来患者の約2割（ハーバード大学で19％，東京大学で18％）がめまいを訴えていた[1]．一般的にめまい患者の30〜50％は精神疾患を合併するといわれており，そうした患者をまとめて「心因性めまい」と呼ぶことがある．この「心因性めまい」はさまざまな精神疾患が含まれているので，その鑑別点を簡潔にまとめる．

1 心因性を疑う第一歩

　「心因性めまい」を正式な医学的病名とすべきか否かは議論があるが[2]．実地では以下のように割り切って診療をしたい．まずめまいを引き起こす器質的・機能的疾患がないか身体的精査を行う．この際に**身体的な病因が見つからず，なおかつ精神面の関与が疑われる場合にはじめて心因性めまいを疑う**[3]．

　ここで図1をみてほしい．フローチャートの右側に向かう「検査異常なし」に進むことが心因性めまいの鑑別へとつながっていく．一方，フローチャートの左側に向かう「検査異常あり」の下には心身症が分類されているので，「あれ」と思う方がいるかもしれない．そう，厳密にいえば心身症は心因性めまいでない[4]．**心身症は心因性というよりは身体疾患に病態が近い**（Memo①参照）．例えば過重労働や対人関係の問題など心理社会的ストレスが積み重なって内耳機能や自

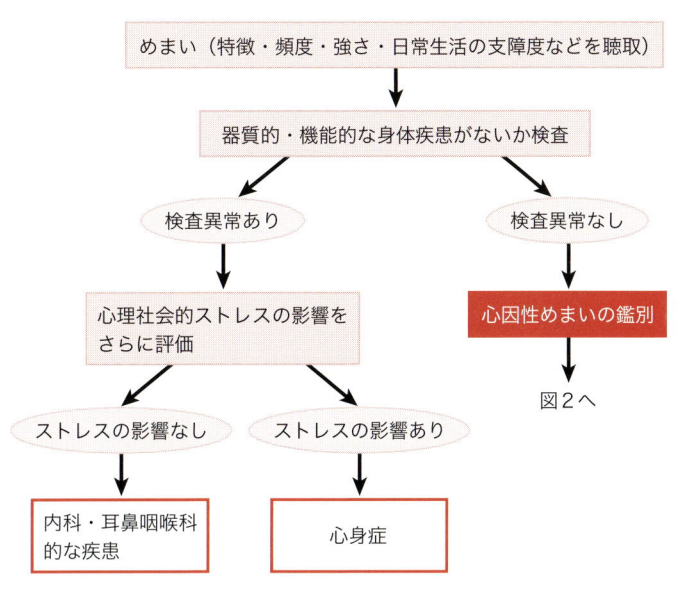

```
                めまい（特徴・頻度・強さ・日常生活の支障度などを聴取）
                                    ↓
                        器質的・機能的な身体疾患がないか検査
                            ↓                       ↓
                        検査異常あり            検査異常なし
                            ↓                       ↓
                    心理社会的ストレスの影響を      心因性めまいの鑑別
                    さらに評価                         ↓
                      ↓           ↓                 図2へ
                ストレスの影響なし  ストレスの影響あり
                      ↓                ↓
                内科・耳鼻咽喉科      心身症
                的な疾患
```

図1　心因性めまいの鑑別フローチャート（その1）

律神経機能などがその調整の限界範囲を超えてめまいを起こした状態を想像してみよう．これが心身症と呼ばれる状態の典型である．

> **MEMO ①　心身症の定義**（日本心身医学会教育研修委員会，1991年）
> 身体疾患のなかで，その発症や経過に心理社会的因子が密接に関与し，器質的ないし機能的障害が認められる病態．ただし，神経症やうつ病など，ほかの精神障害に伴う身体障害は除外する．

2　心身症の理解

　心身症は専門家ですら誤解していることがあるので，もう少し整理しよう．心身医学では**心と身体を結ぶ役割を果たしている中枢神経系と生体機能調整系（自律神経系，内分泌系，免疫系）の働きを重視**している．心理社会的なストレスにさらされ，適応と性格の問題も加わりそのストレス反応に抗しきれなくなると，ホメオスターシス（恒常性）が崩れて機能的・器質的な身体病変を呈する．この状態が心身症と考えられている．

　この心身症の病因を理解するうえで，「**過剰適応**」という概念がキーワードの1つとなる．適応とは「人」と「環境」の組み合わせである．「人」だけが悪い訳でも「環境」だけが悪い訳でもなく，両者のバランスが悪いことが問題となる．ドクター数が不足しているため毎晩のように病院当直を続けた結果，疲れがたまってめまいを訴える若手ドクターがいたとしよう．その

ドクターに対してあなたは「心因性だね」と言えるであろうか？これは心理社会的ストレス（過度な仕事）が原因となった心身症である．

こうした心身症と考えられる症例は，「メニエール症候群（H81.0）」，「良性発作性頭位めまい症（H81.1）」など対応するICD-10のコードがあればその診断名をそのまま用いればよい．特に心理社会的ストレスの関与が強そうなときやリラクセーションや心理療法の効果がありそうなときは「メニエール症候群（心身症）」のように病名の後に括弧付きで心身症と記載すればよい．心療内科の認定医が診療すれば心身医学療法の点数が追加で取れる．対応する病名が見当たらないときは，「めまい（心身症）」と主訴となった身体症状をそのままつけることもできる．

3 心因性めまいの訴え方

さて心因性めまいを疑うときは，患者の訴え方に耳を傾けることが非常に重要となる．めまいには，

・自分の体が動いたり回る感覚（vertigo）
・ふらつきバランスが取れない感覚（disequilibrium）
・気が遠くなる感覚（presyncope）
・クラクラして浮く感覚（dizzinessまたはill-defined light headedness），

など多彩な訴え方がある．1番目の回る感覚は内耳機能の異常，2番目のふらつく感覚は神経内科的な異常を中心に疑い，3番目の気が遠くなる感覚は循環器系の異常，心因性の場合は4番目の浮くような感覚が多いとされている．患者は浮くような感覚を「ふわふわした感じ」とか「地に足がつかない」と訴える．後述のパニック発作や過呼吸発作でもよく認められる訴え方である．しかし，回転性めまいを訴える心因性疾患も多いので，症候のみで決めつけるのは危険である（Tips&Pitfalls①参照）．

Tips & Pitfalls 1

病歴聴取の注意点

病歴聴取の注意点を2つあげる．

1つ目は，めまいらしくないめまい症状に気をつけよう．めまい患者が自分の症状を「頭が軽くなる感じ」とか「立ちくらみがする」などと違った言葉遣いで伝えることがあるので，めまいとは無関係だと誤らないように注意したい．

2つ目は，いかにもめまいらしい非めまい症状に気をつけよう．非めまい患者が目のかすむ感じや頭痛や困惑した状態を表現するため「めまいがする」と訴えることがある．言葉をそのまま受けとめてめまいと判断しないように注意したい[5]．

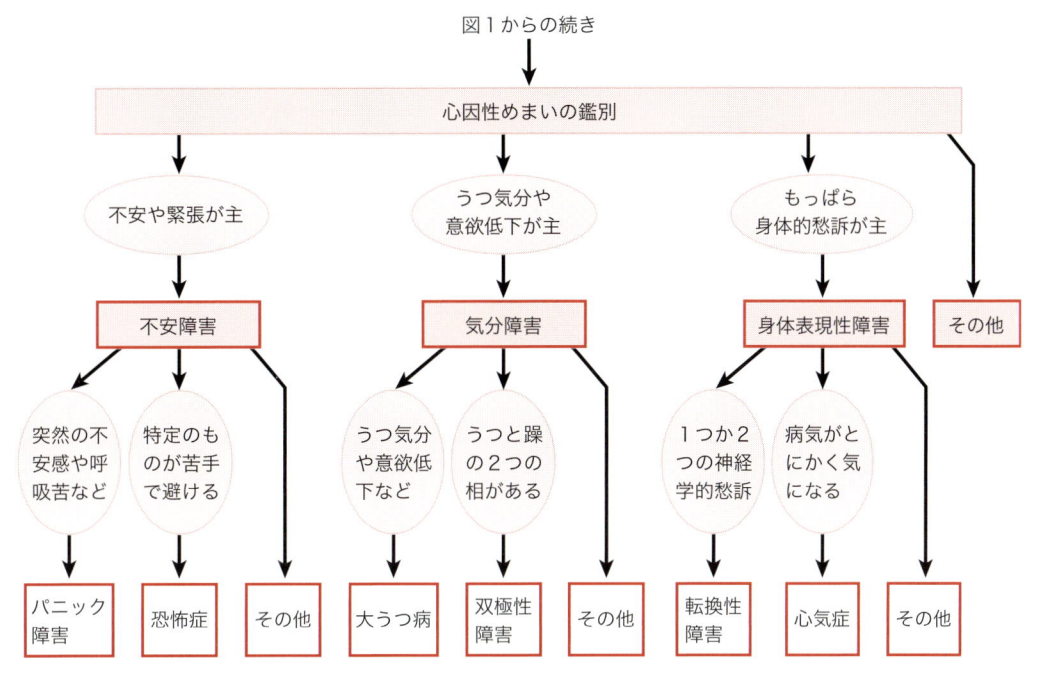

図2 心因性めまいの鑑別フローチャート（その2）

4 心因性めまいと精神疾患

　心因性めまいを鑑別する際におさえたい精神疾患は，**不安障害，気分障害（うつ病），身体表現性障害**の3つである（図2）[3, 6]．他の原因として，神経症，統合失調症，人格異常などもあるが，本稿では削除した．その理由としては，神経症の考え方は解釈が難しいので現在あまり使われないからである．また統合失調症や人格障害（またはパーソナリティ障害）は精神科以外の診療科では対応が難しく，めまい以外の独特な精神症状を示すことがあるので，その治療は専門医に任せる，または相談した方が得策である．

　不安障害，気分障害，身体表現性障害はいずれも複数の疾患単位を有する疾患群であり，不安障害圏（anxiety），うつ病圏（depression），身体化圏（somatization）と言い換えることもできる．各疾患群について解説する．

❶不安障害

　心因性めまいのうち，もっとも多い障害といえる[7]．パニック発作をくり返す「**パニック障害**」，特定の状況で引き起こされる「**恐怖症**」，不安が継続する「**全般性不安障害**」がその代表である．パニック発作とは，動悸，息苦しさ，胸痛といった身体症状が突然始まり，精神的に強い不安感を伴う．その診断基準の1つにめまいがある（表1）[8]．ふらつく感じ，頭が軽くなる感じ，気が遠くなる感じ，と訴えることもある．

表1　パニック発作の診断基準（DSM-Ⅳ-TR）

強い恐怖または不安を感じる時間があり，それははっきりと他と区別できる．そのとき，以下の症状のうち4つ（またはそれ以上）が突然に出現し，10分以内にピークに達する．

① 動悸，心悸亢進，または心拍数の増加
② 発汗
③ 身震いまたは震え
④ 息切れ感または息苦しさ
⑤ 窒息感
⑥ 胸痛または胸部不快感
⑦ 嘔気または腹部不快感
⑧ めまい感，ふらつき感，頭が軽くなる感じ，または気が遠くなる感じ
⑨ 現実感消失または離人症状（自分自身から離れている）
⑩ コントロールを失うことまたは気が狂うことへの恐怖
⑪ 死ぬことへの恐怖
⑫ 異常感覚（感覚麻痺またはうずき感）
⑬ 冷感または温感

文献8を筆者が意訳

表2　大うつ病エピソードの診断基準（DSM-Ⅳ-TR）

①②のどちらかは必須．さらに①〜⑨のうち少なくとも5つ以上の症状が，同時に2週間以上，日常生活に支障が出るほどに満たしていることが必要である．

① 抑うつ気分
② 興味または喜びの著しい減退
③ 著しい体重減少（ときに増加），または食欲不振（ときに増加）
④ 不眠（ときに過眠）
⑤ 焦燥感，または意欲の低下
⑥ 易疲労感，または気力の低下
⑦ 無価値感，または自責感
⑧ 集中力の低下，または決断困難
⑨ 死についてくり返し考える，自殺念慮，または自殺企図

文献8を筆者が意訳

　一方，恐怖症は例えば高所恐怖症など，ある特定の状況で引き起こされる非常に強い不安を特徴とする．こうした苦手な状況があると，それを避けようと普段から気にするので日常的に不安感が高まり，心因性めまいが起きやすくなる．

❷気分障害

　気分障害は，「うつ病性障害（うつ病）」と「双極性障害（躁うつ病）」の2つのタイプがあるが，めまいの鑑別でよく問題となるのはうつ病である．抗うつ薬の添付文書を読むと，適応疾

表3　心気症の診断基準（DSM-IV-TR）

以下の6つの条件をすべて満たすこと．
① 身体症状に対する誤った解釈のため，自分が重篤な病気にかかる恐怖を有する，または病気にかかっているという信念にとらわれている
② そのとらわれは，適切な医学的評価や保証にもかかわらず持続する
③ 項目①であげた思い込みは，（身体型の妄想性障害のような）妄想的な頑固さはなく，（身体醜形障害のような）外見についての心配に限定されていない
④ そのとらわれは，臨床的に著しい苦痛，または社会的・職業的機能などの機能障害を引き起こしている
⑤ 障害の持続期間は6カ月以上である
⑥ そのとらわれは，全般性不安障害，強迫性障害，パニック障害，大うつ病エピソード，分離不安，または他の身体表現性障害ではうまく説明できない

文献8を筆者が意訳．重大な病気にかかっているという心配が過剰である，または不合理であるという洞察ができているかどうかを確認する

患にうつ病またはうつ状態と記されている．うつ病はあくまで疾患であるが，うつ状態とは，死別・離別といった喪失反応，失恋といった一時的な気分の落ち込みなど正常範囲の心理的な状態も含まれる．

大うつ病性エピソードと呼ばれる診断基準を満たせばうつ病のなかでも**大うつ病性障害**（大うつ病）が疑われる（表2）[8]．大うつ病は，抑うつ気分，意欲や興味の減退などの精神症状だけでなく，食欲低下，不眠，疲労感，頭痛，吐き気などさまざまな身体症状を呈する．そのなかで，めまいが初期症状となる大うつ病患者も多い[9]．

❸身体表現性障害

身体表現性障害は，患者が身体的愁訴をひたすら訴えているにもかかわらず，身体的な異常所見が認められない点を特徴とする．意図的な詐病や仮病とは異なる．身体表現性障害のうち，「**転換性障害**」や「**心気症**」にめまいはよく認められる（表3）．他の精神疾患との鑑別は，めまいという身体症状にとらわれて固執し，比較して不安やうつ症状が目立たない点である．例えば，心気症患者のめまいは，症状に対して非現実的で不正確な解釈をしていることが多く，その考えをなかなか修正しない．医学的原因は見出されないにもかかわらず，自分は病気にかかっているというとらわれや恐怖をもち続ける．一般内科受診患者の5％前後は心気症という報告もあるが，実際は10％を超えているともいわれている[3]．

身体表現性障害の患者は，精神医学的治療に抵抗することが多い．内科で検査をくり返し，いわゆる「ドクターショッピング」に走りやすくなる．こうしためまい患者は，耳鼻咽喉科や神経内科などを転々とする．したがって患者の気持ちを受け止め，辛抱強く対応してくれる主治医に出会うことが治療の第一歩になる．まずは，主治医を固定することが大切である[3,9]．その際，自分の病棟・外来だけで対応が大変なときは，精神科や心療内科と併診する機会をうかがいながら診療する．

■おわりに

　本稿ではERドクターや研修医の目線で，心因性めまいについて診療フローチャートを作成しながら鑑別する精神疾患を3つに絞って解説した．これは「心因性」を理解する手助けのためであり，機械的なマニュアル使用はしないでほしい．疾患を身体的側面と心理的側面に線を引いたように分離することは，そもそも不可能だからである．あらゆる疾患は大なり小なり心身相関があり「こころ」と「からだ」は密接につながっている[10]．臨床検査などで異常がなければ，すぐに心因性を疑ってよいという単純なものではない（Tips&Pitfalls [2]参照）．そうした限界点を踏まえながら，この原稿を読んで頂けたらと思う．

Tips & Pitfalls [2]

隠れうつ病

　すい臓がんが当初見つからず，うつ症状のみが出現する「隠れうつ病（masked depression）」という病態は有名である．器質的疾患が見つからない場合であっても，身体症状が頑として存在する場合は，半年後でも1年後でもよいので人間ドック的な定期検査を継続した方が患者・医療者双方にとって安心である．

　また器質的疾患が明らかな場合であっても，薬物療法や生活指導のみを型どおりに行えばよいものでなく，心理的サポートを意識した患者対応が必要なことはいうまでもない．「心因性」のように心理的な原因があるとまで言い切れなくても，心理的な影響がある症例は圧倒的に多いからである．

　さらに身体疾患と精神疾患が別々に発症する併発例もあるので気をつけよう．

文献・参考図書

1) 中尾睦宏，久保木富房：ハーバード大学医学部心身医学研究所の行動医学的ストレスマネージメントプログラムに参加する身体不定愁訴患者の臨床的特徴：東京大学医学部心療内科外来データベースとの比較．行動医学研究，9：1-8，2003
2) Ardic, F. N., et al.: Is psychogenic dizziness the exact diagnosis? Eur Arch Otorhinolaryngol, 263：578-581, 2006
3) 中尾睦宏：心因性めまい－精神医学的な位置づけを含めて．診断と治療，95：1219-1224，2007
4) 岩崎真一：耳鼻咽喉科領域における心因性めまいの診断と治療の実際．分子精神医学，9：78-79，2009
5) 中野弘一：心療内科領域におけるめまい．Current Therapy, 21：1050-1053, 2003
6) 肥塚　泉：耳鼻咽喉科でのこころのケア－私はこうしている：心因性めまい．JOHNS, 25：723-725, 2009
7) 山岡昌之：精神症状としてのめまい．治療，88：1515-1520，2006
8) American Psychiatric Association : Diagnostic and statistical manual of mental disorders, text revision. American Psychiatric Press, Washington D.C., 2000
9) 堀井　新：心因性めまい．MB ENT, 102：74-81, 2009
10) 中尾睦宏：内科医が知っておきたいメンタルヘルスプロブレムへの対応：第10回 心身医学的対応．Medicina, 44：1974-1977, 2007

関連項目

第3章　Pros & Cons～救急医を悩ます問題～①
耳石置換法，Epley法が効かない場合はBPPVではないのか？　▶ p.213

第3章　Pros & Cons～救急医を悩ます問題～②
自律神経機能異常はめまい発症に強くかかわっているか？　▶ p.218

Pros & Cons ①
～救急医を悩ます問題～

耳石置換法，Epley法が効かない場合はBPPVではないのか？

小宮山純

| 関連項目 | 第3章 Expertise 1.「心因性めまい」の鑑別疾患　▶P.206 |

何が問題なのか？

- BPPVとCPPVの鑑別はどのように行うか？
- BPPVに対する耳石置換法の治療成績（改善率とその判定時期）は？
- BPPV難治例の頻度は？

●はじめに

　地域基幹病院を受診するめまい患者のうち，良性発作性頭位めまい症（benign paroxysmal positional vertigo：BPPV）は過半数を占めるのみならず[1]，救急外来を受診する頻度も高い[1]．ことに**水平（外側）半規管型BPPVではわずかな頭の動きで激烈なめまいとなるため急性発症の持続性めまいの病像を呈する**ことがしばしばある[1]．本稿では，BPPVとの鑑別診断が必要な中枢性発作性頭位めまい症（central paroxysmal positional vertigo：CPPV）の症例を呈示するとともにその知識をまとめ，次いでBPPVにおける耳石置換法の治療効果と難治例に関する最近の知見と経験を伝えてゆくこととする．

症例1

頭位めまい症を主徴とした下部小脳梗塞

症　例：10年前から高血圧と糖尿病を治療中の76歳女性

現病歴：めまいの往診依頼で診察した．2日前に朝起床時にファファとしためまい感を生じ，嘔気・嘔吐がみられた．頭痛はなかった．起床・臥床動作でクラクラとして後ろに引っ張られる感じがした．歩行時右に寄った

身体所見：通常の眼球運動検査では明らかな眼振はなく，滑動性眼球運動もsaccadicではなかった．Frenzel眼鏡を装着しても眼振は誘発されなかった．Dix-Hallpike手技では問題ないが，supine roll試験で左く右下頭位への変換操作で方向交代性上向性眼振が出現した．四肢に小脳症状はなく，歩行も開脚ではなかったが，振り向くとクラクラした

> **MEMO ①** 水平半規管型BPPVでは，頭位眼振検査の左右下頭位では眼振が誘発されない場合がある．そのため，仰臥位で正中位から頭を左右下頭位に素早く振るsupine roll試験が施行される．

経　過：以上から，水平半規管型BPPV（右クプラ結石症）と暫定診断し，臥床時の左右への頭振りや健側側臥位維持を行い症状と眼振は軽減したが，改善は不十分で1カ月後も眼振は消失しなかった．頭部MRI上，右に優位の両側下部小脳梗塞であった（図1）．

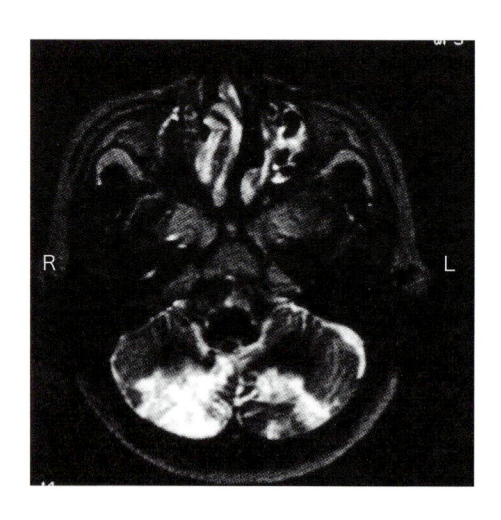

図1　頭位めまい症を主徴とした下部小脳梗塞の頭部MRI（T2強調画像）

❶ BPPVとCPPVの鑑別

1 後下小脳動脈内側枝梗塞による頭位めまい

　　症例として後下小脳動脈（posterior inferior cerebellar artery：PICA）内側枝梗塞による下部小脳梗塞の例をあげた．このタイプは通常急性発症の持続性めまいに分類する[1, 2]が，ときに頭位めまいの訴えとなる．本症は，通常は種々生活習慣病を有する高齢者でめまいに加えて失調性開脚歩行を呈することから総合的に診断される．しかし，**PICA内側枝梗塞例では診察時には眼振も開脚歩行もなく無症候でBPPV寛解後との鑑別診断が画像しか残っていないことがある．**

2 CPPV

　　一方，きわめて稀であるがCPPVとしては小脳第4脳室周囲の腫瘍[3]や小脳小出血[4]が指摘されている．このCPPVはBPPVと類似の症状・眼振を呈することから臨床的鑑別が困難で耳石置換法が無効であることから画像検査で確定される．ちなみに，CPPVを呈した小脳小出

血は全めまい患者（1,332名）中0.6％（8名）で，BPPVが53.7％であるのに対してきわめて稀である[4]．8名中6名では方向交代性上向性眼振（水平半規管型クプラ結石症様），1名で方向交代性下向性眼振（水平半規管型カナル結石症様），1名でDix-Hallpike手技で垂直性・回旋性眼振（後半規管型様）を呈し[4]，**中枢性めまいの特徴としてよくいわれる方向交代性上向性眼振が多い**ことがわかる．

3 方向交代性上向性眼振

方向交代性上向性眼振の強度について，一般に中枢性では高度なものはない．一方，**水平半規管型クプラ結石症の眼振はきわめて強度なものから軽微なものまである**．したがって，眼振の程度が強い場合はBPPVを最初に考えるが，そうでない場合は稀なCPPVも念頭におくことになる．

2 BPPVに対する耳石置換法の治療効果

1 後半規管型BPPV

もっとも信頼性の高いClass Ⅰの研究結果でみてみる[5]．36名の患者に対してEpley法とシャム操作（患側下側臥位5分，以後起座）を行い4週目に判定したところ，Epley法では60％で自覚症状が消失し，88.9％で眼振が陰性化したが，シャム操作ではそれぞれが20％，26.7％であった．もう1つの66名を対象にしたランダム化比較試験・交差研究では，24時間後にEpley法では80％の患者が症状・眼振ともに消失していたのに対して，対照群（健側にEpley法）の改善は10％のみであった．その後，対照群にEpley法を施行したところ，24時間で93％の症状が消失した．4週後に両群の85％は無症状になっていた．

これらの結果から**1回のEpley法では1カ月後も15～40％で症状が残る**ことになる．Semont法に関しても同様の効果が想定される．このことから，1回の耳石置換法操作の結果でBPPVを否定はできないことは容易に理解できる．耳石置換法抵抗例でも，**後半規管型BPPVであればEpley法やSemont法を反復して行うことでほぼ100％治癒可能**と思われ，問題が残る場合は画像検査でCPPVを否定しておくこととなる．

2 水平半規管型BPPV

本病型に関しては，Class Ⅳの研究しかなくLempert法ないしbarbecue roll手技により75％以下の改善率が報告されている[5]．この結果は**水平半規管型に自然寛解が多い**ことと相反するが，**後半規管型のEpley法と比べると耳石置換法の効果は明らかに劣る**．supine roll試験で方向交代性上向性眼振を呈するクプラ結石症ではカナル結石症に比べ治療が困難であるが，めまい・眼振が弱い側を下にする側臥位維持を基本としていくつかの方法を組み合わせると4週後に95.45％が改善したことが報告されている（**図2**）[6]．

```
                    FPP-one (n=22)
        ┌──────────┬──────────┬──────────┐
   1. 寛解      2. カナル結石症   3. 垂直半規管型    4. 不変
    (15)         (1)           (3)           (3)
                  │             │
               Lempert法       Epley法
                  │             │
                  └──────┬──────┘
                      FPP-two
                    ┌────┴────┐
                 4.1 寛解    4.2 不変
                   (2)        (1)
```

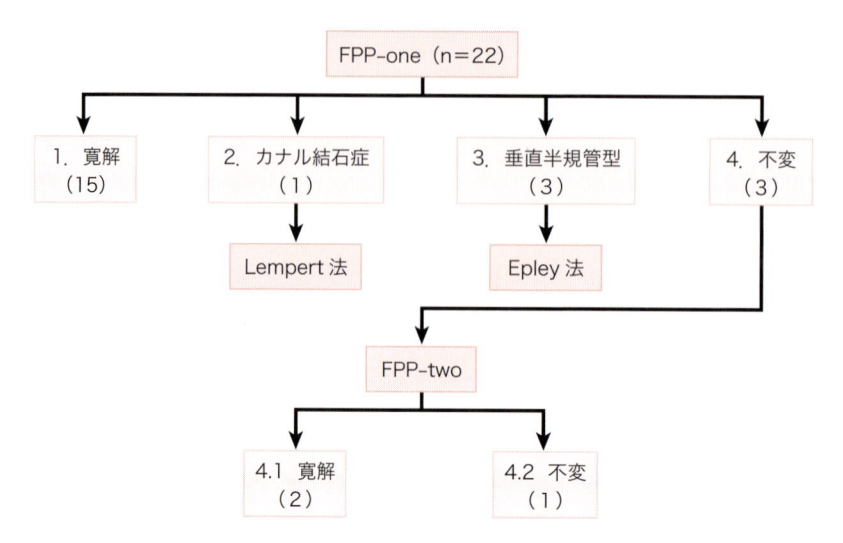

図2　水平半規管型BPPV（クプラ結石症）の治療プロトコール
FPP-one：眼振が弱い側を下にした就寝時強制側臥位保持，FPP-two：眼振が強い側を下

❸ BPPV難治例の頻度

　耳石のゴミ（debris）がクプラに固着する水平半規管型BPPV（クプラ結石症）のごく一部の治療抵抗例やそのほかの病型で耳石置換法により半規管を超えにくい難治例が稀にある．1年間以上眼振が持続したり頻回にめまいを反復した例が全BPPV（495名）の3.6％（18名）にあったことが報告されている[7]．その内訳をみると，後半規管型が4名，水平半規管型カナル結石症2名に対して，水平半規管型クプラ結石症12名であり，CPPVとの要鑑別例のみならずBPPV難治例でもこの病型がもっとも多い．しかし，**BPPVでは半規管と患側の適切な診断と耳石置換法を行うことでほとんどの患者で治癒する**と考えられる[8]し，これまでは実際自験確認例でも全例で回復している．

●おわりに

　頭位眼振例に対する1回の耳石置換法の効果のみで，BPPVかそうでないかを決めることはできない．後半規管型BPPVに対する画期的なEpley法でさえ1回の操作の効果はおよそ80％である．一方，supine roll試験／Dix-Hallpike手技による眼振パターンのみではBPPVと鑑別困難なCPPVがあるものの，きわめて稀である．**CPPVとの鑑別においても難治例でも，方向交代性上向性眼振を呈する場合がもっとも問題となる**ことを確認した．治療抵抗例や通常と異なる症候を呈する場合は念のため後頭蓋窩MRIを行い中枢病変の有無を確認する．

文献・参考図書

1) 小宮山純：救急で受診するめまいの内訳と鑑別診断，地域病院におけるめまい診療の実態．「めまい診療のコツと落とし穴」（髙橋正紘 編），中山書店，pp.16-17, pp.24-25, 2005

　↑地域病院におけるめまい診療の実態について．

2) Baloh, R. W. : Vertigo. Lancet, 352 : 1841-1846, 1998

　↑回転性めまいの発症様式別診断，病態，治療について．

3) Watson, P., et al. : Positional vertigo and nystagmus of central origin. Can J Neurol Sci, 8 (2) : 133-137, 1981

　↑BPPV類似の病態を呈した後頭蓋窩腫瘍と水頭症について．

4) Johkura, K. : Central paroxysmal positional vertigo : Isolated dizziness caused by small cerebellar hemorrhage. Stroke, 38 : e26-e27, 2007

　↑CPPVを呈した小脳小出血の病態と頻度（8名／全めまい患者1,332名）．

5) Fife, T. D., et al. : Practice parameter : Therapies for benign paroxysmal positional vertigo (an evidence-based review). Report of the quality standards subcommittee of the American Academy of Neurology. Neurology, 70 (Part 1 of 2) : 2067-2074, 2008

　↑BPPV治療に関するエビデンスとアドバイス．

6) Soledad, M., et al. : Bedside therapeutic experiences with horizontal benign paroxysmal positional vertigo (cupulolithiasis). Acta Otolaryngol, 129 : 1217-1221, 2009

　↑水辺半規管型クプラ結石症に対する治療経験．

7) Horii, A., et al. : Intractable benign paroxysmal positioning vertigo : Long-term follow-up and inner ear abnormality detected by three-dimensional magnetic resonance imaging. Otol Neurotol, 31 : 250-255, 2010

　↑難治例の頻度と三次元MRIによる三半規管の形態に関して．

8) Epley, J. M. : The ideal management of BPPV and variants. 「第4回愛知耳鼻咽喉科フォーラム抄録」, pp.4-10, 2000

　↑Dr. Epleyの来日記念講演会から．

Pros & Cons 〜救急医を悩ます問題〜 ②

自律神経機能異常はめまい発症に強くかかわっているか？

武田憲昭

関連項目 第3章 Expertise 1.「心因性めまい」の鑑別疾患 ▶P.206

何が問題なのか？
- めまい患者の自律神経機能異常とは？
- めまい患者の椎骨動脈血流異常とは？
- なぜ循環改善薬がめまいに有効か？

●はじめに

めまいの発症に自律神経機能の異常が関与していることが，以前より推定されてきた[1,2]．最近の自律神経機能検査の発展により，めまい患者の自律神経機能異常が明らかになってきた．本稿では，われわれが行ってきた研究を中心に，めまい患者の交感神経と副交感神経の機能異常について解説し，自律神経機能の異常がどのようにめまいを発症させるかについてのわれわれの仮説[3〜5]を紹介する．

① めまい患者の全身的な自律神経機能異常

心拍変動のスペクトル分析法は，非侵襲的に動脈圧を連続的に測定して心拍変動（R-R間隔）のスペクトル分析を行い，P2成分を交感神経機能の指標，P3成分を副交感神経機能の指標として評価する自律神経機能検査法である．メニエール病患者と平衡機能検査を行っても確定診断が得られないめまい患者を対象として，心拍変動のスペクトル分析法を用いて全身的な自律神経機能を評価した[6]．その結果，めまい患者およびメニエール病患者では，健常成人と比べて安静臥位における副交感神経機能（P3成分）が有意に低下していたが，交感神経機能（P2成分）には差を認めなかった．

受動的な立位負荷は，交感神経を刺激するストレス負荷の一種である．健常成人では，受動的立位負荷を与えると交感神経機能（P2成分）が有意に亢進し，副交感神経機能（P3成分）が有意に低下する．しかし，めまい患者およびメニエール病患者は，立位負荷による副交感神経機能の有意な低下を認めたが，交感神経機能の亢進は認められなかった．めまい患者では，健

常人と比べてストレスに対する交感神経機能の反応性が低下していると考えられた．山田らも心拍変動のスペクトル分析法を用いて，メニエール病患者のめまいの発作期に立位負荷に対する交感神経機能の反応性の低下を報告している[7]．

精神的，肉体的ストレスが，めまいの発症の誘因になることが報告されてきた[8]．また，めまい患者は神経症的な性格をもつことが多く，めまいそのものがストレスになり，さらにめまいを誘発する可能性が考えられている[9]．このように，めまい患者は常にストレスにさらされた状態にあることから，安静時の副交感神経機能が低下し，一方，ストレス刺激による交感神経機能の亢進がくり返されるために刺激に対する順応が起こり，**交感神経機能の反応性が低下**したものと推定される．

❷ めまい患者の交感神経機能の左右差

めまい患者の交感神経機能の左右差について，氷水負荷後の手掌皮膚温の回復をサーモグラフで連続的に測定して評価した[10]．健常成人では，氷水に両手を30秒間浸した後の手掌の皮膚温度の回復に，左右差はほとんど認められない．しかし，メニエール病患者では，めまいの発作期に氷水負荷後の手掌皮膚温の回復に左右差を認める頻度が有意に高かったが，この左右差の頻度はめまいの間欠期には低下していた．手掌皮膚温は動静脈吻合の血流を調節する交感神経によりコントロールを受けていることから，めまい発作期には**交感神経機能の左右差**が存在し，めまいの発症に関与していると推定される．上村らも瞳孔のメサコリンテストを用いて，メニエール病患者の患側の自律神経機能異常を報告している[11]．山田らも心拍変動のスペクトル分析法を用いて，メニエール病患者のめまいの発作期の交感神経機能低下を報告している[7]．

❸ めまい患者の椎骨動脈血流の左右差

内耳血流は椎骨動脈から供給されており，椎骨動脈は主として交感神経によりコントロールを受けている．そこで，心拍変動のスペクトル分析法で認められためまい患者の立位負荷による交感神経機能の反応性の低下や氷水負荷後の手掌皮膚温の回復から認められた交感神経機能の左右差が，交感神経の支配を受ける椎骨動脈血流にどのような影響を与えるかについて，超音波ドプラー法で評価した[12]．安静時の椎骨動脈血流はめまい患者と健常成人との間に差を認めなかったが，めまい患者では安静時の椎骨動脈血流の左右差が健常成人と比べ有意に大きかった．また，めまい患者では受動的立位負荷により椎骨動脈の血流が低下し，同時に椎骨動脈血流の左右差がさらに増大した．一方，健常成人では受動的立位負荷を与えても椎骨動脈の自動調節機能により椎骨動脈血流は変化せず，椎骨動脈血流の左右差の増大も認めなかった．さらに，メニエール病患者では，めまいの発作期に椎骨動脈血流の左右差が有意に増大していた．

以上の結果から，めまい患者で認められる交感神経機能の左右差が，椎骨動脈血流の左右差を引き起こし，めまいを発症させる可能性が考えられた．動物実験では，モルモットの一側の上頸部交感神経節を電気刺激すると，前庭動眼反射により誘発される眼振の方向優位性が出現することが報告されている[13]．眼振の方向優位性は潜在的な自発眼振であることから，交感神

図1 めまいの発症機序としての交感神経機能・椎骨動脈血流仮説

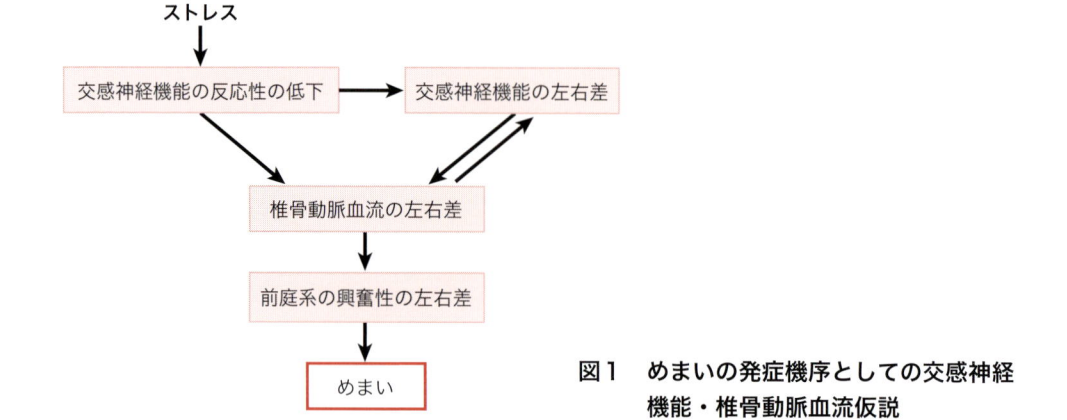

経機能の左右差がめまいを誘発する可能性が示唆される．内耳血流は椎骨動脈から供給されていることから，**交感神経機能の左右差に基づく椎骨動脈血流の左右差が，左右の前庭系の興奮性の違いを引き起こし，めまいが発症する可能性**が考えられた．

❹ めまいの発症機序としての交感神経機能・椎骨動脈血流仮説

われわれのめまい患者の自律神経機能に関する一連の研究から，以下のようなsympatho-vascular mechanisms of vertigo仮説（交感神経機能・椎骨動脈血流仮説）を提案している[14]（図1）．めまい患者では，安静時の副交感神経機能が低下しており，ストレスに対する交感神経の反応性が低下している．めまい患者は神経症的な性格をもち，常にストレスにさらされた状態にあることから，交感神経がくり返し刺激されて副交感神経機能が低下すると同時に，刺激に対する順応のために交感神経の反応性の低下が生じると考えられる．また，めまい患者には交感神経機能の左右差が認められ，特にめまいの発作期に左右差が著明であった．さらに，めまい患者では椎骨動脈血流の左右差が認められ，特にめまい発作期に左右差が著明であった．めまい患者に存在する交感神経機能の左右差やストレスに対する交感神経の反応性の低下は，交感神経の支配を受ける椎骨動脈の血流の左右差を引き起こし，内耳血流を介して左右の前庭系の興奮性の違いが生じ，めまいが発症すると考えている．なお，交感神経機能の左右差はストレスによる交感神経機能の反応性の低下によって起こっている可能性もあるが，動物実験からは，椎骨動脈血流の左右差による脳幹血流の左右差が交感神経機能の左右差を引き起こす可能性も示唆されている[15]．

❺ めまいの発症に自律神経機能異常が関与しているめまい患者の治療

めまい患者に認められる自律神経機能異常は，平衡機能検査を行っても確定診断が得られないめまい症患者だけでなく，メニエール病などの原因不明のめまい疾患の患者にも認められ，

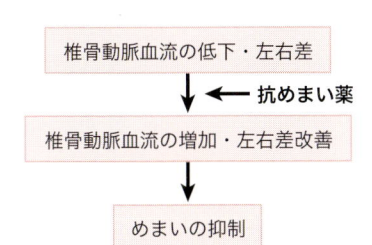

図2 抗めまい薬の作用機序についての仮説

　めまいの発症に深く関与していると考えられる．しかし，いわゆる自律神経調節薬では，めまい患者の自律神経機能異常を是正することは困難である．
　厚生労働省研究班による調査では，メニエール病患者の60％以上が発症にストレスが関係していると自覚しており，ストレスのなかでも，特に精神的・肉体的疲労や睡眠不足がめまい発作の誘引と回答していた．メニエール病患者は性格的に几帳面で神経質な人が多く，嫌なことでも我慢し親や上司の期待に沿うといった行動特性がある．ところが，このような患者の我慢や奉仕の行動特性が周りの感謝や高い評価などで代償されない場合，溜まったストレスがメニエール病患者に認められる自律神経機能異常を引き起こしていると考えられている．これはめまい症患者においても同様である．しかし，原因となるストレス源は家庭や職場の環境に関係していることが多く，これを取り除くことは容易ではない．そこで，ストレス源より離れる目的で患者に趣味やスポーツなどの楽しみの時間をもったり，睡眠時間を十分に確保するように生活指導することは，めまいの発症に自律神経機能異常が関与していると考えられるめまい患者の治療に重要である[16]．
　抗めまい薬はめまいの急性期や亜急性期に用いられ，めまいの自覚症状を抑制する薬物である．抗めまい薬のうち，ベタヒスチン（メリスロン®）は脳および内耳血流増加作用をもつ薬物であり，ジフェニドール（セファドール®）は椎骨動脈血流増加作用をもつ薬物である．アデノシン3リン酸（アデホス®）も脳をはじめ，内耳，心臓，胃などさまざまな臓器の血流を増加させる薬物であり，椎骨動脈血流増加作用も報告されている．このことから，**抗めまい薬は椎骨動脈血流の改善，特にその左右差の改善によりめまいを抑制している可能性**が考えられる（図2）[17]．さらに，抗めまい薬は疾患によらず効果があることから，ストレスによる自律神経機能異常から引き起こされる椎骨動脈血流の左右差と，その結果，生じる左右の前庭系の興奮性の違いは，めまい症やメニエール病患者だけでなく，めまい患者に共通しためまい発症の機序である可能性が示唆される．

文献・参考図書

1) Pappas, D. G., et al. : Dizziness and the autonomic dysfunction syndrome. Otolaryngol Head Neck Surg, 94：186-194, 1986
2) Pappas, D. G. : Autonomic related vertigo. Laryngoscope, 113：1658-1671, 2003
3) 松永　亨：めまいの発症機序：自律神経系の関与について．第84回日本耳鼻咽喉科学会総会宿題報告，大阪大学耳鼻咽喉科学教室，大阪，1983
4) 松永　亨：メニエール病の自律神経機能補遺．耳展，37：505-512, 1994

5) Takeda, N. : Autonomic dysfunction in patients with vertigo. JMAJ, 49 : 153-157, 2006

6) 川嵜良明：めまい患者の自律神経機能：心拍変動のスペクトル分析を用いて．日耳鼻, 96 : 444-456, 1993

7) Yamda, M., et al. : Autonomic nervous functions in patients with Meniere's disease evaluated by power spectral analysis of heart rate variability. Auris Nasus Larynx, 26 : 419-426, 1999

8) Hallam, R. S., Stephens, S. D. : Vestibular disorder and emotional distress. J Psychosom Res, 29 : 407-413, 1985

9) Yardley, L., et al. : A longitudinal study of symptoms, anxiety and subjective well-being in patients with vertigo. Clin Otolaryngol Allied Sci, 19 : 109-116, 1994

10) 荻野　仁，田中美由起，松永　亨：めまい患者の自律神経機能：特にメニエール病における左右差について．耳鼻臨床，補8 : 191-200, 1986

11) Uemura, T., et al. : Autonomic dysfunction on the affected side in Meniere's disease. Acta Otolaryngol, 89 : 109-117, 1980

12) 田矢直三：めまい患者の椎骨動脈血流：体位変化と寒冷昇圧試験による変化．大阪大学医学誌，45 : 63-73, 1993

13) 山本好一，松永　亨，久保　武：上頸部交感神経節刺激と眼振方向優位性．耳鼻臨床，76：増4 : 2317-2323, 1983

14) Matsunaga, T., et al. : sympatho-vascular mechanism of vertigo attack Meniere's disease. Meniere's Disease : Perspectives in the 90's (Fillipo, R., Barbara, M., eds.), Kulger Publications, pp.77-80, 1994

15) Yamamoto, K., et al. : Vagal and sympathetic nerve activities influenced by posterior cerebral circulation in rabbits. Acta Otolaryngol, Suppl, 506 : 30-33, 1993

16) 大貫純一 ほか：メニエール病に対する生活指導の効果．Equilibrium Res, 63 : 149-154, 2004

17) 武田憲昭：抗めまい薬の作用メカニズム．Equilibrium Res, 59 : 93-102, 2000

第3章 Expertise めまいをもっとよく知ろう！

椎骨脳底動脈循環不全（VBI）とTIAとしてのめまい

荒川千晶, 髙木 誠

Point

- VBIと末梢性めまいとの鑑別はどのように行うのか？
- VBIの診断に至るまでの検査の組み立てはどうすればよいか？
- VBIに対し救急診療で行うことのできる対処は？

■はじめに

　めまいの原因の多くは末梢性であり，特に短時間のめまいでは末梢性の可能性が強く疑われることとなる．しかし，椎骨脳底動脈循環不全（vertebrobasilar insufficiency：VBI）や一過性脳虚血発作（transient ischemic attack：TIA）は短時間の中枢性めまいを引き起こす疾患である．VBIはその定義が明瞭に確立されておらず，その病態にも議論のあるところではあるが，VBIは椎骨動脈系のTIAと考えることが妥当と思われ，早期の診断・治療が重要と思われる．VBIと末梢性めまいの鑑別は困難なことも多く，本稿ではどのような症例に遭遇した際にVBIを疑うべきかを解説する．

症例1

VBIの1例

症　例：56歳男性

現病歴：6カ月程度前より，首を左に向けて振り向こうとすると回転性のめまいが出現することがたびたび認められていた．めまいの持続時間は2～3分で，嘔気を伴うこともあったが，安静にしていると改善した．めまいが生じている際に，麻痺や感覚障害，構音障害，視覚障害などは認めなかった．1週間前よりめまいの頻度が多くなってきたため受診となった

既往歴：高血圧，脂質異常症を10年以上前より指摘されていたが放置していた

来院時所見：当院来院時にはめまいは消失しており，バイタルサインは血圧158/90 mmHg，脈拍80回/整，一般身体所見上特記すべき所見なく，神経学的所見にても眼振や失調所見を含

め異常を認めなかった．しかし，右後方に頸部を回転させるとめまいが誘発されたが，頸部を戻すとめまいは1〜2分で消失した

頭部CT：明らかな異常を認めず

頭部MRI（図1）：拡散強調画像にて新鮮梗塞は認めず．T2強調画像にて皮質下白質に陳旧性梗塞の散在あり．MRAにて左椎骨動脈の狭窄を認める

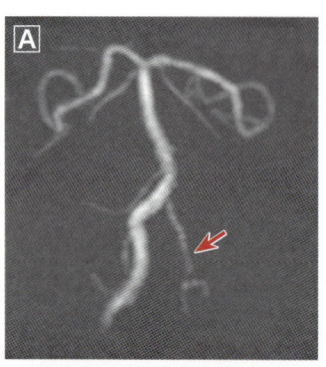

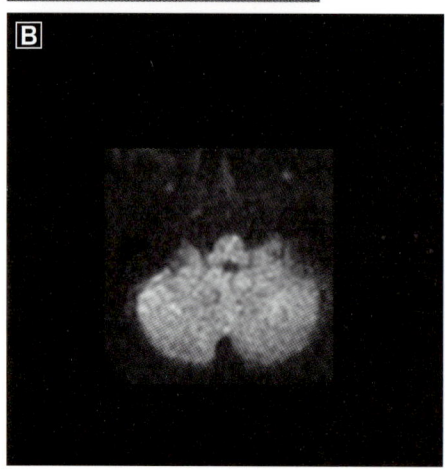

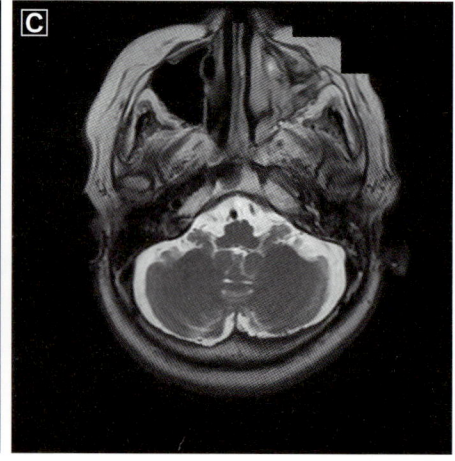

図1　症例1：頭部MRI像
A）MRAにて左椎骨動脈の狭窄を認める．B）拡散強調画像にて脳幹・小脳に新鮮梗塞は認めない．
C）T2強調画像にて脳幹・小脳に陳旧性病変は認めない

1 VBIと末梢性めまいとの鑑別

❶VBIとは何か？ TIAとVBIはどう異なるのか？

1）VBIの定義

椎骨動脈および脳底動脈は主に脳幹や小脳を栄養する血管であり，これらの血管の血流が減少すればめまいが引き起こされる．一過性に椎骨動脈や脳底動脈の血流が減少することでめまいが生じた状態がVBIと一般的には考えられている．VBIによるめまいは数十秒〜数十分でおさまることが多い．

VBIの病態や定義に関しては専門家の間でも必ずしもコンセンサスがあるわけではなく，さまざまな解釈がなされている実態があるが，**椎骨脳底動脈系のTIAと同義と考えるのが妥当である**．一般的にはVBIの症状はめまいが主体と考えられているが，**めまいが伴っていなくても椎骨脳底動脈系の灌流領域に合致する症状があればVBIとしてよい**．

2）VBIの原因

VBIの原因としてもっとも重要なのは動脈硬化による椎骨脳底動脈系の狭窄であるが，椎骨動脈に関してはそのバリエーションが豊富であり，先天的な椎骨動脈の低形成と狭窄を鑑別することが重要である．また動脈硬化のみならず，心房細動などを原因とする塞栓症もVBIの一因として忘れてはならないため，疑われる症例においては塞栓源の検索も必要となる．稀ではあるが椎骨動脈解離などに伴う血管狭窄が誘因となることもあるため，頭頸部の外傷歴やカイロプラクティックの既往などについて問診を行うことも大切である[1]．

また，椎骨動脈は頸椎の内部を走行しているため，首を回したり，上を向いたり，床を見たりする際に血流障害が生じやすく，症状が誘発されることもある．本症例では左椎骨動脈狭窄に加え，頸部の右方向への回転による右椎骨動脈の閉塞（C1-2部）により脳幹，小脳への虚血を誘発したものと考えられた．

3）VBIの症状

めまいとともに椎骨動脈や脳底動脈の支配領域である脳症状として，**視覚障害，複視，構音障害，感覚障害，失調，意識障害（気が遠くなる感じ）などを伴うことがある**．嘔気，嘔吐が随伴することは比較的多い．

VBIでは蝸牛症状の随伴やめまいの単独症状は少ないとされているが，椎骨脳底動脈系では前下小脳動脈が蝸牛や末梢前庭への血流を供給しているため，前下小脳動脈への虚血が生じると突発性の難聴や末梢性めまいと同様の症状を生じることもある．このため**特に高齢者で動脈硬化の危険因子を有している症例では，突発性難聴や急性の回転性めまいが椎骨脳底動脈系のTIAの可能性もあるので注意が必要である**．

本症例では首を回転させる際に生じる短時間の回転性めまいを呈しており，嘔気を伴っているが，蝸牛症状や他の神経学的症状の随伴は認めなかった．

❷ 末梢性めまいとVBIの鑑別法は？

臨床現場で遭遇するめまいは末梢性めまいであることが圧倒的に多い．末梢性めまいのなかでも，①良性発作性頭位めまい症（BPPV），②メニエール病，③前庭神経炎の症例を経験することが多く，これらの疾患とVBIの鑑別は重要である．

VBIによるめまいは数十秒〜数十分以内の持続であることが多いとされるのに対し，BPPVは数十秒以内，メニエール病は数時間以内，前庭神経炎は数時間〜数日にわたり持続することが多い．

メニエール病は耳鳴や難聴といった蝸牛症状を伴うが，BPPV，前庭神経炎では蝸牛症状は伴わない．VBIも蝸牛症状を伴うことは少ないため，この点でメニエール病との鑑別は可能なことが多い．また視覚障害，複視，構音障害，感覚障害，失調，意識障害などの神経症状は末梢性めまいでは認められることはないため，これらの症状が随伴する際にはVBIを念頭におか

表　VBIと末梢性めまいの鑑別

	VBI	BPPV	メニエール病	前庭神経炎
めまいの持続時間	数十秒〜数十分	数十秒	数分〜数時間	数時間〜数日
蝸牛症状の随伴	伴わないことが多い	伴わない	伴う	伴わない
神経症状の随伴	伴うことあり	伴わない	伴わない	伴わない
嘔気・嘔吐の随伴	伴うことあり	伴うことあり	伴うことあり	伴うことあり
誘発因子	頭位変換	頭位変換	—	—

VBI：椎骨脳底動脈循環不全，BPPV：良性発作性頭位めまい症

なければならない．

　頭位変換にて誘発されるめまいとしてはBPPVがあるが，VBIも頭位や頸部回転にて誘発されることがある．しかし，メニエール病や前庭神経炎では安静時にもめまいがあることが多いが，体動にて増悪することも多いという認識は重要である（表）．

　本症例では振り向いた際の2〜3分間のめまいであり，嘔気以外の随伴症状は認めなかった．蝸牛症状がないことからメニエール病は考えにくく，2〜3分間のめまいということから前庭神経炎も否定的である．BPPVとしてはめまいの持続時間が長めではあるが，首を振り向いた際のめまいということからは，もっとも鑑別が必要な疾患と考えられた．

　BPPVとVBIの鑑別方法として眼振の診察も一助となる．BPPVではDix-Hallpike法などの方法による眼振の出現パターンにて診断に結びつけることもできるが，VBIでは特徴的な眼振のパターンはない．実際にはBPPVとVBIの鑑別を確実に行うことは困難であることから，VBIが疑われるような症例であれば後述するような検査を行うことが必要と考えられる．

2 VBIの診断に至るまでの検査の組み立て

❶頭部CTは必要か？

　めまい症例の救急現場では頭部CTを撮影することは多い．頭部CTを撮影する目的は脳出血，脳梗塞などの脳血管障害をはじめとする中枢性めまいの可能性を鑑別することになる．脳出血は頭部CTで容易に鑑別できるが，発症早期の脳梗塞が頭部CTで判別困難なことは周知の通りである．

　VBIの診断に関しては頭部CTの有用性はきわめて低い．椎骨動脈・脳底動脈の石灰化などの動脈硬化性病変が検出できることはあるが，実際の椎骨動脈径や狭窄の有無などは判定はできない．

　しかし，造影剤を用いた3D-CTAを行うことで椎骨動脈・脳底動脈の情報をより詳細に検討することはできるが，造影剤を使用することや被爆の問題などからはMRI／MRAを先行することが多い．

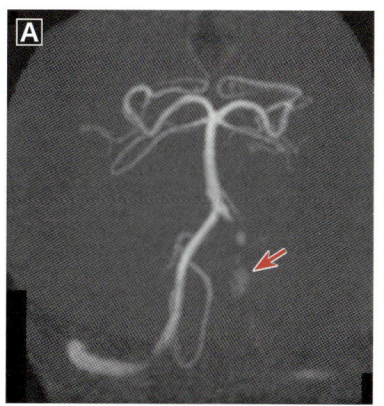

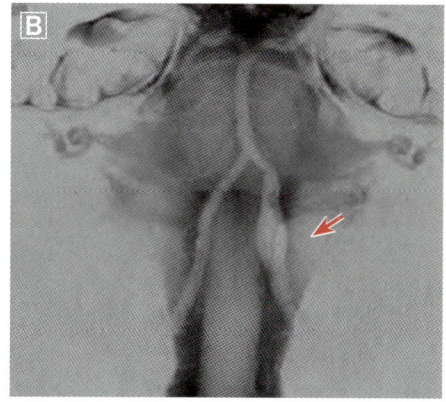

図2 BPASが椎骨動脈瘤の診断に有用であった1例
A）MRAでは左椎骨動脈は全体的に描出不良であり，部分的に拡張した部位（→）を認める．椎骨動脈解離として矛盾しない所見である．
B）左椎骨動脈はBPASでは紡錘状に拡張を認め（→），椎骨動脈瘤を形成している所見である．MRAでは認識できない椎骨動脈の外観が明瞭となる

❷頭部MRIの有用性

　VBIの診断における頭部MRIの有用性は大きい．VBIでは脳実質内に新鮮梗塞を認めることはないが，MRAにより椎骨動脈・脳底動脈の評価を行うことが可能である．椎骨動脈狭窄を有している症例や椎骨動脈の先天的な左右差がある症例なども検出が可能であるし，椎骨動脈解離の症例ではintramural hematomaやpearl and string signなどの特徴的な画像を呈することもある．

　また近年ではBPAS（basi-parallel anatomic scanning）という撮影法も使用されることが多い．**この撮影法は椎骨動脈の外観を映し出す画像であり，通常のMRAと対比させることにより，特に椎骨動脈解離や椎骨動脈低形成などの症例で有用性がある**（図2）．

　通常のMRAは頭蓋内血管のみ撮影されることが多いが，頸部MRAを追加することにより大動脈弓部から末梢血管の状態をすべて把握することも可能である．

　本症例でもMRAにて左椎骨動脈の狭窄性病変が認められた．

❸頸動脈エコーの有用性

　MRIが有用な検査であることは疑いないが，MRIが緊急で施行できる施設が少ないことも現状である．このような際に頸動脈エコーにて得られる情報が有用であることも多い．

　頸動脈エコーでは椎骨動脈の起始部付近の限られた領域の観察しかできないが，椎骨動脈径や椎骨動脈血流速度を評価することが可能であり，狭窄性病変の有無の判定が可能なことも多い．

　また，めまいを生じるような頸部の回転を加えた状態で，椎骨動脈の血流速度の変化を検査することも可能な場合がある．

❹ 脳血管造影の必要性

　MRIや3D-CTAが発達してきた現在では，脳血管造影まで施行することは少なくなってきている．しかし，脳血管造影が椎骨動脈・脳底動脈の状態を把握するのにもっとも確実な検査であることは疑いない．

　特にめまいが誘発される姿勢をとって，その際の椎骨動脈撮影で血流の遅延や途絶を認めればVBIの診断根拠となる．

　めまい発作が頻発する症例や，椎骨動脈狭窄などに対して血管内治療を考慮する症例に関しては，脳血管造影を行い正確な把握をする必要があると考えられる．

3 VBIに対し救急診療で行うことのできる対処

　VBIは椎骨動脈領域のTIAと考える必要があり早急な対応が必要である．緊急でMRIなどの精査が可能である施設であれば，MRIは可及的すみやかに行うべきであるし，緊急での精査が困難である場合は，脳梗塞を発症する危険性もあるため原則として入院による精査をするべきと考える．

　動脈硬化による椎骨動脈狭窄があれば，抗血小板薬（アスピリン，クロピドグレルなど）の投与を開始するとともに，高血圧，糖尿病，脂質異常症の有無を確認し，それぞれに対する治療を開始することが必要である．喫煙者である場合は禁煙を指示することはいうまでもない．

　緊急で行うことは少ないと思われるが，椎骨動脈の狭窄部位や程度によっては，血管内治療などの侵襲的治療も考慮に入れる必要があると思われる．しかし，その有用性は明確に証明されていない[2,3]．

　椎骨動脈を圧迫するような特定の体位で引き起こされるようになる症例では，まずはそのような体位をとらないように指導することも必要である．

　本症例も入院後に抗血小板薬を開始するとともに，放置されていた高血圧および脂質異常症の治療を開始した．

■ おわりに

　VBIはその可能性を念頭においておかないと見逃されやすい疾患であるが，緊急にて対処をしないと脳梗塞に発展する可能性もある危険な病態である．特にBPPVと類似した症状をとることも多く，見逃されることも少なくないが，もっとも鑑別が重要な疾患である．特に動脈硬化危険因子を有している高齢者では，VBIを発症する可能性は高いため，VBIを疑う症状や所見がある症例であればMRIをはじめとした精査を行わなければならない．

文献・参考図書

1) Savitz, S. I. & Caplan, L. R.：Vertebrobasilar disease. NEJM, 352：2618-2628, 2005
    ↑VBIの成因, 治療についての総説.

2) Cloud, G.C., Markus, H. S.：Diagnosis and management of vertebral artery stenosis. Q J Med, 96：27-34, 2003
    ↑椎骨脳底動脈の解剖などがまとまっている.

3) Eberhardt, O., et al.：Stenting of vertebrobasilar arteries in symptomatic atherosclerotic disease and acute occlusion：case series and review of the literature. J Vasc Surg, 43 (6)：1145-1154, 2006
    ↑椎骨脳底動脈狭窄に対する血管内治療について.

4) Kim, J. S., et al.：Inner ear dysfunction due to vertebrobasilar ischemic stroke. Seminars in Neurology, 29 (5)：534-540, 2009
    ↑前下小脳動脈領域の虚血による症状について記載が詳しい.

関連項目

第3章 Pros & Cons ～救急医を悩ます問題～ ③
前庭性てんかんとは何か？ ▶p.230

Pros & Cons ~救急医を悩ます問題~ ③

前庭性てんかんとは何か？

寺本　純

関連項目 第3章 Expertise 2. 椎骨脳底動脈循環不全（VBI）とTIAとしてのめまい ▶ P.223

何が問題なのか？
- 前庭性てんかんとは何か？
- てんかん類似機序でめまいが現れる根拠は？
- 所見の把握術など診断的アプローチは？
- どんな治療法が適切で予後はどうなるか？

●はじめに

　発作性にめまいをくり返す症状を前庭性てんかんと呼称することがあるが，これは**前庭機能における発作でめまいを中心とした病態**であることはその名称から容易に読み取れるが，てんかん学の分類に組み込まれていないことなどもあって，現実的にはわが国でこの病名に関してはあまり明確に確立されているとはいえない．

　しかし一方で，病態生理学的にはてんかん機序と同質と考えられるめまい発作を呈する患者が存在することは明らかでありその命名の適否とは別に，一群の患者が存在することを確認しておく必要があるだろう．

① 位置づけに関する基礎知識

　現在のてんかん学における診断の根拠は，意識消失，けいれんなどの臨床症状を基本としている．したがって『前庭性てんかん』は明らかに臨床像のうえでは，てんかん学でいうところの『てんかん』には当たらない．

　これに対し，成因論的に考えてみると，詳細な点では不明な点も多く存在するが，基本的には特定の神経細胞の異常興奮が惹起され，それが伝播して多数の神経細胞の異常興奮を惹起させることによって，臨床像を形成するということに異論はないだろう．

　これらの根拠で，成因論的な神経細胞の異常興奮をきたす病態のうちの，一部特定の臨床症状を示す群のみが臨床医学的にはてんかんと呼ばれていると理解される．

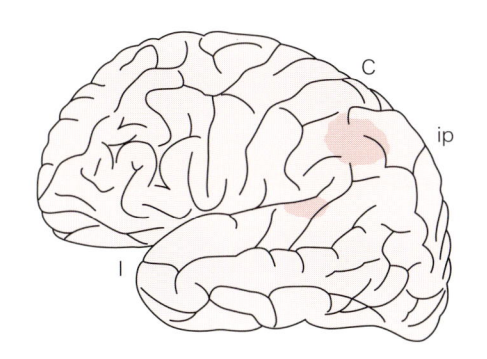

図　前庭皮質領野の模式図
色の濃い部分が前庭皮質領野．
内頭頂溝（Foerster, 1936），上側頭回（Penfield & Jasper, 1954）あるいは中心後回（Fredrickson, et al., 1968）などが推定されている．
C：中心溝，ip：内頭頂溝，l：Sylvus溝．
文献1より引用

したがって，疾患概念がまだ明確化されておらず，『てんかん性頭痛』『自律神経性てんかん』といった臨床的な疾患単位としては確立されていないが，てんかんと類似の発生機序を考慮する必要性があるかもしれない臨床症状をきたす群と同列に『前庭性てんかん』は位置づけながら，さらに詳細について追求していく必要性があるものと考えられる．

❷ 前庭性てんかんと臨床診断するめまいとは

　前庭性てんかんと考えられる病態は，図に示すような**前庭中枢**[1]の変化に基づくものであると考えられている．もしこの部分にて，神経細胞の異常興奮が生じたならば，当該皮質の元来の支配作用である平衡機能に乱れが生じることから，めまいという形での臨床症状によって表現されると考えられるからである．

　もちろん通常のてんかんがそうであるように，器質的疾患の既往例が少なくないことなどから病巣は推定できたとしても，たいていの場合は，MRIなどの画像で視覚的に捉えられる病変でない点が共通であり，事実，前庭性てんかんと診断される症例でもその点は同じである．

　前庭性てんかんの臨床症状は，突然発症し，数秒から数分持続する回転性めまい，あるいは非回転性であっても直線性めまい（前後あるいは左右方向へのゆれ感）**で，それに先立って何らかの症状がみられることがある**[1]とされている．

　そして発作性疾患としての特徴として，各発作はだいたい同様の症状であるはずで，発作のたびに症状や経過などが異なる場合には除外する必要があるだろう．

❸ 自験例の検討

　過去15年の臨床経験のなかから，臨床的にこの概念にあたると考えられる症例を表に示した．以前に報告した15例[2]にその後経験した3例を加えた結果である．男性7例，女性11例で，年齢は21～77歳，平均52.6±10.0歳であった．年齢分布は若年者もあるが概して中年以後に多かった．めまい発作に先行して大多数の患者で数秒～数分前に何らかの前兆を示している．前兆の症状としてはあまり具体的なものは少ないが，多くはそれとなくめまい発作の発

表 自験18例の概要

No	性	年	前兆の症状	前兆の出現時間（分前）	めまいの性状	めまいの頻度	めまいの持続時間（分）	投与薬物	薬効	長期予後	既往
1	女	21	不定の予知感	0.5	非回転性	5回/月	5	バルプロ酸	大幅減		転落事故
2	女	29	前額・鼻部違和感	0.1	回転性	2回/月	10	クロナゼパム	半減		頭部打撲
3	女	29	耳鳴り	0.5	非回転性	3回/月	30	バルプロ酸	やや減		頭部打撲
4	女	36	目のぼやけ	5	非回転性	8回/月	15	ジアゼパム	やや減		?
5	女	41	頭重感	0.2	回転性	10回/月	2	クロナゼパム	大幅減		?
6	女	63	不定の予知感	0.2	回転性	1回/日	1	バルプロ酸	大幅減		脳梗塞
7	女	64	明確な予知感	0.1	非回転性	10回/月	1	クロナゼパム	無効	18カ月後消失	
8	女	68	不定の予知感	1	非回転性	2回/月	20	バルプロ酸	半減		ラクナ梗塞
9	女	72	なし	−	非回転性	1回/日	1	クロナゼパム	半減	9カ月後著減	
10	女	75	不定の予知感	5	回転性	数回/日	5	バルプロ酸	大幅減	14カ月後消失	ラクナ梗塞
11	女	77	不定の予知感	0.1	非回転性	1回/月	0.5	バルプロ酸	半減	5カ月後消失	くも膜下出血
12	男	30	不定の予知感	0.1	非回転性	2回/月	2	バルプロ酸	半減		頭部打撲
13	男	34	不定の予知感	1.5	回転性	数回/年	1	バルプロ酸	大幅減	48カ月後消失	頭部打撲
14	男	45	不定の予知感	0.1	回転性	1回/年	10	未処置	−		?
15	男	48	側頭熱感	5	非回転性	数回/週	10	バルプロ酸	大幅減	14カ月後消失	頭部打撲
16	男	66	不定の予知感・悪心	0.1	回転性	3回/月	1	バルプロ酸	やや減	15カ月後消失	
17	男	74	不定の予知感	2	回転性	4回/月	1	バルプロ酸	大幅減	18カ月後著減	ラクナ梗塞
18	男	74	明確な予知感	0.5	回転性	2回/年	60	未処置	−		ラクナ梗塞

来がわかるという不定なものであったが，しかしその時点で患者は確実にめまいを予知することができる．めまい発作が出現したときの性状は9例回転性であり，残りの9例が非回転性であった．この非回転性めまいは浮遊感のようなものではなく，前後に動くような直線性と呼べ

るものであった．めまい発作の頻度はさまざまで，少ないものでは年に数回であったが，多いものでは1日に1～数回出現した．めまいの発作時間は11例が5分以内であったが，10分の患者が3例，15～20分が2例，もっと長いものでは，30分，60分の例が各1例あった．この長かった2例については前庭性てんかんであると明言できる自信はないが，鑑別診断として後述する発作性めまいと比較するとかなり持続時間が短いことから，前庭性てんかんとした方が妥当であると考えたからである．

　治療としては本人の希望で未処置の例もあるが，多くはバルプロ酸などの抗てんかん薬を投与したところ，めまい発作の減少効果がみられた．長期的に追跡しえた患者のうち完全に消失したものが6症例確認された．その他大幅に頻度が低下した2例が確認されている．既往歴としてはラクナ梗塞や頭部打撲などが確認され，何らかの器質的障害が関与する可能性を否定することはできなかったが，一方ではありがちな既往でもあり，めまいとの関連性については不明といわざるを得ない．しかしながら，脳梗塞，頭部外傷後に生じる通常の症候性てんかんが経過とともに出現しにくくなるという事実と符合させると，今回前庭性てんかんとして紹介した症例のなかにも，何らかの中枢神経の器質障害があり，**長期経過で出現しなくなるという結果を示す例が複数で存在するところから，通常の症候性てんかんとの何らかの共通性**を考慮させる点があるのではないかと考えている．

4 鑑別診断

　基本的には発作性のめまいが鑑別の対象となる．メニエール病は発作時間がもっと長く，並行して蝸牛症状を伴うことから容易に鑑別可能である．良性発作性頭位めまい症は，体位変化で誘発することができる点で，本症とは異なる．前庭神経炎は発作時間ももっと長いこと，そして再発性がないことより，別物であることが確認される．

　問題となるのはそれらの内耳性めまいと異なり，中枢性，特に機能性めまいとの鑑別が重要となってくる．機能性の中枢性めまいでもっとも多いのは，椎骨脳底動脈循環不全症（広義）であるが，これは臥位など脳血流が増加する体位などで改善されることなどから鑑別は容易である．慎重に鑑別する必要があるのは，発作性めまいである．これは小児では小児発作性めまいは成長とともに片頭痛へ移行することが知られているが，成人例でも同様の片頭痛等価症としてめまい発作を呈することが知られている．成人の場合にはこの知識があまり知られていないところからたいていの患者は診断が見過ごされているものと考えられる．これは片頭痛等価症であるところから，病歴上片頭痛発作が確認されること，発作持続時間は頭痛発作と同様に12時間以上に及ぶ[3] など，頭痛とめまいを置き換えるとそれ以外の症状は片頭痛と変わりないことで鑑別可能であるが，成人でもめまいのみしか示さない例があるかどうか，まためまい発作の短時間例があるかどうかなどについては，まだ全く検討がなされていない．

　また別の観点からみれば，片頭痛発作自体がある種のてんかん類似様の現象ではないかとする考えは古くから存在するので，臨床症状でみる限り相違があることはいうまでもないが，成因論的な意味で前庭性てんかんと何らかの共通性があるのか，あるいはそうではないのか，ということを考えると明確な回答は現在のところなされていない．

現状では経験的に従来述べられているような発作時間くらいで臨床鑑別するしかないだろう．

●まとめと今後の検討課題について

おそらく今回紹介したような患者は，非常に多いとはいえないが，注意して診ていれば多くの臨床医が経験することがあるだろう．臨床経過からみると，てんかんと類似の機序が想起される．しかしそれ以外にも片頭痛等価症である発作性めまいもてんかん発作と類似の機序を考えなければいけないかもしれない．さらにまだ検討が少ないものとして，てんかん性眼振[4]，前庭源性てんかん[5]など，てんかん類似機序を考えなければならないような"症状群"がいくつか存在する．

めまいの研究については従来は耳鼻科側からの内耳を中心とした研究が多く，神経系統，特に機能性のめまいについては，外国でも文献が散見されるだけで，研究的には手つかずの状態に近いようである．

『てんかん的機序によるめまい』という観点をもって診療にあたると，そういった概念を考えなければならない症例が少なからず見受けられるところから，今後はそれらの症例を蓄積しつつ，原因的にもそういった角度からの検討・研究が必要であろう．

> **ポイント**
> ・前ぶれが先行し，短時間のめまい発作を呈する症例が存在する
> ・これらの症例は，臨床的には前庭性てんかんと診断する考えがある
> ・てんかん学のなかにはめまいを主徴とする概念の疾患単位は含まれていない
> ・しかし病態生理学的にはてんかんと類似の機序で説明可能である
> ・てんかん類似機序からみためまいの存在の有無について検討の余地がある

文献・参考図書

1) Brandt, T. : Vertigo: Its multisensory Syndromes. Springer-Verlag, London, 1991
〔「めまい」（寺本　純 監訳），診断と治療社，1994〕

2) 寺本　純：「前庭性てんかん」は存在するか．特集「めまい」診療のすべて．診断と治療，95：1181-1184，2007

3) 寺本　純：成人型片頭痛に伴う発作性めまいの10症例．日本頭痛学会誌，36（1）：120, 2009

4) White, J. C. : Epileptic nystagmus. Epilepsia, 12 : 157-164, 1971

5) Behrman, S., Wyke, B. D. : Vestibulogenic seizures. A consideration of vertigous seizures with particular reference to convulsion produced by stimulations of labyrinthine receptors. Brain, 81 : 529-541, 1958

Step Beyond Resident

ステップ ビヨンド レジデント

研修医は読まないで下さい!?

著/林　寛之（福井県立病院救命救急センター）

- 臨床に忙しい指導医のための研修医指導虎の巻
- 救急でよく出合う疾患や，困りがちな場面をとりあげ，豊富な文献をもとに世界のスタンダードを解説
- 読みやすい"ハヤシ節"が大人気！

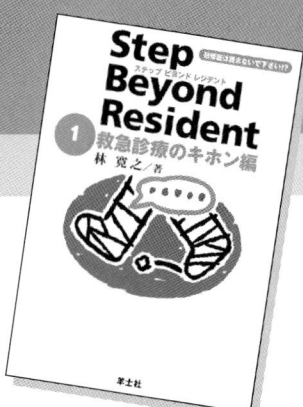

❶ 救急診療のキホン編

レジデントノート大人気連載の単行本化シリーズ．指導医の実力満開です

- 定価（本体4,300円＋税）
- B5判　244頁
- ISBN978-4-7581-0606-1

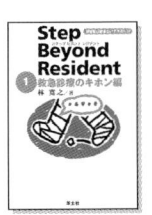

❷ 救急で必ず出合う疾患編

肺炎，アッペなど，よくある疾患も油断は禁物．ワンランク上の診療をめざせ！

- 定価（本体4,300円＋税）
- B5判　238頁
- ISBN978-4-7581-0607-8

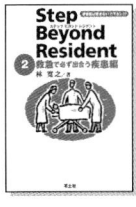

❸ 外傷・外科診療のツボ編

Trauma診るならこれを読め！
日本＆世界のルールを解説！

- 定価（本体4,300円＋税）
- B5判　214頁
- ISBN978-4-7581-0608-5

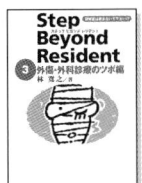

❹ 救急で必ず出合う疾患編 Part2

胸痛や高血圧など，よくある救急に強くなる実践的な知識と技が満載！

- 定価（本体4,300円＋税）
- B5判　222頁
- ISBN978-4-7581-0645-0

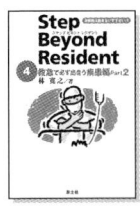

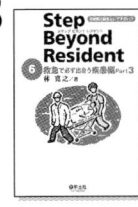

❺ 外傷・外科診療のツボ編 Part2

重症外傷からギックリ腰まで，臨機応変に対応できる最新知見が満載！

- 定価（本体4,300円＋税）
- B5判　220頁
- ISBN978-4-7581-0653-5

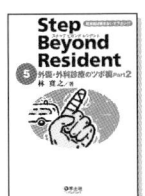

❻ 救急で必ず出合う疾患編 Part3

めまいや気胸など，絶対に見逃せないコワイ疾患を診るコツが満載！

- 定価（本体4,300円＋税）
- B5判　222頁
- ISBN978-4-7581-0698-6

発行　羊土社 YODOSHA　〒101-0052　東京都千代田区神田小川町2-5-1　TEL 03(5282)1211　FAX 03(5282)1212
E-mail：eigyo@yodosha.co.jp
URL：http://www.yodosha.co.jp/

ご注文は最寄りの書店，または小社営業部まで

劇薬
処方せん医薬品：注意－医師等の処方せんにより使用すること

5-HT1B／1D受容体作動型片頭痛治療剤

マクサルト®錠10mg
マクサルトRPD®錠10mg

〈リザトリプタン安息香酸塩錠・口腔内崩壊錠〉　[薬価基準収載]

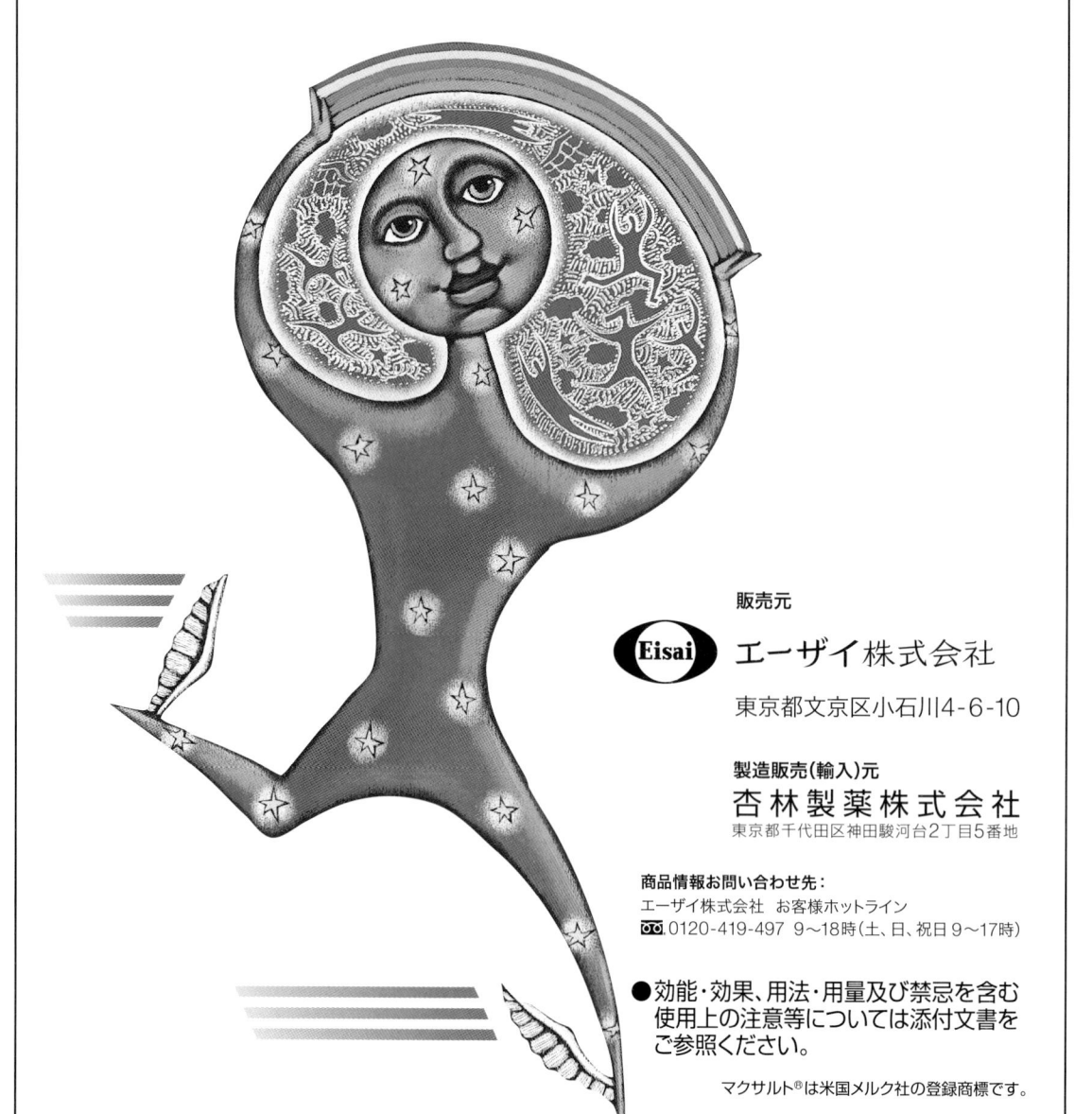

販売元

Eisai エーザイ株式会社

東京都文京区小石川4-6-10

製造販売(輸入)元

杏林製薬株式会社
東京都千代田区神田駿河台2丁目5番地

商品情報お問い合わせ先：
エーザイ株式会社　お客様ホットライン
0120-419-497　9〜18時(土、日、祝日9〜17時)

● 効能・効果、用法・用量及び禁忌を含む使用上の注意等については添付文書をご参照ください。

マクサルト®は米国メルク社の登録商標です。

08-2004-MXT-01-KYO-013-O　　　　　　　　　　MAX1009M02

第3章 Expertise　めまいをもっとよく知ろう！

片頭痛性めまいはどの程度存在するか？

根来　清

Point

- 片頭痛性めまいは，片頭痛患者に生じる片頭痛随伴症状を伴う前庭性めまいで，めまいの原因として片頭痛以外の疾患が除外できるものである
- 片頭痛性めまいの治療は，急性期は前庭性めまいに準じ，予防には片頭痛予防薬が使用される
- めまい患者の3.5〜7％が片頭痛性めまいである
- 片頭痛患者の10％前後が片頭痛性めまいを合併する

■ はじめに

　めまいと頭痛はしばしば1人の患者にみられる．めまいを伴う頭痛として脳底型片頭痛が有名ではあるが実際この診断基準を満たす片頭痛は稀である．一方，通常の片頭痛発作に，回転性めまい（vertigo），めまい感（dizziness）を伴うことはありふれたことである．また，片頭痛患者の経過中に，片頭痛発作と別にめまいが出現する場合がある．

　本邦では，頭痛に関連しためまいは軽視されてきたきらいがあるが，海外では以前から注目されてきた．特に片頭痛に関連するめまいに対して，**片頭痛性めまい（migrainous vertigo）**[1]，**前庭性片頭痛（vestibular migraine）**[2] などの疾患概念が提唱されている．

1　一次性頭痛とめまい

　一次性頭痛は，明らかな器質的原因のない頭痛で，片頭痛，緊張型頭痛がそのほとんどを占める．

　片頭痛は片頭痛を起こしやすい遺伝素因を有する個体に，何らかの誘因が加わり，頭蓋血管の収縮・拡張，三叉神経の炎症・刺激が生じ頭痛が生じる．ほとんどは30歳までに最初の発作を経験し，男性より女性に2〜3倍多くみられる．血縁者に片頭痛患者を有することが多い．階段昇降などの日常動作で増悪する，仕事・学業に支障がある，悪心・嘔吐，光・音・におい

表1　前兆のない片頭痛の診断基準

診断基準
A．B〜Dを満たす頭痛発作が5回以上ある B．頭痛の持続時間は4〜72時間（未治療もしくは治療が無効の場合） C．頭痛は以下の特徴の少なくとも2項目を満たす 　　1．片側性 　　2．拍動性 　　3．中等度〜重度の頭痛 　　4．日常的な動作（歩行や階段昇降などの）により頭痛が増悪する，あるいは頭痛のために日常的な動作を避ける D．頭痛発作中に少なくとも以下の1項目を満たす 　　1．悪心または嘔吐（あるいはその両方） 　　2．光過敏および音敏感 E．その他の疾患によらない

文献6より引用

表2　前兆のある片頭痛の診断基準

診断基準
A．B〜Dを満たす頭痛発作が2回以上ある B．少なくとも以下の1項目を満たす前兆があるが，運動麻痺（脱力）は伴わない 　　1．陽性徴候（例えばきらきらした光・点・線）および・または陰性徴候（視覚消失を含む完全可逆性の視覚症状） 　　2．陽性徴候（チクチク感）および・または陰性徴候（感覚鈍麻）を含む完全可逆性の感覚症状 　　3．完全可逆性の失語性言語障害 C．少なくとも以下の2項目を満たす 　　1．同名性の視覚症状または片側性の感覚症状（あるいはその両方） 　　2．少なくとも1つの前兆は5分以上かけて徐々に進展するかおよび・または異なる複数の前兆が引き続き5分以上かけて進展する 　　3．それぞれの前兆の持続時間は5分以上60分以内 D．「前兆のない片頭痛」の診断基準B〜Dを満たす頭痛が，前兆の出現中もしくは前兆後60分以内に生じる E．その他の疾患によらない

文献6より引用

過敏などの随伴症状を伴うなどの特徴がある．80％は**前兆のない片頭痛**で，残り20％は明らかな脳局所の神経症状である閃輝暗点，光視症，感覚障害，片麻痺，失語などの前兆を伴う**前兆のある片頭痛**である．医療機関を受診する一次性頭痛の70〜80％が片頭痛とされる．

　緊張型頭痛は，両側性の締めつけられるような，あるいはお椀をかぶったような頭痛あるいは頭重感である．**ふらふらする感じ，めまい感を主訴とすることもある**．肩凝り，肉体的ストレス，姿勢異常などによる異常な筋収縮，不安，抑うつ，神経症などの精神的因子の関与がしばしば認められる．片頭痛と緊張型頭痛の合併も珍しくない．

　一次性頭痛とめまいの合併についての記載は19世紀にまでさかのぼる[3]．一次性頭痛患者が

表3 片頭痛性めまいの診断基準

確実例
1) 反復発作性の前庭症状（回転性めまい，身体・周囲の動揺感，頭位性めまい，頭部の運動に伴う動揺・めまい感など）を呈し，少なくともその重症度は中等度以上（日常生活に支障がある）
2) 国際頭痛学会の診断基準に合致した片頭痛を現在も有するか，あるいは片頭痛の病歴を有する
3) 少なくとも2回のめまい発作に片頭痛関連症候（片頭痛様頭痛，光過敏，音過敏，視覚性前兆）の少なくとも1つ以上を伴う
4) 他疾患によらない

疑い例
1) 反復発作性の前庭症状（回転性めまい，身体・周囲の動揺感，頭位性めまい，頭部の運動に伴う動揺・めまい感など）を呈し，少なくともその重症度は中等度以上（日常生活に支障がある）
2) 少なくとも以下のうち1項目を満たす
　　（ア）国際頭痛学会の診断基準に合致した片頭痛を有する
　　（イ）めまい発作に片頭痛関連症候（片頭痛様頭痛，光過敏，音過敏，視覚性前兆）を伴う
　　（ウ）片頭痛特有の誘因でめまいが誘発される（特定の食べ物，不規則な睡眠，ホルモンの変化など）
　　（エ）抗片頭痛薬に反応する
3) 他疾患によらない

文献1から改変

めまいを生じる頻度は，頭痛のないコントロール群に比して回転性めまい，非回転性めまいとも2.5倍[4]とする報告，片頭痛患者の25％，緊張型頭痛患者の8％に発作性めまいが合併するという報告[5]などがあり両者の密接な関係が指摘されている．

2 片頭痛性めまい（migrainous vertigo）

めまいの原因として片頭痛以外の他疾患が否定的で，片頭痛に関連する，あるいは付随すると考えられるめまいを総称する用語として，vertigo as a migraine equivalent, migraine-associated dizzines, migraine-related vestibulopathy, episodic vertigo related migraine, vestibular migraineなどが使用されてきた．最近では，2001年Neuhauserらが提唱した片頭痛性めまいmigrainous vertigoがよく使用される[1]．片頭痛の診断基準（表1，2）[6]と，Neuhauserらの片頭痛性めまいの診断基準を示す（表3）[1]．

片頭痛性めまいの臨床的特徴は，日常生活に支障がある程度の**反復発作性の前庭症状**（回転性めまい，身体・周囲の動揺感，頭位性めまい，頭部の運動に伴う動揺・めまい感など）をくり返し，片頭痛または片頭痛の病歴を有する，めまい発作時に光過敏，音過敏，視覚性前兆などの片頭痛関連症候を伴うもので，他の疾患が除外できるものである．

めまいの持続時間は良性発作性頭位めまい症（BPPV）や前庭神経炎と比較して短く数分から数時間のことが多いがときに3日程度持続することがある．めまい発作時に，頭痛を認めるのは60〜70％で，頭痛がないか，あるいは頭痛が軽微な例が稀ではない．耳鳴，耳閉などの症状を伴うこともある．

表4 脳底型片頭痛

診断基準

A. B〜Dを満たす頭痛発作が2回以上ある
B. 少なくとも以下の2つの完全可逆性の前兆があるが，運動麻痺（脱力）は伴わない
　1．構音障害
　2．回転性めまい
　3．耳鳴
　4．難聴
　5．複視
　6．両眼の耳側および鼻側の両側にわたる視覚症状
　7．運動失調
　8．意識レベル低下
　9．両側性の感覚障害
C. 少なくとも以下の2項目を満たす
　1．少なくとも1つの前兆は5分以上かけて徐々に進展するか，および・または異なる複数の前兆が引き続き5分以上かけて進展する
　2．それぞれの前兆の持続時間は5分以上60分以内
D. 「前兆のない片頭痛」のB〜Dを満たす頭痛が，前兆の出現中もしくは前兆後60分以内に生じる
E. その他の疾患によらない

文献6より引用

　片頭痛性めまいの特殊型として，以下の脳底型片頭痛，小児良性発作性めまい，良性反復性めまいなどがある．

❶脳底型片頭痛（basilar type migraine）

　「国際頭痛分類 第2版（ICHD-Ⅱ）」では前兆のある片頭痛の特殊型として分類されている（表4）[6]．運動麻痺（脱力）を前兆として伴う場合は，片麻痺性片頭痛として分類する（片麻痺性片頭痛の約60%に回転性めまいなどの脳底型症状を伴うがICHD-Ⅱでは両者の混乱を避けるためにこのように分類する）．回転性めまいは，脳底型片頭痛の前兆として高頻度に伴う．60分以上持続するものはこれに含めない．若年成人に多く，通常の閃輝暗点などの典型的視覚性前兆を伴う片頭痛発作を半数に認める．

❷小児良性発作性めまい（benign paroxysmal vertigo of childhood）

　ICHD-Ⅱでは小児の片頭痛の特殊型である**小児周期性症候群**（片頭痛に移行することが多いもの）の1つに分類されている（表5）[6]．数分から数時間の回転性めまいを散発的にくり返す．約70%に片頭痛の家族歴があり，4歳から8歳の間に発症する．発作時に，眼振とともに顔面蒼白，悪心・嘔吐，発汗を伴うことが多く，腹部片頭痛，周期性嘔吐症，発作性四肢痛などを合併する．頭痛を同時に伴うことがある．

❸良性反復性めまい（benign recurrent vertigo）

　成人に生じる小児良性発作性めまいに類似しためまい．起床時に生じることが多く，普通30

表5　小児良性発作性めまい

解説：
おそらく多様な疾患が混在したもので，前触れなしに起こり自然に軽減する比較的短時間の回転性めまい発作をくり返す．それ以外には健康上問題がない．

診断基準：
A．Bを満たす発作が5回以上ある
B．前触れなく生じ数分〜数時間で自然軽快する，頻回・重度の回転性めまい発作
C．発作間欠期には神経所見および聴力・平衡機能は正常
D．脳波所見は正常

文献6より引用

分から4時間の持続であるが，数分の場合も2〜3日持続する場合もある．しばしば，片頭痛の随伴症状である光過敏，音過敏，悪心・嘔吐，顔面蒼白などを伴う．片頭痛の家族歴・既往歴を伴い，片頭痛の誘因で誘発されることがある[7]．

3 片頭痛性めまいの発現機序

片頭痛性めまいの病態には不明な点が多いが，片頭痛の発現機序とされている**三叉神経血管説**と**前庭神経系**との関連から説明されることが多い．すなわち，片頭痛の三叉神経終末からの中枢への伝導路として重要な三叉神経尾側核・C1C2後角と前庭神経核との神経連絡路がめまいと片頭痛の接点とするものである（図）[8]．片頭痛の中枢伝導が前庭神経核を賦活するためにめまいが生じ，逆にめまいの中枢伝導が片頭痛あるいは片頭痛の随伴症候を誘発する．一方，短時間の回転性めまいは，脳幹に生じた拡延性抑制によって引き起こされた脳幹性前兆とする説，あるいは後部頭頂葉に生じた拡延性抑制が直接的に前庭神経核に影響を及ぼすとする説もある．一方，内耳に片頭痛性めまいの起源を求める説もある．三叉神経終末は内耳血管系も支配することから片頭痛による蝸牛血管周囲の神経原性炎症が，めまいとともに聴力障害や耳鳴などといった内耳症状を引き起こすとするものである．その他，内耳動脈領域の虚血，家族性片麻痺性片頭痛の原因となるイオンチャネルの機能異常などが推測されている．

4 片頭痛性めまいの治療

片頭痛性めまいの治療についてのエビデンスはほとんどない．急性期では前庭性めまいに準じた治療で対応する．片頭痛性めまいの発作予防にプロプラノロール，メトプロロール，ピゾチフェン，フルナリジンなどの片頭痛予防薬が有効とする少数例の報告がある．また，アミトリプチリンなどの三環系抗うつ薬，β遮断薬が半数以上の片頭痛性めまいで有効であったとする報告もある[9]．本邦でのみ使用される塩酸ロメリジンが椎骨脳底動脈循環改善作用をもつことから有用性が期待される．

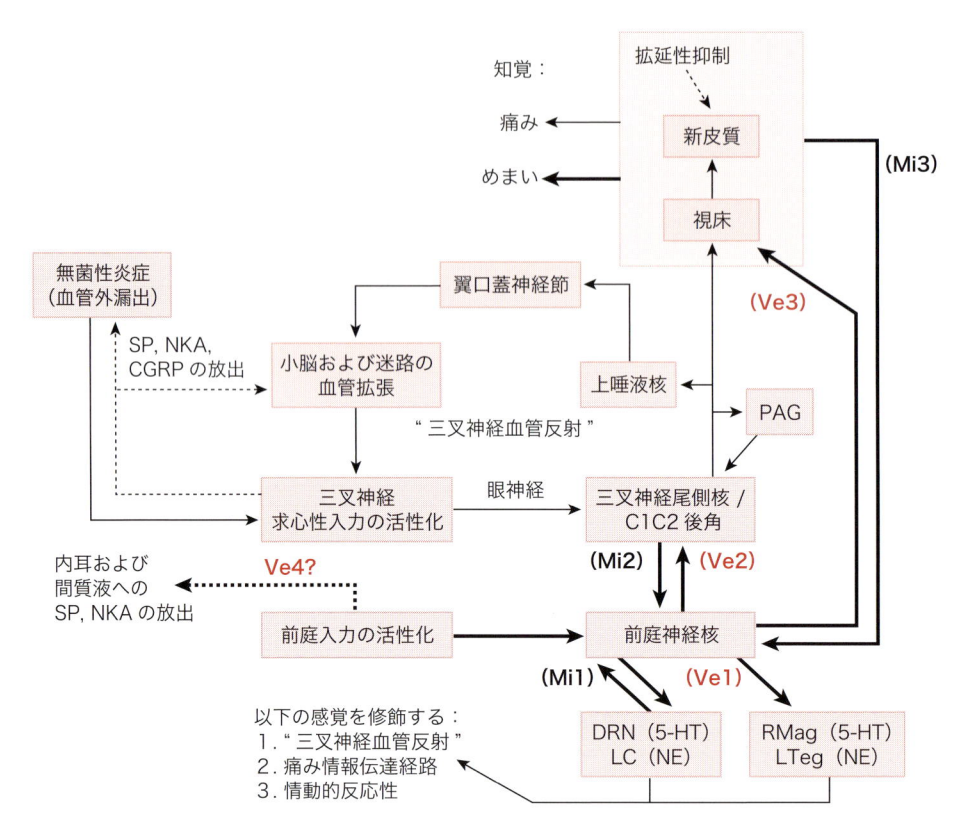

図　片頭痛とめまいの中枢伝導路（文献8より引用）

実線は古典的シナプス連絡，破線はニューロペプチドによる局所的あるいは遠隔的影響を示す．
前庭神経核は，ノルアドレナリン作動性およびセロトニン作動性経路（Ve1）に影響を及ぼす．Ve1は片頭痛発作のトリガーと痛み情報伝達経路の修飾に関与する．前庭神経核は，脊髄三叉神経尾側核（Ve2）と視床-皮質系（Ve3）における情報処理にも影響する．さらに，仮説的な経路として，正常活動時における内耳神経から内耳へのペプチド放出の関与が考えられる（"Ve4？"で示す）．これは，三叉神経から血管へのペプチド放出とともに相乗的にはたらくと考えられる．
逆に片頭痛機構はモノアミン経路（Mi1），三叉神経-前庭経路（Mi2），大脳皮質機構（Mi3）を介して前庭における情報処理に影響を及ぼす．
CGRP：calcitonin gene-related peptide（カルシトニン遺伝子関連ペプチド），DRN：dorsal raphe nucleus（背側縫線核），5-HT：5-hydroxytryptamine（serotonin）（セロトニン），LC：locus coeruleus（青斑核），LTeg：lateral tegmental noradrenergic neurons（外側被蓋野ノルアドレナリン作動性ニューロン），NE：norepinephrine（ノルエピネフリン），NKA：neurokinin A（ニューロキニンA），PAG：periaqueductal gray（中脳水道周囲灰白質），RMag：nucleus raphe magnus（大縫線核），SP：substance P（サブスタンスP）

5　片頭痛性めまいの頻度

　めまい患者における片頭痛性めまいの頻度について，Neuhauserらはめまい患者200名中14名，7％が片頭痛性めまいであったと報告している[1]．Dieterichらは神経耳科外来受診めまい患者1,500名中90名，6％が片頭痛に関連するめまい，彼らの提唱する前庭性片頭痛で，このうち7名，0.5％が脳底型片頭痛であったと報告している[2]．本邦からは，耳鼻科を受診した

めまい患者1,146例中40例, 3.5％が片頭痛性めまいであったとする室伏らの報告[11]がある.

一方, 片頭痛患者における片頭痛性めまいの頻度について, Neuhauserらは200名中18名, 9％〔うち, 3名（1.5％）が脳底型片頭痛〕[1], 自験例では最近6カ月間に当院を受診した片頭痛患者211例中22例, 10.4％が片頭痛性めまいに該当した（未発表データ）.

これらの報告から, めまい患者の3.5～7％が片頭痛性めまいで, 片頭痛患者の10％前後が片頭痛性めまいを合併すると推測される.

■まとめ

頭痛とめまいが合併する病態には不明な点が多いが, 片頭痛に伴うめまいに対して単にめまいのみを対象とした治療を行うのではなく片頭痛を治療することで, めまいの予防, あるいは急性期のめまいを軽減できる可能性がある.

文献・参考図書

1) Neuhauser, H., et al. : The interrelations of migraine, vertigo, and migrainous vertigo. Neurology, 56 : 436-441, 2001
2) Dieterich, M. : Episodic vertigo related to migraine (90 cases) : vestibular migraine？ J Neurol, 246 : 883-892, 1999
3) Baloh, R. W. : Neurotology of Migraine. Headache, 37 : 615-621, 1997
4) Kurizky, A., et al. : Vestibular function in migraine. Headache, 21 : 110-112, 1981
5) Kayan, A., et al. : Neuro-otological manifestation of migraine. Brain, 107 : 1123-1142, 1984
6) 国際頭痛学会・頭痛分類委員会：国際頭痛分類 第2版. 日本頭痛学会誌, 31：13-188, 2004
7) Slater, R. : Benign recurrent vertigo. J Neurol Neurosurg Psychiatry, 42 : 363-367, 1979
8) Furman, J. M., et al. : Migrainous vertigo : development of a pathogenetic model and structured diagnostic interview. Curr Opin Neurol, 16 : 5-13, 2003
9) Neuhauser, H., et al. : Vertigo and dizziness related to migraine: a diagnostic challenge. Cephalalgia, 24 : 83-91, 2004
10) Radtke, A., et al. : Migraine and Meniere's disease : is there a link？ Neurology, 59 : 1700-1704, 2002
11) 室伏利久：片頭痛性めまい―その病態の解明にむけて. 耳鼻咽喉科・頭頸部外科, 81：737-745, 2009

第3章 Expertise めまいをもっとよく知ろう！

4 小児のめまいをみるヒント

坂田英明

Point

小児のめまいは…
- 成人のめまいとは全く異なる
- 本人からの訴えが稀
- 小児本人への病歴聴取に限界があるため，母親など周囲の大人への病歴聴取が重要
- 救急医療で遭遇することは少ないが，疾患は限られているので年代別に念頭におく
- 発症時期によって対象となる疾患や病態が異なるため，運動発達の経過も考慮
- 重大な病気が潜んでいる可能性もあり，めまいを急性期の一過性と軽視しない

■はじめに

　小児のめまいは成人の場合と多くの点で異なる．したがって，めまいの救急での診断の際は成人であればよくみられる末梢のメニエール病・良性発作性頭位めまいはほとんどなく，中枢の小脳出血や梗塞などもほとんどない．第1に本人からの訴えは稀であり，そのため周囲には何かおかしい，けいれん？などとめまいを起こしているとは気づかれないといった大きな特徴がある．仮に本人からの訴えがあったとしても，多くの場合小児科を受診して起立性調節障害（orthostatic dysregulation：OD）と診断されるなど，必ずしも正確な診断がなされないケースも多い．また，一口に小児といっても新生児期，乳幼児期，学童期それぞれで対象となる疾患や病態が異なるため年齢に応じた考慮が必要である．
　今回は小児における救急医療でのめまいについて述べるが，小児のめまい診断での注意点や検査の特徴などについても詳述する．

1 小児のめまい，その特徴

❶めまいの分類

　小児のめまいは2つに大別できる．

表1　小児にみられる主なめまいの疾患

・急性小脳失調症	・小児良性発作性めまい
・発作性頭位めまい症	・内耳性めまい
・動揺病（乗り物酔い）	・先天性眼振
・小脳炎	・脳腫瘍
・脳出血	・起立性調節障害
・頭部外傷	・心因性

- 本人の訴えるめまい………………**知覚の異常**
- 平衡失調によるバランス異常……**運動制御の異常**

　小児がめまい感を訴えるようになるのはだいたい幼児期頃からで，「目がまわった」「地震がきた」などの回転感による訴えが増えてくる．

　それ以前の時期では小児本人からの訴えはほとんどなく，母親から「歩くのが遅い」「転びやすい」といった訴えがあがることとなる．

MEMO ❶　幼児期以前の時期にめまい感の訴えがほとんどないのは，3歳ごろまでは小脳の**前庭小脳**が未熟なためである．

❷ めまい診断のポイント

　小児の場合，めまい診断に重要とされる病歴聴取には限界があるため，発症までの経過について母親などから情報聴取したり，運動発達過程の評価によって平衡機能の異常がないかを見極めたりすることが必要となる．

　また，乳幼児期はバランス機能の異常には注意しなければならない．単なる運動発達がゆるやかであるslow starterである可能性もある．したがって中枢神経系特に小脳が発達途上である時期のため，**末梢の内耳（前庭と三半規管）平衡覚装置に異常はないか，また中枢神経系の髄鞘化遅延はないか，各年齢における粗大運動と微細運動の学習と獲得の遅れはないか**などについて考慮していかなければならない．

2　小児のめまい疾患

　小児にみられる主なめまいの疾患を表1にあげる．
　なかでも特徴的なのは**先天性眼振**によるめまいである．

表2　時期別にみるめまい疾患

時期	疾患
新生児期	出生時外傷，発達障害
乳児期	発達障害，内耳奇形
幼児期	頭部外傷後内耳振盪，流行性耳下腺炎による片側内耳機能障害，脳腫瘍，前庭水管拡大症，slow starter，小児良性発作性めまい，急性小児脳失調症，小児良性発作性斜頸，点頭けいれん
学童期	起立性調節障害（OD），心因性，乗り物酔い，遅発性内リンパ水腫，本態性側弯症，早発する脊髄小脳変性症，延髄空洞症，顎関節症，脳底動脈型片頭痛

● **先天性眼振によるめまい**

眼振が出現しているからといってめまいの急性期と勘違いしてはいけない．

先天性眼振は生まれつき目が揺れ動いている．眼球が無意識に揺れるため視覚がぼやけてしまい，視力障害が生じる．原因は不明だが妊娠・出産時の外傷や遺伝によるものもある．放置すると斜視，斜頸，側弯や軽度の精神発達遅延をきたすことがあるので早期の発見，対処が必要である．ただし基本的に知能，精神は全く正常である．

> **Tips & Pitfalls 1**
> **先天性眼振への対応**
> 先天性眼振に対する治療は確立されていないが，**粘膜麻酔剤（4％キシロカイン）の静脈注射**が有効であることもある．

3　時期別での小児のめまい，平衡障害

時期別にみるめまい疾患について表2に掲げる．

❶新生児期，乳児期のめまい，平衡障害
＊**病歴聴取が重要**

前述したように新生児期・乳児期では母親への病歴聴取による情報聴取がカギとなる．例えば妊娠・出産時の状況として仮死などの合併症の有無などを含めよく聞き出すことが重要である．

❷幼児期のめまい，平衡障害
1）幼児期に特に注意すべき疾患

幼児期に注意すべき疾患としてはまず**脳腫瘍**があげられる．特に**小脳，脳幹腫瘍**は「何となく最近転びやすい」などの訴えで発症する．嘔吐がある，体重が増加しないなどの症状が出る

と腫瘍が増大していることが多い．また腫瘍は否定され，整形外科や神経科を受診しても診断がつかず，耳鼻科を受診しCTなどで**内耳奇形**が発覚するケースもある．3D-Fast Spin Echo法による内耳MRIで**両側三半規管全欠損例**が診断されることもある．

感染症としてのめまいには**髄膜炎**，**小脳炎**，中耳炎に合併する**内耳炎**，**急性小脳失調症**などがあげられる．髄膜炎はめまい以外の全身症状も伴うため診断の際は比較的念頭におかれやすいが，小脳炎や内耳炎，急性小脳失調症は診断されにくい．回転性めまい発作を起こすという点では共通しているが，程度はまちまちであり診断は難しい．またこれらの疾患のなかで**小脳炎は後にふらふら感やふわふわ感などといった後遺症を起こす**ことが多いので注意が必要である．

> **MEMO ❷**　**内耳奇形**の症例の多くは，3歳ごろまでの運動発達に遅れがみられても7歳頃にはcatch upすることがほとんどであり，また幼少期に歩行の遅れ，転びやすいなどの平衡障害を訴えても単にslow starterであることも少なくないため，注意深く経過を観察することが重要である．

また，反復するめまいを訴える場合，**前庭水管拡大症**の可能性も念頭におくとよい．これは遺伝子異常が関係する疾患であり，両側の先天性難聴が大きな特徴である．原因は内耳の水腫であるが，その診断はCTで容易に行うことができる．

2）小児良性発作性めまい

同じくこの時期に多くみられる特殊なめまいとして，**小児良性発作性めまい**がある．成人の末梢めまいの代表的疾患である良性発作性めまいとは全く異なるがしばしば混同される．

小児良性発作性めまいは1〜4歳で発症し，数秒〜数分間継続する回転性めまいが発作性に出現する．短時間で発作がおさまる特徴があり周囲には大変驚かれるが「体調が悪いのだろう」とか「パニックを起こしたかな」などと気にされない場合も多い．発作が頻回になると転倒傾向が著明に観察される場合もある．小児科を受診しMRIや脳波などで全く異常が見つからないため診断がつかず，無用な検査を反復することが多い．

片頭痛の機構が関与していると考えられ，幼児期の橋から延髄の前庭神経核の虚血を反映しているとされている．経過観察で自然に発作回数が減少し消失することがほとんどである．

> **Tips & Pitfalls ②**
>
> **小児良性発作性めまいの診断**
>
> **小児良性発作性めまい**は数カ月〜数年で自然治癒するタイプがほとんどであるが，MRIや脳波などで診断がつかず，無用な検査を反復するおそれがある．より正確な診断のためには，除外診断が重要であるが**基本は詳細な病歴聴取**となる．

3）良性反復性めまい

小児良性発作性めまいの異型として，**良性反復性めまい**がある．急激なめまい，平衡障害，悪心，自発性眼振，頭位性眼振が出現するが，耳鳴り，聴力低下，耳閉感，頭痛は訴えない．小児良性発作性めまいと比べ発作時間が長いのが特徴である．

4）良性発作性斜頸

テレビなどを見ているときや，一点を見つめている際に首を傾けめまいを起こすことがある．片頭痛に類似しており**良性発作性斜頸**という疾患がある．斜頸があるため整形外科を初診しているケースが多い．1〜5歳に発現する反復性，発作性の斜頸で転倒傾向がみられる．眼球の偏位，歩行異常なども認められるが，発達とともに軽快する．中脳被蓋の虚血を反映している可能性が考えられている．

5）点頭けいれん

点頭けいれんは4〜18カ月に発現し，3歳頃までに自然消失する固視性振子様眼振を示す，核下性眼球運動障害，微細に揺れる頭部，眼性斜頸の3徴候を示す疾患である．

6）Visual-Cliff現象

1〜2歳にのみ存在するといわれている**Visual-Cliff現象**は，階段や絶壁に視覚的に近接した場合に非常に恐怖をおぼえ，逃避行動をとるのが特徴である．

❸ 学童期のめまい・平衡障害

1）起立性調節障害（OD）

学童期のめまいでもっとも多いのは，**起立性調節障害**いわゆる**OD**による立ちくらみである．多くの施設で小児のめまいの診断にもっともよく登場する疾患である．実際多いが，この疾患単独であることは意外と少ない．シェロング（Schellong）テストと病歴聴取により診断は容易である．しかし，アレルギーや低血圧，動揺病などを合併していることが多く治療は慎重でなければならない．生活指導および就寝前の非カテコラミン系昇圧薬，自律神経調整薬，血流改善薬などを適宜カクテルし約6カ月投与すると軽快することが多い．

> **MEMO ❸** 起立性調節障害は学童期に頻発する症状であるが，他の疾患と合併していることも多いため，安易に診断しないことが重要である．

2）側弯症

側弯症は学童期にしばしばみられる．平衡障害との関連については機序は不明な点が多いが病歴聴取やX線で診断された場合は整形外科にも相談する．

❹ 先天性の障害

先天性の障害により引き起こされるめまい・平衡障害には救急対象となる疾患は少ないが，以下の疾患が背景にあり感染症や外傷などを併発すると症状がより重篤になりやすいので注意する．疾患は，**先天性風疹症候群**，**サイトメガロウイルス感染症**，**内耳奇形**，**前庭水管拡大症**

がある．内耳性以外では，**小脳奇形**に平衡障害が生じることがある．**小脳低形成**は書字障害，バランス異常，動作が鈍いなどの症状が出るが，通常，精神発達遅滞はない．その他 **Dandy-Walker 症候群**，**Arnord-Chiari 奇形**などに平衡障害が生じる．

4 小児の急性期におけるめまい

　小児の急性期のめまいとしては内耳が原因である**前庭神経炎**，**外リンパ瘻**，**メニエール病**や頭部外傷後の**側頭骨骨折**，**内耳震盪**，**脳底動脈穿通枝の障害**，**むちうち症候群**によるめまい，感染の後などに起こる**急性小脳失調症**などがある．

　またウイルス性中耳炎からの**内耳炎**やテトラサイクリン系などの抗生物質内服後に急性めまいを訴えることもある．

❶ 外リンパ瘻

　外リンパ瘻は内耳窓から中耳に外リンパが漏れ出し，めまい，耳鳴り，難聴，平衡障害などを発症する疾患である．外リンパが漏れ出す原因は鼻かみをはじめくしゃみや咳などさまざまであり，耳掃除の際に耳かきで鼓膜や中耳が傷つけられ外リンパが漏れ出す場合もある．また，頭部の外傷によって発症するケースもある．症状としては，ふらふらとしためまい，難聴，耳鳴りなどがある．

　診断方法には**「試験的鼓室開放術」**がある．これは，検査と治療を兼ねており，手術によって外リンパの漏れを確認し，万一漏れがある場合にはそのまま内耳窓の閉鎖手術を行う．薬物治療としては突発性難聴と同様，制吐薬，循環改善薬，ビタミン薬，イソソルビド，ステロイドなどの薬剤を用いる．

　なお，この疾患はめまいや難聴の症状が強くても，手術によって改善が期待できるものなので，できるだけ早い段階での受診が望まれる．

❷ 頭部外傷後のめまい・耳鳴り

　転倒や運動中にボールが顔面に当たったなどの頭部外傷によるめまいは複雑でありきわめて注意が必要である．症状はめまい以外に，吐き気や嘔吐，耳鳴りなども伴うケースもあり，また，発症時期も外傷を受けた直後の場合であったり，受傷の数日後であったりとさまざまである．問題は受傷後慢性的に持続するふわふわ感や浮動性のめまい発作である．この機序はいわゆるむちうち症候群と同じであり脳底動脈系の穿通枝の障害が多い．生来健康で活発であったのに，頭部外傷を契機にめまいに悩まされることが少なくない．画像検査や一般耳鼻科検査では異常は出ず，電気眼振図（ENG）で脳幹と小脳を精査する必要がある．

　また外傷によって脳脊髄液が漏れる**低脳脊髄圧症候群**などもある．

　受傷直後は脳震盪や内耳震盪などによるめまいで一過性のことが多いが，受傷直後はまず安静にすることが重要で，その後の症状によって抗めまい薬，制吐薬，鎮静薬の注射，点滴などを行う．慢性的な場合は自律神経調整薬や前庭自律神経発作抑制剤などをカクテルする．また小児期はアレルギーや低血圧なども合併しており同時に病歴聴取を詳細に行い総合的に治療

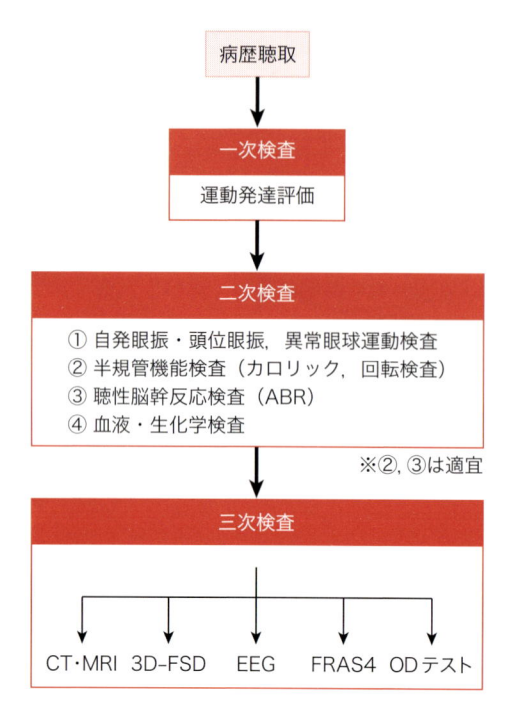

```
      病歴聴取
         ↓
      一次検査
    運動発達評価
         ↓
      二次検査
  ① 自発眼振・頭位眼振，異常眼球運動検査
  ② 半規管機能検査（カロリック，回転検査）
  ③ 聴性脳幹反応検査（ABR）
  ④ 血液・生化学検査
                    ※②，③は適宜
         ↓
      三次検査
   ↓    ↓    ↓    ↓     ↓
 CT・MRI 3D-FSD EEG FRAS4 ODテスト
```

図　小児のめまい・平衡障害診断のためのフローチャート

3D-FSD：3D-fast spin echo，EEG：electroencephalogram（脳波），FRAS4：free radical analytical system（活性酸素・フリーラジカル自動分析装置）

する．

　頭部の外傷については，受傷直後は何も症状がなくとも，遅れて発症する場合があるため，少なくとも3カ月程度は注意深く症状を観察することが必要である．

5 小児のめまい・平衡機能検査

　小児では可能な検査を適宜組み合わせて行うことになる．一般的には眼の動きをみて病巣部位を特定する**CCDによる眼振検査**がある．

　表3に，自発ならびに注視眼振の分類を記す．

　そのほかに体の揺れをチェックする**重心動揺検査，回転検査**，必要に応じ**血圧（シェロングテスト），採血（貧血，ACTH）**なども行う．

　聴覚系検査である**聴性脳幹反応検査ABR**は，MRI，CTなどの画像検査ではわかりづらい腫瘍の経過観察や神経疾患，意識障害の診断には威力を発揮することがある．

　図に，小児のめまい・平衡障害診断のためのフローチャートを記す．

> **MEMO ④**　小児に行う平衡機能検査は，基本的には成人と同様である．しかし，検査自体ができなかったり，親の同意が得られなかったりすることも多く，診断は親からの適切かつ精密な病歴聴取がきわめて重要となる．

表3 自発（狭義）ならびに注視眼振の分類

眼振の分類		眼振名	眼振シェーマ	病巣局在	該当する疾患の1例
方向一定性		純水平性方向一定性		末梢前庭性など	聴神経腫瘍（健側向）
		水平回旋混合性方向一定性		末梢前庭性など	・一側迷路機能廃絶（健側向） ・メニエール病発作時（患側向）
		水平一側性		末梢前庭性など	・メニエール病発作後（健側向）
		純回旋性方向一定性		末梢前庭性 脳幹性 小脳性	・Wallenberg症候群 ・延髄空洞症
		純回旋一側性		小脳半球性など	小脳半球腫瘍
		注視不全麻痺性		脳幹性など	小脳橋角腫瘍（患側向）
方向変化性	不規則注視方向性	一側注視不全麻痺他側方向一定性		脳幹性など	小脳橋角腫瘍（大打性の方向が患側）
		不規則混合性		脳幹性など	小脳橋角腫瘍
		垂直ないし斜行性		脳幹性 小脳性	小脳橋角腫瘍
	規則注視方向性	完全注視方向性		中枢性	小脳腫瘍
		不完全注視方向性		中枢性	小脳腫瘍

おおむね11型に大別することができ、病巣局在診断のうえでも一定の関係づけが可能である．文献1より改変

表4 カクテル療法で使用する主な薬剤

薬剤（一般名（商品名））	作用
アデノシン三リン酸ニナトリウム（ATP）	血管拡張
アルプラゾラム（ソラナックス®）	抗不安作用
イブジラスト（ケタス®）	循環障害改善
ジヒドロエルゴタミンメシル塩酸（ジヒデルゴット®）	血圧調整
ミドドリン塩酸塩（メトリジン®）	血圧調整
トフィソパム（グランダキシン®）	自律神経調節
クロナゼパム（リボトリール®）	平衡障害改善
テプレノン（セルベックス®）	胃酸分泌抑制
イソソルビド（イソバイド®）	発作軽減
ジフェンヒドラミンサリチル塩酸・ジプロフィリン配合剤（トラベルミン®）	発作軽減
ドンペリドン（ナウゼリン®）	制吐作用

6 治療について

　治療としては，基本的にはめまいの原因となっているものを取り除く．炎症性疾患であれば抗生物質などを投与し，対症療法的に抗めまい薬，制吐薬を用いることもある．

　難治性めまいには，各症状にあわせた**カクテル療法（自律神経調整薬，非カテコラミン系昇圧薬，血流改善薬など）**を行う．

　表4に，カクテル療法で使用する主な薬剤を記す．

　顎関節症には**スプリント**などの治療を歯科口腔外科に依頼したり，心因性めまいは**心理療法**を心理科に依頼したりするなど，多数の科による総合的な治療が必要となる．また，学童期では生活指導も重要となることがある．

> **MEMO 5** 小児のめまいは経過観察でよいものも多い．当然ながら大切なのは適切な診断である．

7 平衡機能のリハビリテーション

　内耳などの慢性的な平衡障害では平衡機能の代償と適応を促すべく**リハビリテーション**をすすめることがある．バランス機能の訓練には一輪車訓練，古タイヤ，三角木馬などを使用した訓練がある．

　幼児期前半などのバランスが悪い時期は起立，歩行，水泳などを行い，幼児期後半からは平均台，自転車，スケートなどを行う．いずれの時期も**視覚，体性感覚，関節感覚の統合訓練**を

行うことが重要である．

　感覚統合訓練とは，前庭覚，触覚，固有受容覚の入力の調整を行うことによって脳の構成能力を高めることをめざし，環境の適応的能力と感覚入力処理との関係がうまく適合した状態をつくりだすことである．

■おわりに

　小児のめまい・平衡障害の診断は，運動発達の注意深い経過観察，そして年齢別に考慮すべき疾患の的をしぼり整理することが重要である．救急では，疾患は限られているのでしっかり念頭においておく必要がある．検査は困難なことが多いが，眼振検査，シェロングテスト，回転検査，ABR，MRI，採血などを適宜組み合わせて行う．しかし親からの病歴聴取と発作時に撮影したビデオなどによる分析に優るものはない．決して軽視しないことが重要である．

　小児のめまいは小児科だけでなく耳鼻科，神経科，整形外科，歯科，心理科，看護師など広い領域にわたることが多いのでチームアプローチが大切である．

文献・参考図書

1) Sakata, E., et al.：HNO, 14：289-298, 1966
2) 加我君孝：「めまいの構造」，金原出版，pp.96-100, pp.124-130, 1992
　↑めまい全般についてわかりやすく解説．小児のめまいについての章もある．
3) 坂田英治：「めまいは恐い」，講談社，pp.153-159, 1997
　↑めまいの原因を突き止めないまま放置することがいかに危険であるかを教えてくれる1冊．
4) 「EBMに基づくめまいの診断と治療」（坂田英明，武田憲昭 編），文光堂，pp.80-85, 2001
　↑めまいのプライマリ・ケア，マネジメントについて学ぶことができる．
5) 坂田英明 ほか：小児の高度難聴に対する3D-Fast Spin Echo法の有用性について．小児耳鼻咽喉科，18：39-42, 1997
6) Thomas, B.：「めまい」（寺本　純 訳），診断と治療社，pp.135-139, 1994
　↑著者はミュンヘン大学神経内科教授．原因別にめまいを分類し詳述．
7) Aust, G.：Gleichgewichtsstörungen und ihre Diagnostik im Kindesalter. Laryngo-Rhino-Otol, 70：532-535, 1991
　↑小児期における平衡障害の診断．
8) 坂田英明：小児のめまい．診断と治療，95（8）：1225-1231, 2007
9) 坂田英明：めまいのカクテル療法－使い方のポイント－．ENTONI, 120：25-30, 2010
10) 池園哲郎：外リンパ瘻，めまいポケットシリーズ10，株式会社三和化学研究所
　http://www.skk-health.net/memai/index.html
11) 伊藤信輔：頭部外傷後のめまい・耳鳴り，めまいポケットシリーズ12，株式会社三和化学研究所
　http://www.skk-health.net/memai/index.html

Pros & Cons
~救急医を悩ます問題~ ④

CVDリスクファクターで中枢性か末梢性か予見できるか？

福田多介彦，山中敏彰

何が問題なのか？
- CVDのリスクファクターである脂質異常症，高血圧，糖尿病がめまい発症に対してどのように影響するのか？
- そのリスクファクターから中枢性および末梢性めまいを予見することが可能なのか？

●はじめに

　救急疾患のうち，めまいを主訴に救急受診される患者は比較的多くみられるが，そのなかには脳血管障害（以下 cerebrovascular disorder：CVD）に起因する重篤な病態が含まれ慎重な対応を要する．CVDリスクファクターとして高血圧，糖尿病，脂質異常症などが重要な因子としてあげられているが，めまい発症との関連性について知ることも重要である．以前より，これらリスクファクターとめまいとの関係について調査されているが，直接めまい発症に関与するか否かは明確にはされていない．最近，それぞれのファクターが低値でも重複すると危険性が増大するメタボリックシンドロームという概念が提唱され，CVDの発症に大きくかかわることがわかってきている．本稿ではメタボリックシンドロームとめまい疾患との関係について検討することにより，ERのめまい症例におけるCVDリスクファクターのかかわりと有用性について述べる．

症例 1

CVDリスクファクターを有する小脳梗塞例

症　例：59歳女性
主　訴：回転性めまい
既往歴：高血圧，脂質異常症
現病歴：夜中にトイレに行った際に突然，回転性のめまいが出現し，30分ほど持続するため当科を救急受診された．頭痛はなく，軽度の悪心のみで嘔吐は認めなかった．

以前から軽度の左耳閉感はときどきあったが，難聴はなかった
初診時眼振所見：仰臥位で右方向の水平性頭位眼振が認められる（図1）

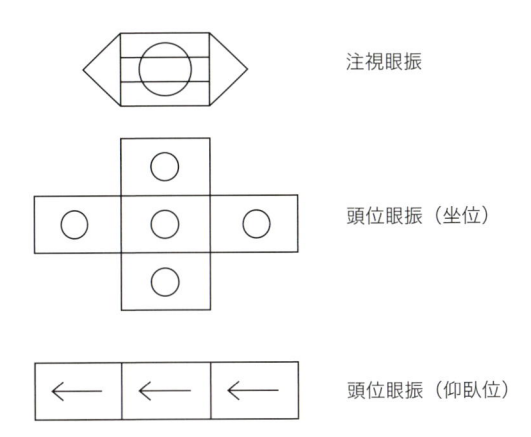

注視眼振

頭位眼振（坐位）

頭位眼振（仰臥位）

図1　症例　初診時眼振所見

MRI所見：右小脳半球の前下領域にT1で軽度低信号，辺縁に一部高信号，T2で高信号のwedge shapeの病変あり（図2）

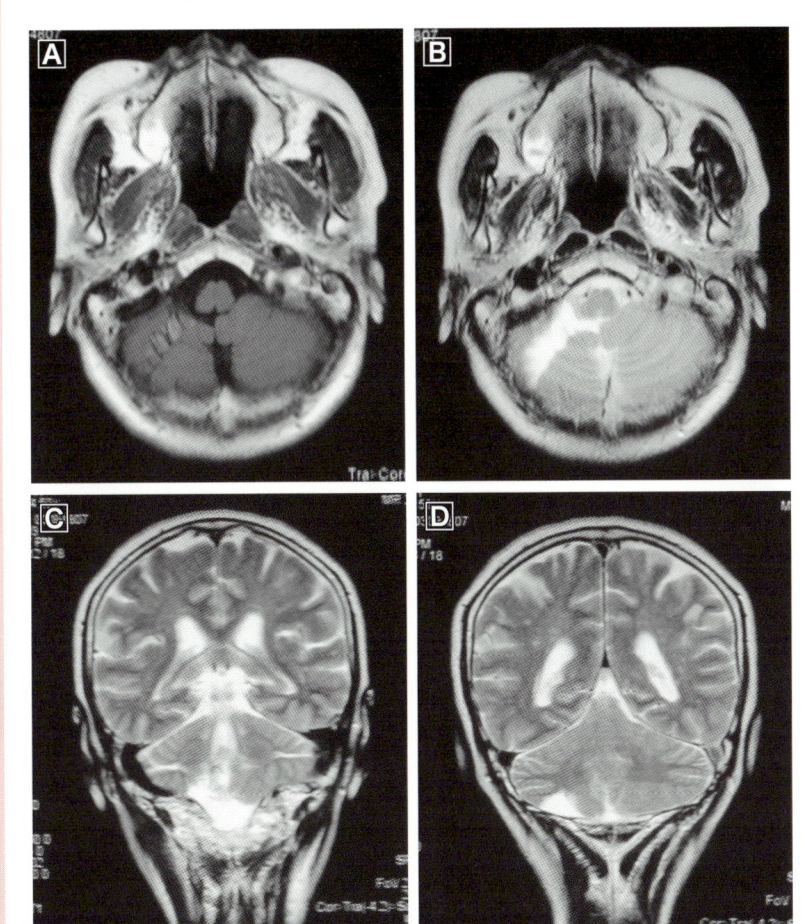

図2　症例　MRI像
A）T1水平断，B）T2水平断，C）T1冠状断，D）T2冠状断

* **解説**

この症例では初診時は回転性めまいのみで来院し頭位眼振方向が一定（第2章 One More Experience ①の稿 参照）であったため当初は末梢性のめまいも疑われた．しかし，既往歴に高血圧，脂質異常症を有していたことからMRIを撮影したところ小脳梗塞（亜急性）が判明した症例である．本症例のようにCVDリスクファクターを複合している場合には積極的な画像診断を行うことが奨められる．

❶ ERでのめまい疾患とCVDの関連

救急現場においてめまい診療を行う際に重要なことはめまい発作の由来が中枢かあるいは末梢であるかをできるだけ迅速に判断することである．実際に救急外来を受診するめまい患者のうち中枢性疾患の割合は2.3～9.5％程度と報告されており[1~3]，決して高率とはいえない．しかし，このうち脳梗塞（小脳梗塞，脳幹梗塞），脳出血（小脳出血，橋出血），椎骨脳底動脈循環不全，椎骨脳底動脈領域の梗塞（Wallenberg症候群など）などのクリティカルなCVDがほとんどを占めている実情がある．初診の段階で頭部CTや頭部MRIなどの精査を行うべきか否かの判断が求められるが，CVDリスクファクターを念頭においた診断がERでは重要と思われる[4]．

❷ CVDリスクファクターとめまい

① 脂質異常症とめまい

脂質異常症とめまいの関連については以前より指摘されている．めまいを訴える椎骨脳底動脈循環不全（vertebrobasilar insufficiency：VBI）においては血清脂質が高値であるほど椎骨動脈の血流の速度低下がみられた報告もあることから，血清脂質の増加が動脈硬化による血管壁の弾性の低下や血液自体の粘稠の上昇を引き起こし脳血流障害をもたらすと考えられている[5]．したがって脂質異常症に体位変換による血圧の一過性の変動が加わると脳循環障害を起こしやすくなってめまいの発症につながる可能性がある[6]．

② 高血圧とめまい

高血圧とめまいが関連する要因として高血圧による自動調節能破綻による脳灌流圧の上昇が考えられており，この場合は浮動性めまいを訴え，併せて顔のほてり，肩こり，耳鳴などがみられる．また，高血圧症には動脈硬化を伴っていることが多く，脳梗塞やVBIなどの脳血管障害によるめまいが発症しやすい．高血圧はめまい発症のリスクファクターとして大きく関与するものと思われる．ただし，降圧療法のコントロールが不良なことがあり，この場合には過度の低血圧や血圧変動によってめまいが起こっていることがある[7]．

また，来院時の血圧値は，めまい発作が原因となって本来の血圧より高値を示す可能性もあるので注意する．

3 糖尿病とめまい

糖尿病とめまいについては末梢性ニューロパチーによる深部知覚系の障害や自律神経障害，末梢前庭の微小栄養血管の障害，中枢の栄養血管の障害などによりめまいが引き起こされると考えられているが，直接の関連を示唆する研究報告はなされていない[8]．

❸ メタボリックシンドロームとめまい

近年，脂質異常症，高血圧，糖尿病の個々の基準をみたす値が低値でもそれらが重複して肥満が加わると危険性が増大するメタボリックシンドロームという概念が提唱され，CVDの発症に大きくかかわることがわかってきている．われわれの報告[9]ではめまい症例333例のうちメタボリックシンドロームは44例（13.2 %）に認められ，全体としてめまい発症とメタボリックシンドロームに関連性はみられていない．しかし，疾患別にみるとVBI（28.6 %）と原因不明のいわゆるめまい症[10]（13.8 %）では一般推計よりも多くメタボリックシンドロームが合併しており，この傾向は特に男性において顕著で，VBIで約半数，原因不明めまい症では約1/3に認められている．このことから，特に男性においては脳血管障害に基づくめまいのスクリーニングとしてメタボリックシンドロームの有用性が示唆されている．また，診断不確定なめまい症例のなかにはメタボリックシンドロームが関連する病態が含まれており，救急診療においてめまい単独で原因が明らかでないケースに対してはCVDリスクファクターをチェックすることの重要性が示されている[9]．以前より，脂質異常症，高血圧，糖尿病などの疾患が生活習慣病として個々にめまいの病因となることは推察されていたが，その多くは異常境界値で直接めまいに結び付けるだけの根拠は得られていなかった．しかし，1つ1つの異常値が高くなくてもそれらが集積することによりめまい発症の病態を誘導する可能性が示唆される．

❹ CVDリスクファクターから中枢性か末梢性かを予見できるか？

CVDリスクファクターとめまい疾患全体の間に関連性は認められなかったが，それらが複合した場合にVBIなどの中枢性のめまい発症の危険性を増大させることが示された．したがって，CVDリスクファクターのみから中枢性か末梢性かを予見できないのが実情であるが，少なくとも脳血管障害によるめまいを予知することができるのではないかと思われる．

中枢性および末梢性めまい疾患の鑑別を行うには総合的な診察を行うことの重要性はいうまでもないが，救急外来においてはめまい単独発症例も多く，診断に苦慮することも多い．このようなケースに遭遇した場合，CVDリスクファクターを次のステップとして確認することが必要で，もし複合するのなら頭部CTや頭部MRI，MRAなどの画像診断を行うことが奨められる．

文献・参考図書

1）中村　正：救急医療とめまいふらつき．JOHNS, 18（7）：1259-1264, 2002
2）Newman-Toker, D. E., et al. : Spectrum of dizziness visits to US emergency departments : cross-sectional analysis from nationally representative sample. Mayo Clin Proc, 83（7）：765-775, 2008
3）Kerber, K. A., et al. : Stroke among patients with dizziness, vertigo, and imbalance in the emergency department : a population-based study. Stroke, 37（10）：2484-2487, 2006
4）山中敏彰：めまい．特集 Emegency 実践ガイド．内科, 103（6）：1086-1093, 2009
5）松永　喬：めまい疾患と高脂血症．耳喉, 48：131-137, 1976
6）山中敏彰：椎骨動脈血流動態と血圧，脂質値との関係．耳鼻と臨床, 39：811-816, 1993
7）木村健二郎：高血圧とめまい．ENTONI, 87：112-117, 2008
8）肥塚　泉：生活習慣病とめまいの関係．ENTONI, 75：55-60, 2007
9）山中敏彰：めまい疾患におけるメタボリックシンドロームの臨床分析．日耳鼻, 114（1）：24-29, 2011
10）山中敏彰：いわゆるめまい症－達人の治療戦略－．「外来耳鼻咽喉科疾患診療のコツ」（肥塚　泉 編），全日本病院出版会, pp.314-321, 2008

索引 Index

欧文

A〜C

AICA	33
Arnord–Chiari 奇形	249
Barré–Lieou 症候群	200
Barré 徴候	29
BPAS	227
BPPV	26, 40, 49, 63, 83, 103, 213, 225, 226
Bruns–Cushing 眼振	132
Bruns' nystagmus	122
Bruns 徴候	187
canal switch	160
CPPV	187, 213
CT	86, 96
CVD リスクファクター	135, 254

D〜F

Dandy–Walker 症候群	249
diadochokinesis	29
disequilibrium	48, 52
disposition	47
dissociated nystagmus	122
Dix–Hallpike 試験／テスト／法	43, 54, 82
dizziness	52, 54, 59
dysequilibrium	59
end–point nystagmus	65
Epley 法	45, 55, 158, 213
Ewald の法則	147
fainting	70
faintness	59
Flourens の内リンパ流動説	148

数字

6割の及第点	14

H〜L

Head thrust 試験	65
Head tilt Hopping 法	136
Hennebert 症候	143
Hunt 症候群	143
Hutchinson の 3 主徴	143
Jumbling 現象	142
Lempert 法	46, 162

M〜P

Mann 検査	79
MPPV	187
MRA	89
MRI	86, 92
NIHSS	109
OD	248
onion peel pattern	55
PICA	33
pre (–) syncope	48, 54, 59, 70

R〜T

Romberg 現象	142
Romberg 試験	78
See-saw nystagmus	122
Semont 法	161
SIRS	48
staggering	59
Stenger 法	82
supine roll 試験	213
TIA	34, 223, 225
transient ischemic attack	223

V・W

VBI	223, 224, 225, 226, 228
VEMP 検査	171
vertebrobasilar insufficiency	223
vertigo	52, 54, 59
vestibular nerve system	195
vestibulo–cerebellar system	197
vestibulo–cortical system	198
vestibulo–hippocampal system	199
vestibulo–ocular system	196
vestibulo–spinal system	199
Visual-Cliff 現象	248
VPI	198
VPL	198
VPM	198
Wallenberg 症候群	89, 115
Wernicke 脳症	35

和文

あ行

悪性発作性頭位めまい	187
足踏み検査	79
アスピリン	111
アタラックス®	106
アデノシン三リン酸	107
アデホス®	107
ありふれた疾患	14
アルガトロバン	110
アンネベール症候	143
一過性脳虚血発作	34, 124, 223
イベントレコーダー	75
ウイルス感染説	174
うつ病	210
運動失調	110
運動障害	27
運動麻痺	110
エダラボン	112
オザグレルナトリウム	111
オリーブ橋小脳萎縮症	197
温度眼振検査	141
温度刺激検査／試験	171, 177

か行

外側半規管	195
外側半規管型BPPV	213
外側半規管型クプラ結石症	156
外側半規管型半規管結石症	155
回転性めまい	59, 60
回復期眼振	184
解離性椎骨動脈瘤	89
外リンパ瘻	141, 249
蝸牛型メニエール病	141
蝸牛器官	195
核下性眼球運動障害	248
核間性眼筋麻痺	35
カクテル療法	252

隠れうつ病	212	
過剰適応	207	
画像診断	86	
肩こり	67	
蝸電図	170	
下部小脳梗塞	214	
感覚障害	27, 110	
感覚統合訓練	253	
眼球運動障害	27	
眼振	42, 145	
眼性斜頸	248	
危険なめまい	25	
帰宅	47	
球形嚢	195	
球形嚢耳石落下説	168	
急性感染症	48	
急性出血	48	
急性心血管障害	121	
急性脳血管障害	121	
狭心症	124	
起立検査	84	
起立性調節障害	248	
起立性低血圧	72	
緊張型頭痛	67	
クプラ	195	
クプラ結石症	133, 146, 151	
グリセロール	112	
頸性めまい	144, 200	
血圧異常	144	
血管障害説	174	
構音障害	29	
後外側腹側核	198	
後下小脳動脈	33, 214	
後下腹側核	198	
交感神経	218	
高血圧	36, 96, 254	
高次大脳機能系ネットワーク	193, 201	
甲状腺機能低下	67	
抗てんかん薬	233	
後内側腹側核	198	
後半規管	195	
後半規管型BPPV	29, 154	
後腹側核群	198	
鉤ヘルニア	88	
抗めまい薬	221	
高齢者	96	

さ行

採血	123
サイトメガロウイルス感染症	248
左房負荷	74
左右側方注視眼振	133
ジアゼパム	38, 179
視覚中枢	202
刺激性眼振	183
脂質異常症	254
四肢の失調	55
耳性めまい	145
耳石置換法	45, 158, 213
失神しそうな感じ	59, 61
ジフェニドール塩酸塩	107, 179
ジメンヒドリナート	179
ジャンブリング現象	142
終点眼振	65
腫瘍	35
純音聴力検査	170
小児	244
小児周期性症候群	240
小児良性発作性めまい	240, 247
小脳遠心路	120
小脳下虫部障害	187
小脳奇形	249
小脳求心路	120
小脳梗塞	49, 56, 65, 89, 94
小脳出血	109
小脳障害	29
小脳性運動失調	29
小脳虫部	29, 34
小脳・脳幹梗塞	109
小脳脳幹病変	118
自律神経	207, 218
心因性めまい	144, 206
心気症	211
神経Behçet病	35
神経学的所見	49
神経症候	27
神経所見	29
神経調節性失神	71
心原性失神	48
心身症	206
身体表現性障害	211
深部知覚障害	203
垂直・回旋混合性眼振	136
水平半規管	195
水平半規管型BPPV	29, 213
ストレス	220
ストレプトマイシン	142
脊髄障害	203
脊髄小脳変性症	35
セファドール®	107
前下小脳動脈	33
潜時	83
前失神	59, 61
前庭	195
前庭-海馬系	199
前庭型メニエール病	141
前庭器官	195
前庭機能検査	170
前庭機能中枢	199, 201
前庭源性てんかん	234
前庭障害	142
前庭小脳	197
前庭-小脳系	197
前庭神経炎	64, 142, 148, 174, 225
前庭神経系	195
前庭神経系ネットワーク	193
前庭水管拡大症	247, 248
前庭性てんかん	230
前庭性片頭痛	237
前庭-脊髄系	199
前庭代償	181
前庭-大脳皮質系	198
前庭中枢	231
前庭-動眼神経系	196
前庭誘発筋電図検査	171
先天性眼振	130, 246
先天性風疹症候群	248
前半規管	195
側頭骨画像検査	171
側弯症	248
組織プラスミノーゲンアクチベータ	110

た行

体幹（の）失調	55, 56
大孔ヘルニア	88
体性感覚系	202
体平衡検査	78
脱水	48
脱代償	182

多発性硬化症	35
炭酸水素ナトリウム	105, 178
遅発性内リンパ水腫	141
中耳炎	139
注視眼振検査	80
注視中枢	130
注視方向性眼振	130
中枢性頭位めまい	142
中枢性発作性頭位めまい（症）	187, 213
中枢性めまい	26, 145
中枢前庭障害	181
聴覚検査	170
聴覚−前庭系空間ネットワーク	201
聴神経腫瘍	132, 143
聴神経鞘腫	196
椎骨動脈	219
椎骨動脈解離	115, 225
椎骨脳底動脈循環不全（症）	66, 143, 223, 233
てんかん機序	230
てんかん性眼振	234
点頭けいれん	248
頭位眼振検査	81
頭位変換眼振検査	82
糖尿病	254
頭部外傷	249
突発性難聴	141

な 行

内耳	195
内耳奇形	247, 248
内耳梅毒	143
内側枝梗塞	214
内リンパ水腫	150, 167
入院	47
熱中症	35
脳幹梗塞	27, 37, 49, 89
脳幹出血	27
脳幹障害	27
脳血管疾患	109
脳血管障害	36, 87, 92, 96, 254
脳腫瘍	246
脳卒中	25, 62
脳底型片頭痛	240
脳ヘルニア	88

は 行

ハッチンソンの3主徴	143
パニック障害	209
半規管	195
半規管結石症	133, 146, 151
反復拮抗運動	29
微小循環障害説	177
ヒドロキシジン塩酸塩	106
病歴聴取	59
疲労現象	63, 83
不安障害	209
副交感神経	218
複視	29
不整脈	70
不整脈発作	124
浮動性めまい	59, 61
浮遊感	70
ふらつき	59, 62
平衡機能系神経ネットワーク	193
平衡障害	59, 62
平衡斑	195
ペースメーカー植込み	76
ベタヒスチンメシル酸塩	107, 179
片頭痛性めまい	64, 237
片頭痛等価症	233
ベンゾジアゼピン	105
方向交代性回旋性頭位変換眼振	83
方向交代性眼振	129
方向固定性眼振	181
方向固定性垂直性眼振	184
方向固定性水平性眼振	181
膨大部	195
発作性疾患	231
ホルター心電図	75

ま 行

末梢性前庭障害	181
末梢性のめまい	29
麻痺性眼振	183
メイロン®	105
メタボリックシンドローム	254
メトクロプラミド	179
メニエール	150
メニエール病	64, 104, 139, 167, 183, 225
めまいの診断基準	138
めまい発作	230
メリスロン®	107

や 行

有毛細胞	195

ら 行

卵形嚢	195
リハビリテーション	252
良性反復性めまい	240, 248
良性発作性斜頸	248
良性発作性頭位（性）めまい（症）	26, 40, 63, 103, 142, 146, 158, 225
ロンベルグ現象	142

編者プロフィール

箕輪良行（Minowa Yoshiyuki）

聖マリアンナ医科大学救急医学教授，救命救急センター長，臨床研修センター長

1953年生まれ　当初妻子ども4人の家族が現在縮小途上
1979年 自治医科大学卒業　1979～1981年 都立豊島病院臨床研修医

へき地のキャリア（ジェネラリストとして私の基本は離島の何でも屋です．自分の4人の子どもたちも救急車で運ばれる例外を除いて，私が初診医でした）
1982～1985年，1992～1995年 三宅島の診療所，1985～1988年 伊豆諸島，小笠原諸島の短期（2～4週）代診

救急，外傷診療のキャリア（離島の単独診療で未熟な医者としてぶざまな格好はしたくない！重症場面をみて度胸をつければ大丈夫のはずだ…というのが最初に学んだ動機）
1981年 日本医科大学救命救急センター，1985～1988年 都立墨東病院外科・救命センター，1989～1992年 自治医科大学大宮医療センター（当時）総合診療，1995年 デンバー市立病院外傷センター，1998～2004年 船橋市立医療センター救命センター，2004年～現在 現職

その他の資格：救急科専門医，指導医，日本プライマリ・ケア学会認定医，指導医，日本内科学会認定内科医，日本外科学会認定医，日本医師会認定産業医　医学博士

レジデントノート別冊　救急・ERノート❶

もう怖くない めまいの診かた、帰し方
致死的疾患の見逃しを防ぎ、一歩進んだ診断と治療を行うために

2011年4月15日　第1刷発行

編集	箕輪良行
発行人	一戸裕子
発行所	株式会社 羊 土 社
	〒101-0052
	東京都千代田区神田小川町2-5-1
	TEL　03（5282）1211
	FAX　03（5282）1212
	E-mail　eigyo@yodosha.co.jp
	URL　http://www.yodosha.co.jp/
装幀	野崎一人
印刷所	株式会社 三秀舎

© YODOSHA CO., LTD. 2011
ISBN978-4-7581-1341-0

本書の複写にかかる複製，上映，譲渡，公衆送信（送信可能化を含む）の各権利は（株）羊土社が管理の委託を受けています．

JCOPY ＜（社）出版者著作権管理機構 委託出版物＞
本書の無断複写は著作権法上での例外を除き禁じられています．複写される場合は，そのつど事前に，（社）出版者著作権管理機構（TEL 03-3513-6969，FAX 03-3513-6979，e-mail：info@jcopy.or.jp）の許諾を得てください．

あらゆる場面に対応できる臨床医を目指す
消化器BOOK

□定価(本体 4,200円+税) □B5判 □フルカラー □各巻 約200ページ

現場で活きるノウハウ満載！
実践力をUPするシリーズです．

シリーズの特徴

- 診断・治療の進め方からフォローアップまで具体的に解説
- 治療の根拠や処方量などの数値が明確．現場ですぐ活かせる
- オールカラーの誌面，豊富な図表で重要ポイントがよくわかる

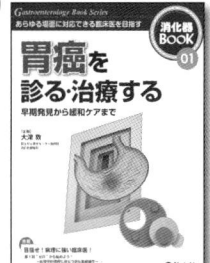

---

01 [特集] **胃癌を診る・治療する**
早期発見から緩和ケアまで

企画／大津 敦

□ 178頁
□ ISBN978-4-7581-1234-5

02 [特集] **炎症性腸疾患を日常診療で診る**
IBDとは？ その診断と患者にあわせた治療

企画／日比紀文　久松理一

□ 213頁
□ ISBN978-4-7581-1235-2

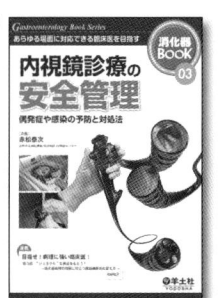

03 [特集] **内視鏡診療の安全管理**
偶発症や感染の予防と対処法

企画／赤松泰次

□ 172頁
□ ISBN978-4-7581-1236-9

続刊

04 [特集] **これでわかる！慢性肝炎の治療戦略**
2011年4月発行予定
企画／井廻道夫

05 [特集] **膵胆道系疾患へのアプローチ（仮題）**
2011年6月発行予定
企画／花田敬士

発行 **羊土社 YODOSHA**
〒101-0052　東京都千代田区神田小川町2-5-1　TEL 03(5282)1211　FAX 03(5282)1212
E-mail：eigyo@yodosha.co.jp
URL：http://www.yodosha.co.jp/

ご注文は最寄りの書店，または小社営業部まで

新刊！

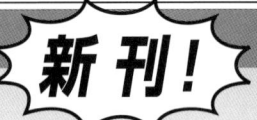

大好評のYear Book！
この一年間の最新文献を渉猟し，主要文献 約1,000編を抽出，
各領域における進歩と論点を，第一人者がわかりやすくレビュー！

救急・集中治療医学レビュー 2011
最新主要文献と解説

監修 島崎修次　国士舘大学大学院研究科 委員長／杏林大学客員教授　日本救急医療財団 理事長
　　　　前川剛志　日本集中治療医学会 理事長　綜合病院社会保険徳山中央病院 顧問

編集 岡元和文　信州大学 教授
　　　　横田裕行　日本医科大学 教授

AB判／376頁／定価12,600円（本体12,000円＋税）

主要目次
- I　救急システム
- II　急性期の処置と治療
- III　救急疾患への対応
- IV　集中治療
- V　救急・集中治療に関連した重要事項

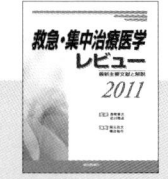

救急・集中治療

新刊！

Vol 23 No 1・2

ER・ICUでの 薬の使い方Q&A
―プロの実践と秘訣に学ぶ― 2011-'12

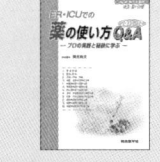

編集 岡元 和文　信州大学医学部 救急集中治療医学講座 教授

B5判／384頁／定価7,875円（本体7,500円＋税）

徹底ガイド

Vol 22 No 11・12

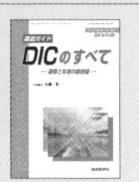

DICのすべて ―基礎と診療の最前線―

編集 丸藤 哲　北海道大学医学研究科 侵襲制御医学講座 救急医学分野 教授

B5判／320頁／定価7,140円（本体6,800円＋税）

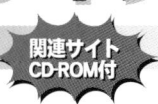

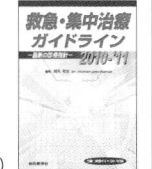

好評発売中

救急・集中治療ガイドライン
―最新の診療指針― 2010-'11

関連サイト
CD-ROM付

編著： 岡元 和文　信州大学医学部 救急集中治療医学講座 教授

B5判／360頁／定価6,825円（本体6,500円＋税）

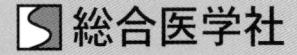

総合医学社　〒101-0061　東京都千代田区三崎町1-1-4
TEL 03(3219)2920　FAX 03(3219)0410　http://www.sogo-igaku.co.jp

新刊

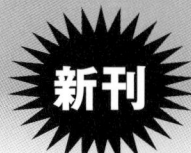

「誰かが教えてくれていたら…」とはもう言わせない

外科エラーブック
Avoiding Common Surgical Errors

監訳 須崎紳一郎 武蔵野赤十字病院 救命救急センター部長

- 臨床現場でいつでも起こりうるエラー（過ち）の対処法を、ERから手術室、病棟、ICUまで広く外科に関わるテーマ10領域、計198項目で具体的に解説。
- 各項目2～3頁程度で簡潔にまとめられており、「やるべきこと」「やるべきでないこと」「注意せよ」といった見出しのもと、エラーをいかに回避すべきかが説明されている。
- マニュアルや教科書では語り尽くせない、先輩からの教え＝耳学問として蓄積されてきたような経験に基づく知識の粋を凝縮。
- 救急・外科系の研修医や指導医・専門医を中心に幅広く有用。

目次
1. ER ／ 2. 手術室 ／ 3. 薬物 ／ 4. ライン、ドレーン、チューブ
5. 創傷 ／ 6. 出血 ／ 7. 消化管 ／ 8. 病棟 ／ 9. ICU ／ 10. 臨床検査

項目の具体例
- 側腹部痛があれば大動脈瘤破裂や大動脈解離を疑え（1, ER）
- 麻酔導入前から深部静脈塞栓症を予防せよ（2, 手術室）
- 高ナトリウム血症補正のために純水を静注してはならない（8, 病棟）

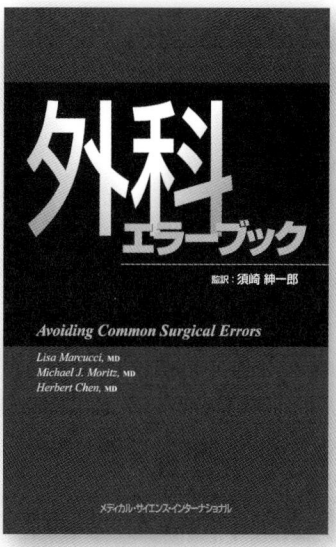

定価 5,775円
（本体 5,500円＋税5%）

- A5変 頁432 図・写真25 2010年11月
- ISBN978-4-89592-660-7

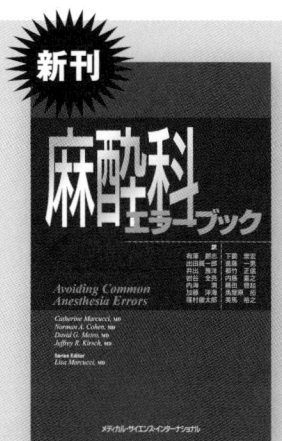

新刊

Avoiding Common Anesthesia Errors

麻酔科エラーブック

訳 有澤創志ほか

定価 7,350円
（本体 7,000円＋税5%）

- A5変 頁776 図・写真24 2010年10月
- ISBN978-4-89592-658-4

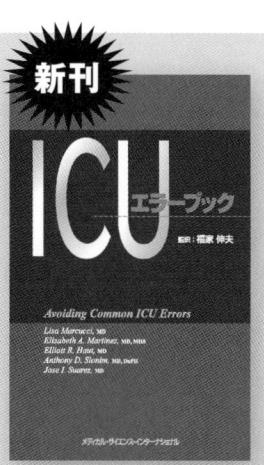

新刊

Avoiding Common ICU Errors

ICUエラーブック

監訳 福家伸夫

定価 7,350円
（本体 7,000円＋税5%）

- A5変 頁816 図・写真21 2010年9月
- ISBN978-4-89592-655-3

MEDSi メディカル・サイエンス・インターナショナル
113-0033 東京都文京区本郷1-28-36 鳳明ビル
TEL 03-5804-6051　FAX 03-5804-6055
http://www.medsi.co.jp　E-mail info@medsi.co.jp

大好評『正常画像と並べてわかる』シリーズ

特徴
- 見開きで正常画像と病変画像を比較
- 主な構造名を列挙，位置は画像上に図示
- 病変の位置や所見のポイントも解説

正常画像と病変画像を見比べて，
どこがなぜ病変かすぐわかる！

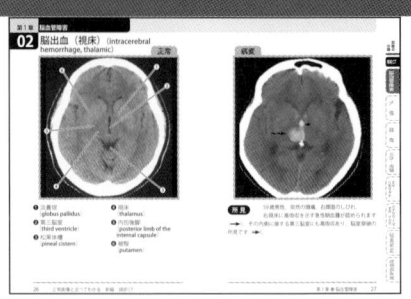

正常画像と並べてわかる 胸部CT・MRI
ここが読影のポイント
櫛橋民生，藤澤英文／編
- 定価（本体 3,200円＋税）　A6判
- 310頁　ISBN978-4-7581-1169-0

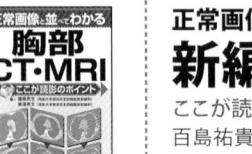

正常画像と並べてわかる 新編 頭部CT
ここが読影のポイント
百島祐貴／著
- 定価（本体 2,900円＋税）　A6判
- 242頁　ISBN978-4-7581-1172-0

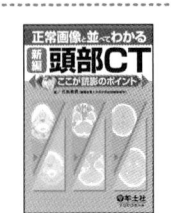

正常画像と並べてわかる 頭部MRI 改訂版
ここが読影のポイント
土屋一洋，大久保敏之／編
- 定価（本体 3,000円＋税）　A6判
- 271頁　ISBN978-4-7581-0681-8

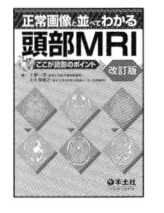

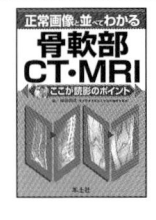

正常画像と並べてわかる 頭部CT
ここが読影のポイント
藤原卓哉／著
- 定価（本体 2,700円＋税）　A6判
- 203頁　ISBN978-4-89706-684-4

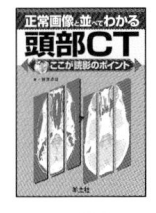

正常画像と並べてわかる 腹部・骨盤部MRI
ここが読影のポイント
扇　和之，横手宏之／編
- 定価（本体 3,000円＋税）　A6判
- 229頁　ISBN978-4-7581-0630-6

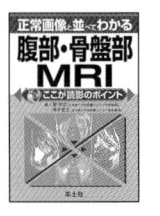

正常画像と並べてわかる 腹部・骨盤部CT
ここが読影のポイント
扇　和之，山下晶祥／編
- 定価（本体 2,800円＋税）　A6判
- 199頁　ISBN978-4-89706-696-7

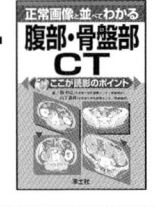

正常画像と並べてわかる 腹部エコー
ここが読影のポイント
住野泰清，畠　二郎／編
- 定価（本体 3,300円＋税）　A6判
- 315頁　ISBN978-4-7581-0651-1

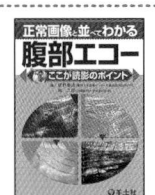

正常画像と並べてわかる 骨軟部CT・MRI
ここが読影のポイント
福田国彦／編
- 定価（本体 3,000円＋税）　A6判
- 259頁　ISBN978-4-7581-0619-1

正常画像と並べてわかる 救急画像
時間経過で理解する
清田和也，清水敬樹／編
- 定価（本体 3,200円＋税）　A6判
- 278頁　ISBN978-4-7581-0616-0
- オールカラー

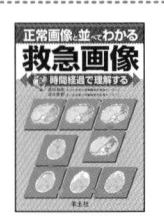

正常画像と比べてわかる 病理アトラス
下　正宗／編
- 定価（本体 4,500円＋税）　A5判
- 303頁　ISBN978-4-7581-0643-6

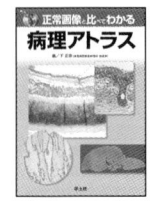

発行　羊土社 YODOSHA
〒101-0052　東京都千代田区神田小川町2-5-1　TEL 03(5282)1211　FAX 03(5282)1212
E-mail：eigyo@yodosha.co.jp
URL：http://www.yodosha.co.jp/

ご注文は最寄りの書店，または小社営業部まで

画像診断 関連書籍

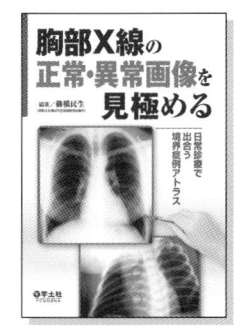

胸部X線の正常・異常画像を見極める
日常診療で出合う境界症例アトラス

櫛橋民生／編

一見異常な正常例を迷わず診断できる，胸部X線写真の境界症例アトラス！日常よく出合う症例を中心に，なぜこのような画像になるか，どこをみるべきか等，ポイントを整理して解説しました．正確な読影を目指す方に！

■ 定価（本体4,800円＋税）　■ B5判　■ 142頁　■ ISBN978-4-7581-1170-6

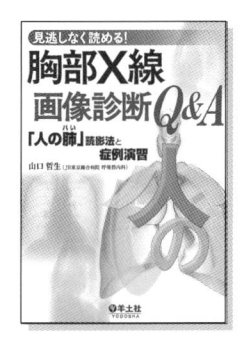

見逃しなく読める！
胸部X線 画像診断Q&A
「人の肺」読影法と症例演習

山口哲生／著

レジデントノートの好評連載が単行本化！X線画像が「人のハイ」の4文字で迅速かつ確実に読める，著者考案の読影法を伝授！さらに，厳選症例をQ&A形式にて読影する症例演習が，現場で役立つ読影力を鍛える！！

■ 定価（本体3,800円＋税）　■A5判　■ 222頁　■ ISBN978-4-7581-1171-3

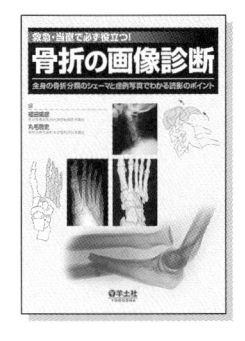

救急・当直で必ず役立つ！
骨折の画像診断
全身の骨折分類のシェーマと症例写真でわかる読影のポイント

福田国彦，丸毛啓史／編

全身50種類以上の代表的な骨折を網羅し，読影のポイントを骨折分類のシェーマと豊富な症例写真を用いてわかりやすく解説！さらに，部位ごとに基本的な撮像方法と正常解剖も掲載．骨折を診るすべての医師必携！

■ 定価（本体5,000円＋税）　■ B5判　■ 268頁　■ ISBN978-4-7581-1168-3

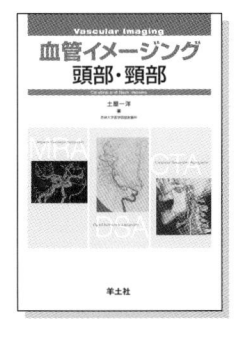

血管イメージングシリーズ
血管イメージング 頭部・頸部

土屋一洋／編

最新の血管イメージング技術を使いこなしたい方におすすめ！ 血管イメージング技術－MRA・DSA・CTAの基礎から応用までを網羅・比較した，国内外に類のない解説書．433点の豊富な撮像画像で，血管性病変における適確なモダリティの選択ができる！

■ 定価（本体6,500円＋税）　■ B5判　■ 189頁　■ ISBN978-4-7581-0790-7

発行　羊土社 YODOSHA　〒101-0052　東京都千代田区神田小川町2-5-1　TEL 03(5282)1211　FAX 03(5282)1212
E-mail：eigyo@yodosha.co.jp
URL：http://www.yodosha.co.jp/

ご注文は最寄りの書店，または小社営業部まで

薬・輸液療法 関連書籍

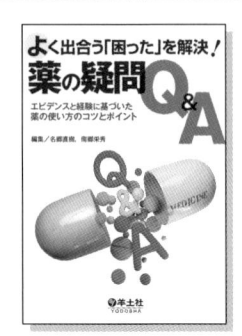

よく出合う「困った」を解決！
薬の疑問Q&A
エビデンスと経験に基づいた薬の使い方のコツとポイント

名郷直樹, 南郷栄秀／編

日常診療で困ることの多い, 薬や処方に関する様々な疑問に読みやすいQ&A形式で答えます！アンケートで集めた医師の生の声86を厳選！薬剤・疾患別から投与方法・合併症等患者に応じた薬の使い方まで幅広く解説.

■ 定価（本体3,800円＋税）　■ A5判　■ 294頁　■ ISBN978-4-7581-0695-5

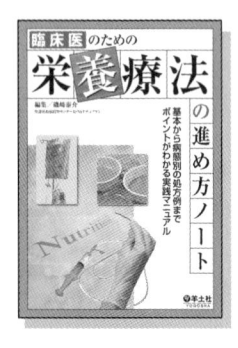

臨床医のための
栄養療法の進め方ノート
基本から病態別の処方例までポイントがわかる実践マニュアル

磯﨑泰介／編

医師が知っておくべき基本から, すぐに活かせる実践的な内容までをこの1冊で網羅！ 病態ごとの栄養管理の進め方を具体的に解説. 処方例・症例も豊富に掲載！ 今日から臨床現場で役立ちます！

■ 定価（本体4,700円＋税）　■ B5判　■ 367頁　■ ISBN978-4-7581-0893-5

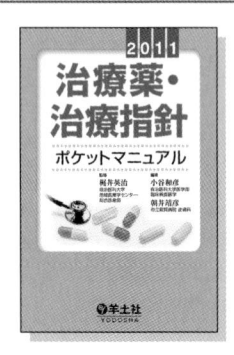

治療薬・治療指針
ポケットマニュアル 2011 年度版

梶井英治／監　小谷和彦, 朝井靖彦／編

「症状・疾患への初期対応」と「頻用薬の処方」を1冊に凝縮！ 薬の使い方のコツや注意点などアドバイスが豊富で, 状況に合わせた使い分けができるようになる！
今年度は索引を大幅改良. 必要な処方がすぐにわかる！

■ 定価（本体3,800円＋税）　■ A6変型判　■ 893頁　■ ISBN978-4-7581-0903-1

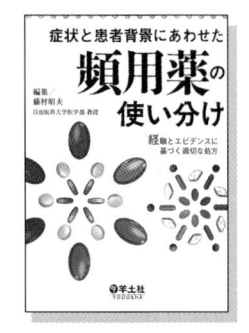

症状と患者背景にあわせた
頻用薬の使い分け
経験とエビデンスに基づく適切な処方

藤村昭夫／編

頭痛や不眠, めまいなど, よく出合う症状別に頻用する薬の特徴を比較して解説. 患者の年齢や基礎疾患, 本人の希望などあらゆる状況を考慮した薬選びのコツがよくわかる. 処方例も充実し日常診療にすぐ活かせる一冊！

■ 定価（本体3,200円＋税）　■ A5判　■ 223頁　■ ISBN978-4-7581-0693-1

発行　羊土社 YODOSHA　〒101-0052　東京都千代田区神田小川町2-5-1　TEL 03(5282)1211　FAX 03(5282)1212
E-mail：eigyo@yodosha.co.jp
URL：http://www.yodosha.co.jp/　ご注文は最寄りの書店, または小社営業部まで

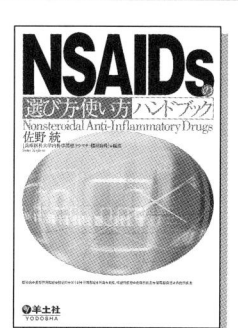

NSAIDsの選び方・使い方ハンドブック

佐野 統／編

どの薬を1日何錠？ 何日間？ 効果がなかったときの代替薬は？ 副作用が出たときの対応は？ NSAIDsの基礎知識と疾患別の処方のポイント・使い分け・禁忌までわかる．症例つきで「経験」も積める充実の一冊！

■ 定価（本体4,300円＋税）　■ B6判　■ 319頁　■ ISBN978-4-7581-0687-0

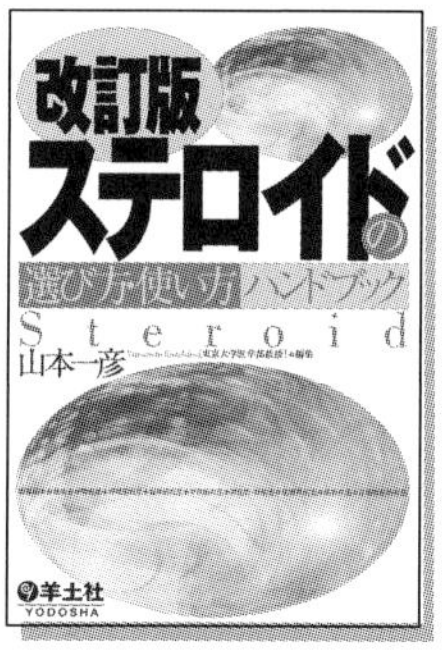

改訂版 ステロイドの選び方・使い方ハンドブック

山本一彦／編

大好評書籍の改訂版！ 新薬追加やガイドライン改訂に合わせ大幅アップデート！ どの薬を何錠，何日間？ 効果がなかったら？ 副作用が出たら？ ステロイドの基礎知識と使用の根拠から疾患別の処方とコツまでわかる1冊

■ 定価（本体4,300円＋税）　■ B6判　■ 343頁　■ ISBN978-4-7581-1706-7

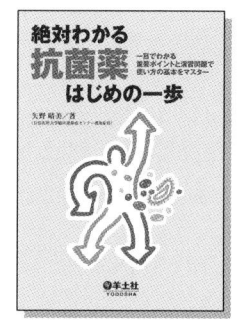

絶対わかる 抗菌薬はじめの一歩
一目でわかる重要ポイントと演習問題で使い方の基本をマスター

矢野晴美／著

「抗菌薬は覚えることが多すぎる…」とお悩みの研修医の方，必読！ 必須知識を超厳選，ポイントが一目でわかるからみるみる理解が深まり，演習問題で応用力も鍛えられる！ 妊婦への投与など，臨床で役立つ付録表付き！

■ 定価（本体3,300円＋税）　■ A5判　■ 207頁　■ ISBN978-4-7581-0686-3

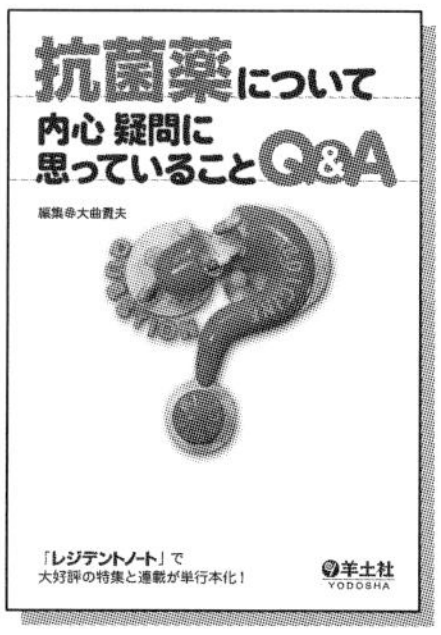

抗菌薬について内心疑問に思っていることQ&A

大曲貴夫／編

抗菌薬を自由に使いこなすには？ 臨床の現場で日々湧き起こってくる，感染症診療や抗菌薬治療にまつわる素朴な疑問に，現場の先輩医師がやさしく答えます．「レジデントノート」での好評特集&大人気連載を単行本化！

■ 定価（本体3,600円＋税）　■ A5判　■ 222頁　■ ISBN978-4-7581-0680-1

発行　羊土社 YODOSHA　〒101-0052 東京都千代田区神田小川町2-5-1　TEL 03(5282)1211　FAX 03(5282)1212
E-mail：eigyo@yodosha.co.jp
URL：http://www.yodosha.co.jp/

ご注文は最寄りの書店，または小社営業部まで

救急・ER・ICU 関連書籍

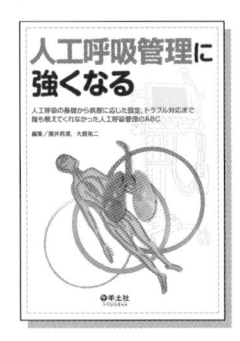

人工呼吸管理に強くなる
人工呼吸の基礎から病態に応じた設定,トラブル対応まで
誰も教えてくれなかった人工呼吸管理のABC

讃井將満,大庭祐二／編

人工呼吸管理の基本を初学者向けにとことん噛み砕いて解説,用語解説,装置の設定法,患者への適応,トラブルシューティング,一歩進んだ知識など,最新のエビデンスに基づく適切な患者管理の方法が身に付く！

■ 定価(本体4,700円＋税) ■ B5判 ■ 309頁 ■ ISBN978-4-7581-0697-9

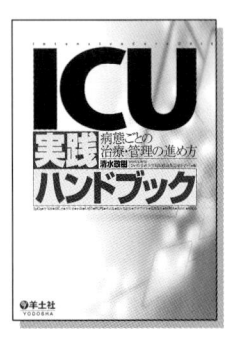

ICU 実践ハンドブック
病態ごとの治療・管理の進め方

清水敬樹／編

ICUにおける診断・治療,患者管理のための臨床マニュアル.具体的なコントロール目標値,薬剤投与量など現場ですぐに使える情報と,ガイドラインほか現時点でのエビデンスを交えた解説で実践の指針を簡潔に示した最も身近なICU本

■ 定価(本体6,500円＋税) ■ A5判 ■ 598頁 ■ ISBN978-4-7581-0666-5

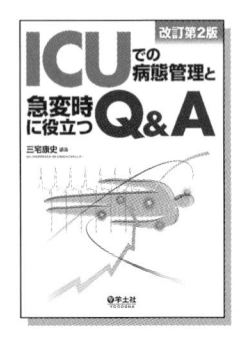

ICUでの病態管理と急変時に役立つQ&A 改訂第2版

三宅康史／編

入室前に必ず読んでおきたいICU入門書.日頃の疑問から現場で生きるノウハウまで,凝縮された130余りのポイントをQ&A形式で解説！ケーススタディも含んだ,ICUにかかわるスタッフ必読の1冊

■ 定価(本体4,500円＋税) ■ B5判 ■ 222頁 ■ ISBN978-4-7581-0660-3

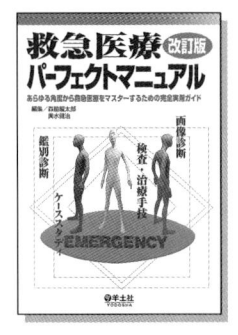

救急医療パーフェクトマニュアル 改訂版
あらゆる角度から救急医療をマスターするための完全実用ガイド

森脇龍太郎,輿水健治／編

大好評をいただいた,救急医療の基本を網羅したマニュアルがついに改訂！ ケーススタディ,検査・治療手技をはじめさまざまな切り口で解説.よく出会う場面での対応がマスターできます.研修医,当直医に最適！

■ 定価(本体6,000円＋税) ■ B5判 ■ 365頁 ■ ISBN978-4-7581-0676-4

発行 羊土社 YODOSHA
〒101-0052 東京都千代田区神田小川町2-5-1　TEL 03(5282)1211　FAX 03(5282)1212
E-mail：eigyo@yodosha.co.jp
URL：http://www.yodosha.co.jp/

ご注文は最寄りの書店,または小社営業部まで

日常診療に役立つ書籍

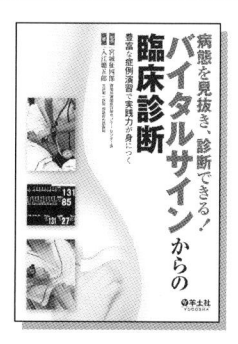

病態を見抜き、診断できる！
バイタルサインからの臨床診断
豊富な症例演習で実践力が身につく

宮城征四郎／監　入江聰五郎／著

バイタルサインを読み解けば、今まで見えていなかった患者さんの病態が見えてくる！ ただ数値を追うのではない、一歩踏み込んだ読み解き方、診断への迫り方がわかり、演習で身につく1冊. バイタルをとるすべての医療者にオススメ！

■ 定価（本体3,800円＋税）　■ B5判　■ 165頁　■ ISBN978-4-7581-1702-9

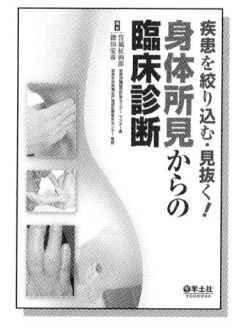

疾患を絞り込む・見抜く！
身体所見からの臨床診断

宮城征四郎, 徳田安春／編

身体所見から得られた知見を臨床診断へどうつなげるか？ コモンディジーズを中心に、身体所見から診断への道筋を網羅！ 宮城征四郎医師をはじめ身体診察の教育に定評のある医師らが執筆. 日常診療に必ず役立つ1冊

■ 定価（本体4,200円＋税）　■ B5判　■ 246頁　■ ISBN978-4-7581-0679-5

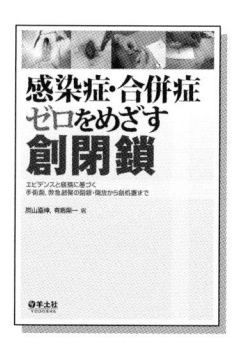

感染症・合併症ゼロをめざす
創閉鎖
エビデンスと経験に基づく手術創, 救急創傷の閉鎖・開放から創処置まで

炭山嘉伸, 有馬陽一／編

手術創・救急創傷における創閉鎖, 創処理のベストプラクティスを, 感染症・合併症予防に注目して解説した従来にない手技マニュアル. 糸結びなどの基本手技からSSI予防, ドレッシングのエビデンスまで, 豊富なカラー写真で解説！

■ 定価（本体5,500円＋税）　■ B5判　■ 205頁　■ ISBN978-4-7581-0688-7

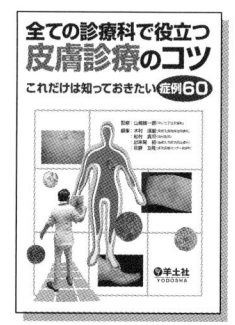

全ての診療科で役立つ
皮膚診療のコツ
これだけは知っておきたい症例60

山崎雄一郎／監　木村琢磨, 松村真司, 出来尾格, 佐藤友隆／編

日常診療で出会う皮膚疾患の診かたを皮膚科医が伝授！ 一般臨床医が行った症例へのアプローチに対して, 皮膚科医が治療やコンサルテーションのタイミングなどをわかりやすく解説. 症例写真も充実！

■ 定価（本体3,800円＋税）　■ A5判　■ 151頁　■ ISBN978-4-7581-0689-4

発行　羊土社 YODOSHA　〒101-0052　東京都千代田区神田小川町2-5-1　TEL 03(5282)1211　FAX 03(5282)1212
E-mail : eigyo@yodosha.co.jp
URL : http://www.yodosha.co.jp/

ご注文は最寄りの書店, または小社営業部まで

プライマリケアと救急を中心とした総合誌

レジデントノート

☐ 年間定期購読料
- 月刊のみ　12冊
  定価（本体24,000円＋税）
- 月刊＋増刊 16冊（月刊12冊＋増刊4冊）
  定価（本体39,600円＋税）

※年間定期購読は送料無料です

月刊
毎月1日発行　B5判　定価（本体2,000円＋税）

初期研修医から指導医まで
日常診療を徹底サポート！

現場に出てすぐに使える日常診療の基本から
一歩進んだ最近のエビデンス，進路情報まで
かゆいところに手が届く！

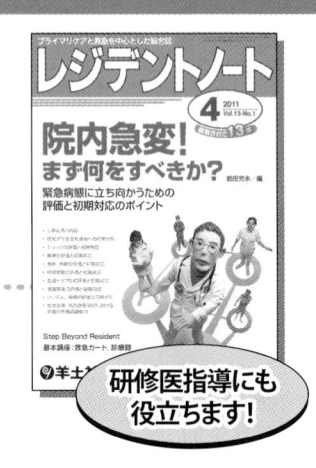

研修医指導にも役立ちます！

増刊 レジデントノート
1つのテーマをより広くより深く

☐ 定価（本体3,900円＋税）　☐ B5判　☐ 年4冊発行

レジデントノート Vol.13 No.2 増刊（2011年3月発行）

診断力を強化する！ 症候からの内科診療
確定診断を導く思考プロセスから治療方針まで

編集／徳田安春　● 診断から治療までの道筋が一目で理解できる！

レジデントノート Vol.12 No.14 増刊（2010年12月発行）

診断に直結する
検査の選び方、活かし方
無意味な検査をなくし，的確に患者の状態を見抜く！

編集／野口善令　● 臨床の現場で"本当に役立つ"検査の活用法が身に付く！

レジデントノート Vol.12 No.10 増刊（2010年9月発行）

救急初期診療パーフェクト　必須症候・手技をきわめる

編集／今　明秀　● 救急で必ず出合う症候と必須手技を完全網羅！ 現場のコツ満載！

発行　羊土社 YODOSHA　〒101-0052　東京都千代田区神田小川町2-5-1　TEL 03(5282)1211　FAX 03(5282)1212
E-mail：eigyo@yodosha.co.jp
URL：http://www.yodosha.co.jp/

ご注文は最寄りの書店，または小社営業部まで